Diagnostik in der Naturheilpraxis

**Das Beste aus der DHZ –
Deutsche Heilpraktiker Zeitschrift**

193 Abbildungen

Karl F. Haug Verlag · Stuttgart

**Bibliografische Information
der Deutschen Nationalbibliothek**
Die Deutsche Nationalbibliothek verzeichnet diese Publikation
in der Deutschen Nationalbibliografie; detaillierte
bibliografische Daten sind im Internet
über http://dnb.d-nb.de abrufbar.

© 2013 Karl F. Haug Verlag in
MVS Medizinverlage Stuttgart GmbH & Co. KG
Oswald-Hesse-Str. 50, 70469 Stuttgart

Unsere Homepage: www.haug-verlag.de

Printed in Germany

Umschlaggestaltung: Thieme Verlagsgruppe
Satz: MVS Medizinverlage Stuttgart GmbH & Co. KG
gesetzt in (Satzsystem): Adobe InDesign CS5.5
Druck: Stürtz GmbH, 97080 Würzburg

ISBN 978-3-8304-7624-5   1 2 3 4 5 6

Auch erhältlich als E-Book:
eISBN (PDF) 978-3-8304-7625-2

Inhalt

Inhalt

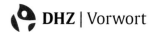

Liebe Leserinnen, liebe Leser,

wir freuen uns sehr, Ihnen unsere neue Buchreihe zu präsentieren: das Beste aus der DHZ.

Die DHZ-Deutsche Heilpraktiker Zeitschrift begleitet Sie in allen Bereichen Ihres Heilpraktikerseins mit aktuellen Informationen, vertiefendem Wissen und wertvollen Praxistipps.

Die Herausgeber und Autoren sind ausgewiesene Fachleute und stehen für die hohe inhaltliche Qualität mit einem großen ganzheitlichen Erfahrungsschatz und fundiertem medizinischen Wissen. Die hervorragenden Fachartikel erscheinen allerdings nur einmal in einer Ausgabe der DHZ und können später nur noch recherchiert werden. Daher haben wir uns entschlossen, diese neue Buchreihe zu realisieren. In den einzelnen Bänden erscheinen die Artikel als „Best-of's" der DHZ und sind für Sie komfortabel nach Themen zusammengestellt.

In der Diagnostik in der Naturheilpraxis finden Sie viel Wissen, Erfahrungen und Anregungen rund um das große Thema Diagnostik. Renommierte Praktiker stellen ihre gesammelten Erfahrungsschätze zum Thema Diagnostik vor, z. B.:

- Blickdiagnostische Stuhluntersuchung
- Labordiagnostik bei Entzündungen
- Sicher zur Diagnose: Nahrungsmittelunverträglichkeit
- Differentialdiagnose bei Ohrenerkrankungen
- Zähne gut – alles gut?
- TCM: die Zunge als Spiegel
- Irisdiagnose

Unabhängig davon, ob Sie mit diesem Buch die DHZ neu entdecken oder ob Sie schon zu den langjährigen und begeisterten Lesern gehören – wir wünschen Ihnen eine abwechslungsreiche, interessante und anregende Lektüre!

Ihr Team vom Haug Verlag

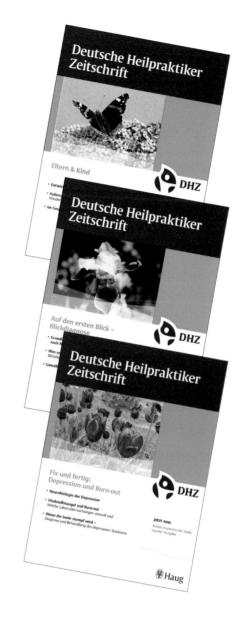

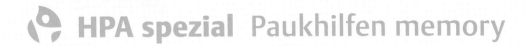
Das A und O der Anamnese: Der Weg zur Diagnose

Das A und O der Anamnese ist ein Kernstück der mündlichen HP-Prüfung. Sie müssen zeigen, ob Sie als Heilpraktikeranwärter eine professionelle Anamnesetechnik beherrschen und in der Lage sind, die wichtigen Fakten von unwichtigen zu trennen. Nur so können Sie z. B. einen eventuellen Notfall identifizieren oder eine bösartige Erkrankung ausschließen.

Ziel der Anamnese ist es, in kurzer Zeit möglichst viele Symptome zu sammeln und eine zuverlässige Diagnose zu finden und diese richtig zu begründen.

Heilpraktikerin Dr. Ricarda Dill hat für Sie ein Anamnese-Schema von A bis O entwickelt. Das könnte Ihnen eine Lernhilfe sein, damit Sie keine Frage vergessen, die Sie auf die richtige Spur bringt.

Die Richtung auf dem Weg zur Diagnose geben die **akuten Beschwerden** des Patienten. Oft reichen jedoch die offensichtlichen Symptome nicht aus und Sie müssen nach weiteren Wegweisern suchen. Der erste Schritt ist die **Anamnese mit gezielten Fragen** (▶ **Tabelle**) an den Patienten, um sich ein Bild über den ganzen Menschen zu machen. Nur so bekommen Sie genügend Hinweise für eine erste Verdachtsdiagnose, die Sie durch die **körperliche Untersuchung** dann weiter begründen können.

Im Regelfall wird der Prüfer einen oder mehrere Fälle nach folgendem oder einem ähnlichen Muster präsentieren: „**Mann, Mitte 50, kommt zu Ihnen, weil er sich in letzter Zeit immer so schlapp fühlt. Er will, dass Sie ihm einen Kräutertee verschreiben.**" Wie gehen Sie jetzt bei der Anamnese vor (▶ **Tabelle als Lernhilfe**)?

HP Dr. iur. Ricarda Dill
Plaßkampweg 30, 32760 Detmold
E-Mail: ricarda.dill@web.de

· · · · · · · · · · Hier ausschneiden und als Lernhilfe an die Pinnwand heften! ·

Tabelle Das A und O der Anamnese: Checkliste. Quelle: entwickelt von Dr. iur. Ricarda Dill

Buchstaben	Anamnese
A wie **a**kut	aktuelle Beschwerden?
B wie **B**egleitsymptome	Was hat der Patient noch?
C wie **C**hronik	Vorerkrankungen?
D wie **D**ragees („drugs")	Medikamente?
E wie **E**ssentials („Elementares")	Puls, Blutdruck und Atmung
F wie **F**ANG B	FANG B; F für Fieber, A für Abgeschlagenheit, N für Nachtschweiß, G für Gewichtsabnahme, B für BSG-Erhöhung
G wie **G**ravidität	Schwangerschaft einst und jetzt?
H wie **H**aus	H für Harnverhalten, A für Appetit, U für Urin, S für Stuhl und Sexualanamnese
I wie **I**nternational	Auslandsbezug? Reisen?
J wie **J**unkie	Drogen, Alkohol, Rauchen?
K wie **K**inder	Sozialanamnese: Kinder, verheiratet, Partner, Beruf?
L wie **l**abil	psychologische Anamnese
M wie **M**ama	Familienanamnese: erbliche Belastung, War jemand in der Familie krank?
N wie **N**eufundländer	Haustiere?
O wie **O**rigami	Was machen Sie in Ihrer Freizeit?

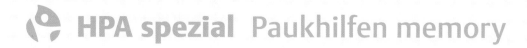

Hier geht's um die Wurst – Blickdiagnostische Stuhluntersuchung

Zwar gibt es appetitlichere Themen als dieses – doch die gezielte Beschreibung und Bewertung von Farbe und Konsistenz und weiterer Begleiterscheinungen des Kots (Faeces) kann nicht nur wegweisend für die Diagnose und den Erfolg in der Überprüfung sein, sondern erst recht in Ihrer späteren Praxis.

Konsistenz und Beimengungen

Normaler Stuhl ist eine weiche, homogene Masse, aber geformt. Veränderungen der Konsistenz oder Beimengungen geben konkrete Hinweise:

- **fest:** eiweißreiche Kost, überwiegende Fleischernährung
- **weich, breiig:** zellulose- und kohlenhydratreiche Kost
- **extrem eingedickter Kot:** Kotstein bei Obstipation
- **schafsköttelähnlich, hart und trocken:** Reizdarmsyndrom, Reizkolon
- **bleistiftförmig, bandartig:** Passagehindernis durch Stenosen, z. B. durch Tumoren im unteren Dickdarm
- **salbenartig, voluminös, glänzend, klebrig, scharf riechend:** Fettstuhl (Steatorrhö) z. B. bei Pankreasinsuffizienz, Sprue/Zöliakie, Malassimilations-Syndrom
- **schleimig:** Morbus Crohn, Reizdarmsyndrom, Hämorrhoiden III. Grades, Rektumprolaps
- **schleimig-blutig:** Colitis ulcerosa, Infektionskrankheiten
- **Erbsensuppen-Stuhl:** Typhus abdominalis
- **Reiswasser-Stuhl:** Cholera
- **Himbeer-Stuhl:** Amöbenruhr
- **dünnflüssig, schaumig:** Gärungsdyspepsie
- **Eiter:** Analabszess, Analfistel
- **Blut:** Tumor, Verletzung, Entzündung, hämorrhagische Diathese
- Auch **Würmer** oder **unverdaute Nahrungsreste** können im Stuhl erkennbar sein.

Stuhlfarbe

Ein normaler Stuhl ist mittel- bis dunkelbraun. Mögliche Farbveränderungen sind:

- **weiß:** Röntgenkontrastmittel
- **grau oder lehmfarben:** acholischer Stuhl bei Cholestase
- **gelb-hellbraun:** Diarrhö
- **gold- bis senfgelb:** Muttermilchstuhl bei Säuglingen
- **grün-braun:** viel chlorophyllhaltige Gemüsekost
- **grünlich, flüssig:** z. B. Salmonellosen
- **schwarz:** z. B. Teerstuhl bei Blutungen im Verdauungstrakt, Mekonium („Kindspech", erster Stuhl des Neugeborenen), durch Eisen- oder Kohletabletten; **rot-braun-schwarz:** Rote Beete; **braun-schwarz:** Blaubeeren, Rotwein, hoher Fleischkonsum

> **!** Hämatochezia bedeutet „Blutstuhl". Melaena oder Meläna wird sowohl synonym für „Blutstuhl" als auch für „Teerstuhl" verwendet.

Differenzialdiagnose „Blut im Stuhl"

Wir unterscheiden:

1. **Das Blut ist sichtbar.** Die Farbe kann Hinweis auf die Blutungsquelle geben:
   - **hellrote (arterielle) Blutauflagerungen:** z. B. Hämorrhoiden, Rektumkarzinom
   - **feine rote Blutstreifen:** Hämorrhoiden, Analprolaps, -fissur, -karzinom
   - **rotbraun bis dunkelrot:** mit Blut durchmischter Stuhl stammt meist aus dem oberen Dickdarmbereich: Tumoren, Divertikel, Polypen, Entzündungen, Gefäßmissbildungen
   - **blutige Durchfälle:** z. B. Colitis ulcerosa und Colitis anderer Genese, Infektionskrankheiten
2. **Teerstuhl:** Mindestens 50 ml Blut sind geflossen. Die Farbe entsteht, wenn das Hämoglobin mit HCl (Magensäure) oder lange genug mit Darmbakterien in Kontakt gekommen ist. Die Blutungsquelle befindet sich meist im oberen Verdauungstrakt. Bei langsamer Darmpassage können auch Blutungen tieferer Darmabschnitte zu Teerstuhl führen. Teerstuhl ist zäh, riecht übel und glänzt.
3. **Okkultes Blut** im Stuhl ist nicht mit dem bloßen Auge erkennbar und wird durch einen Test nachgewiesen.

Wird okkultes Blut im Stuhl festgestellt, muss die Blutungsquelle zweifelsfrei geklärt werden. Das Blut stammt möglicherweise aus dem:

1. **Verdauungstrakt.** Diese häufigste Ursache kann sehr harmlos (z. B. Zungenbiss, Zahnfleischbluten, Zahnextraktion) oder sehr gefährlich (z. B. Ca., Tb) sein.
2. **Atmungtrakt** und ist durch Herunterschlucken (z. B. bei Nasenbluten) oder Aushusten und Herunterschlucken (z. B. Bronchial-Ca.) in den Verdauungstrakt geraten.
3. **Verdauungstrakt.** Die Ursache liegt jedoch in einer (noch leichten!) **hämorrhagischen Diathese** (Überdosierung Gerinnungshemmer, Leukämie, Plasmozytom, Infektionskrankheiten). Ist die Blutungsneigung ausgeprägt, wird das Blut makroskopisch sichtbar.
4. **gynäkologischen** (z. B. Menstruation) oder **urologischen** (Hämaturie) Bereich und ist in den Stuhl gelangt.

Durch verschiedene **Nahrungsmittel** (z. B. rohes Fleisch, Blutwurst, Rote Beete, Tomaten) oder **Medikamente** (Vitamin C- und Eisenpräparate) kann es zu falsch positiven Befunden kommen.

Untersuchung auf okkultes Blut im Stuhl

Auf einem Testbrief (Guajak-Test, z. B. Hämoccult®) befinden sich meist zwei Felder. Auf diese trägt der Patient gemäß einer mitgelieferten Anleitung mit den beigefügten Spateln mehrere Proben aus verschiedenen Stuhlabschnitten auf und verschließt den Testbrief. Es empfiehlt sich, an drei aufeinander folgenden Tagen jeweils einen Testbrief zu verwenden. Die Testbriefe werden vom Untersucher (Handschuhe! Hygiene! Entsorgung!) geöffnet und mit einer speziellen Testlösung beträufelt. Ist okkultes Blut vorhanden, verfärbt sich das Testfeld.

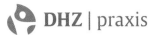
Der interessante Fall

ADS! Das richtige Mittel für Kinder – oft ein langer und beschwerlicher Weg

Gerade bei Kindern mit der Diagnose ADS ist es besonders schwierig, das passende homöopathische Mittel zu finden. Oftmals erhält der Homöopath nur eine Symptombeschreibung aus Perspektive der Eltern, die nicht selten auch unter der Erkrankung leiden. Lesen Sie, welche Berg- und Talfahrt deshalb der kleine Jonas hinter sich bringen musste, bis schließlich das richtige Mittel gefunden wurde.

Als Jonas zum ersten Mal in meine Praxis kam, hatte der damals 11-Jährige bereits ein sehr belastetes Leben hinter sich. Seine extremen Stimmungsschwankungen, die Tatsache, dass er schnell die Geduld verlor sowie seine nur gering ausgeprägte Frustrationstoleranz brachten ihn schon früh in psychotherapeutische Behandlung. Die große Distanzlosigkeit und seine Tics waren ein zusätzliches Problem. In der Schule war Jonas unaufmerksam, er hatte große Schwierigkeiten sich zu konzentrieren und konnte nur schwer etwas im Gedächtnis behalten. Zudem wurde er schnell müde. Die überforderten Eltern beschreiben Jonas als ein Kind mit geringem Selbstvertrauen. Auch sei er sehr wehleidig, „mimosenhaft" und ängstlich. Besonders groß war Jonas' Angst davor, dass den Eltern etwas zustoßen könnte und er dann allein zurückbliebe. Manchmal würde er auch plötzlich zu weinen beginnen, wenn er an die verstorbene Großmutter denke. In der ersten Begegnung mit mir war Jonas äußerst zappelig, obwohl er laut Aussage der Eltern eine deutliche Abneigung gegen jegliche Bewegung habe.

Diagnostisches Vorgehen

Bei der **körperlichen Untersuchung** fiel die blasse Hautfarbe des insgesamt sehr adipösen Jungen auf, die übrigen Befunde waren unauffällig.

Zusätzlich zu jeder Anamnese erhebe ich einen **ADS-Fragebogen**, der einerseits homöopathisch besonders relevante und zuverlässige Symptome standardisieren und andererseits unzuverlässige ausschließen soll. Dieser ergab bei Jonas: Unruhe, zappelige; Zerstreutheit, Konzentrationsschwäche; Gereiztheit; Gehör überempfindlich; Geruchssinn überempfindlich; Wärme verschlimmert; Abneigung gegen Bewegung; Schreiben verkrampft, ermüdend.

Der **allgemeine Fragebogen** zeigte: Übergewicht; Gesellschaft bessert; Kummer verschlimmert; Stimme tief; Husten trocken; Durst; übermäßiges Schwitzen am Kopf. **Zusatzbemerkung:** Besserung durch Liegen und nach dem Schlafen; Fersenschmerzen, späte Zahnung sowie später Zahnwechsel.

Weiterhin: Der **Conners Global Index (CGI)** (▶ **Kasten**) ergab einen Wert von 15 Punkten.

Zur neurologischen und neuropsychologischen Abklärung überwies ich den Jungen an eine Universitätsklinik. Das Ergebnis bestätigte die Diagnose eines **stark ausgeprägten ADS**.

Repertorisation erwies sich als schwierig

In meiner Praxis hat sich das Vorgehen nach der **Bönninghausen-Methode** bewährt, bei der eine besondere Gewichtung der Symptome vorgenommen wird. Man unterscheidet dabei zwischen Haupt- und

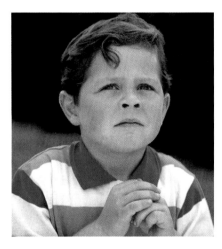

Abb. 1   Das Kind weint schnell und häufig: eines der 10 wichtigsten ADS-Symptome.
Foto: © stockbyte photos

Nebensymptomen, wobei die Causa und die Modalitäten des Hauptsymptoms besonders hoch gewertet werden. Erst dahinter rangieren im Gegensatz zur Repertorisation nach Kent die Gemütssymptome. Besonders hohen Wert messe ich dabei der sogenannten **Polaritätsanalyse** bei, durch

---

Conners Global Index

Der Conners Global Index ist eine Rating-Scale, die in der konven-tionellen Medizin zur Beurteilung der Medikamentenwirkung bei hyperaktiven Kindern angewandt wird. Er umfasst die 10 wichtigsten ADS-Symptome, die von den Eltern, Lehr-ern oder anderen Bezugspersonen periodisch beurteilt werden müssen.

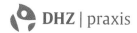
die Bönninghausen Arzneien mit Kontra-indikationen kenntlich machte. Danach lassen sich sehr zuverlässig Arzneien ausschließen, die z. B. das Gegenteil von Durst, also Durstlosigkeit, als hochwertiges Charakteristikum haben. Besonders charakteristische Symptome werden bei Bönninghausen als „Genius" der Arznei bezeichnet.

Die Repertorisation mit einem PC-Programm, das anhand des revidierten Bönninghausen Taschenbuches [2] erstellt wurde, ergab in diesem Fall kein eindeutiges Bild, solange nur die ADS-Symptome berücksichtigt wurden (Tabelle 1). 19 Mittel trafen zu. Nachdem ich die Nebensymptome mit einbezogen hatte, schienen Calcium carbonicum, Lycopodium und Natrium carbonicum passend. Dem Genius der Patientensymptome entsprach mit einer Polaritätsdifferenz von 9 Punkten **Calcium carbonicum** am ehesten.

Das richtige Mittel ließ sich nicht finden

Nach einer Gabe **Calcium carbonicum Q 3** zeigte sich bei Jonas lediglich eine Verschlimmerung der Symptome. Der CGI stieg dabei auf 18 Punkte an.

Nachdem die Mutter die Symptome Durst und Gereiztheit widerrief und Jonas bei Krankheit als besonders anhänglich und trostbedürftig beschrieb, folgte nun **Pulsatilla Q 3** als nächstes Mittel. Es kam zu einer Besserung der Symptome, aber der CGI fiel insgesamt nur auf 14 Punkte.

Als nächste Arznei erhielt Jonas nun **Lachesis Q 3**. Das Mittel erfasste die meisten seiner ADS-Symptome, zudem deckte es auch Jonas' Eifersucht und „Schwatzhaftigkeit" ab.

Beide Symptome waren möglicherweise die Fehlerquelle bei der ersten Mittelwahl. Unter Lachesis stieg der CGI jedoch wieder auf 16 an.

Die Mutter kam jetzt, beeinflusst von einer befreundeten Homöopathin, zurück auf das Symptom Durst, das sie erneut bekräftigte. Lässt man das Symptom Fettsucht, das mit dem Hauptleiden des Patienten nichts zu tun hat, außer Acht, so wird **Phosphorus** zum nächst ähnlichen Mittel. Unter Phosphorus Q 3 sank der CGI auf 5 Punkte ab, stieg unter Phosphorus Q 6 jedoch wieder auf 7 an. Unter der Q 9 erreichte er schließlich wieder den Ausgangswert von 15.

Als Nächstes stellte die Mutter das Symptom < Wärme infrage, womit Sulfur in den Bereich der möglichen Mittel rückte. **Sulfur Q 3** senkte den CGI wieder auf 9 Punkte ab. Allerdings war sie von dem guten CGI-Wert, den sie ihrem Sohn selbst gegeben hatte, überrascht. Sie hatte die Wirkung des Mittels kaum wahrgenommen.

Tabelle 1 Ergebnis der Repertorisation

Arzneimittel	Sepia	Calcium carbonicum	Pulsatilla	Lycopodium	Sulfur	China	Natrium carbonicum	Nux vomica
Anzahl Treffer	12	12	12	12	12	12	12	11
Summe der Grade	33	31	30	29	29	26	22	32
Polaritätsdifferenz	**5**	**9**	**2**	**6**	**3**	**2**	**2**	**8**
Patientensymptome								
Unruhe körperlich	4	3	1	2	1	3	1	3
Zerstreutheit	4	1	4	3	2	2	1	3
Gereiztheit	3	2	3	3	3	2	1	4
Gehör empfindlich	4	3	3	4	2	2	2	3
< Wärme	1	1	4	2	2	1	1	1
Bewegung/Abneigung	2	1	2	3	1	1	2	4
< Schreiben	3	4	1	3	2	2	2	3
Fettsucht	1	4	3	3	3	1	2	0
Stimme heiser	2	3	3	1	2	3	3	3
Husten trocken	3	2	3	1	3	3	1	3
Durst	2	4	2	1	4	4	2	3
Schwitzen leichtes	4	3	1	3	4	2	4	2
Gegenpole								
Sanftheit	0	0	4 KI	3	3	0	1	0
> Wärme	2	1	1	1	3 KI	2	2	4 KI
Bewegung/Verlangen	1	1	1	1	1	4 KI	1	1
> Schreiben	0	0	0	0	0	0	1	0
Durstlosigkeit	3 KI	1	4 KI	1	2	2	1	2

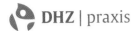

Erneute Anamneseerhebung ist notwendig

Eine erneute Fallerhebung fand statt, nachdem die Situation sich derart verwirrend gezeigt hatte.

Der **ADS-Fragebogen** wies jetzt auf folgende Symptome hin: Gehör überempfindlich; Lärm verschlimmert; Geschmackssinn vermindert, würzt alles nach; Abneigung gegen Bewegung; Trägheit; Einschlafen spät; < nachmittags.

Die Nebensymptome Adipositas und Heimweh (extrem ausgeprägt, hält jede Art von Abwesenheit von zu Hause nicht aus) wurden in die Repertorisation mit einbezogen.

In der Beschreibung von **Capsicum** aus Herings „Kurzgefasster Arzneimittellehre" [3] fand die Mutter Jonas sehr zutreffend wieder: „Die Kinder werden plump und ungeschickt, schweigsam, widersetzlich. Sie leiden unter Heimweh und Schlaflosigkeit, sind heiter und nett, werden aber mürrisch, ärgerlich und leicht gekränkt bei der geringsten Kleinigkeit." Die Wahl fiel schließlich auf dieses Mittel.

ADS-Studie

Von 62 Personen, die an der Doppelblindstudie teilnahmen, konnten 58 Teilnehmer nach 5 Jahren nachverfolgt werden: 22 (38 %) befanden sich noch immer in homöopathischer Behandlung und hatten einen durchschnittlichen CGI von 5,6 Punkten. Der durchschnittliche Ausgangswert aller Studienteilnehmer lag bei 19 Punkten. 24 Patienten (41 %) hatten die homöopathische Behandlung gestoppt und keine weiteren Therapien durchgeführt. Ihr durchschnittlicher CGI betrug in der Langzeitkontrolle 8,3 Punkte. 12 Patienten (21 %) hatten die homöopathische Behandlung abgebrochen und auf Ritalin® gewechselt. Ihr durchschnittlicher CGI lag jetzt bei 11 Punkten. Man kann daraus schließen, dass es 79 % der primär homöopathisch erfolgreich Behandelten auch im Langzeitverlauf ohne andere Therapiemaßnahmen gut geht und die Wirkung der Homöopathie auch nach Absetzen des Mittels anhält.

Capsicum erweist sich als die richtige Wahl

Mit einer Gabe **Capsicum Q 3** sank Jonas' CGI auf 8, eine Q 6-Potenz senkte den Wert um weitere 3 Punkte. Die Q 9-Potenz reduzierte den CGI auf 4 und die Q 12 auf 3 Punkte. Jonas ging es zunehmend besser, das richtige Mittel schien gefunden.

Als Jonas jedoch eine Dosis in der Potenz Q 27 erhielt, stieg sein CGI schlagartig auf 19 an. Ein äußerer Grund für die Verschlechterung ließ sich nicht erkennen. In der Annahme, es könnte sich um eine fehlerhafte Charge bei Q 27 handeln, erhielt Jonas eine Einzeldosis Capsicum C 200. Der CGI ging danach sofort wieder zurück auf 6. Mit den Q-Potenzen eines anderen Herstellers erreichte Jonas wieder seine ursprüngliche Verbesserung.

Im weiteren Verlauf pendelte sich der Conners Global Index bei 2,5 Punkten ein. Die letzte begeisterte Rückmeldung („geht super") erhielt ich 2¼ Jahre nach Therapiebeginn, kurz vor dem Umzug der Familie nach Deutschland. Seither haben wir den Patienten aus den Augen verloren. Aufgrund der Langzeitverläufe unserer ADS-Studie (**Kasten**) kann aber darauf geschlossen werden, dass es ihm mit großer Wahrscheinlichkeit weiterhin gut geht.

Fazit

ADS wird heute überwiegend als genetisches Leiden betrachte. Die initialen Schwierigkeiten bei jungen ADS-Patienten sind daher oft dadurch bedingt, dass einer oder beide Elternteile selbst Wahrnehmungsdefizite aufweisen. Ihre Symptombeobachtung ist beeinflusst und weniger zuverlässig. Hinzu kommt, dass die Kinder selbst sehr wechselhaft sind, wodurch eine zuverlässige Symptombeobachtung ebenfalls erschwert ist. Beide Punkte machen die homöopathische ADS-Behandlung nicht selten zu einer Geduldprobe.

Dass wie hier die wenigen Angaben doch noch zu einer erfolgreichen Therapie führen, ist ein Glücksfall, der nicht zuletzt der Ausdauer aller zuzuschreiben ist.

Diskussion

Der Wirkungsabfall unter Capsicum Q 27 ist am ehesten auf eine unwirksame Medikamentencharge zurückzuführen. Ein derartiges Problem kommt leider ab und an vor. Besteht Verdacht darauf, sollte folgendermaßen vorgegangen werden:

Das vorausgegangene Mittel sollte in der Potenz C 200 als Einzeldosis gegeben werden. Tritt rasch eine Besserung der Symptome ein, ist die Ursache des Wirkungsabfalls geklärt. Der Arzneimittelhersteller sollte unter Angabe der Chargennummer informiert werden. Mit einem Präparat derselben Firma weiterzubehandeln ist nur dann sinnvoll, wenn sichergestellt ist, dass es nicht aus der vorausgegangenen Potenzstufe stammt.

Literatur

[1] **Frei H:** Die homöopathische Behandlung von Kindern mit ADS/ADHS. Ein systematisches Therapiekonzept. 2., aktualisierte Aufl. Stuttgart: Haug; 2007.

[2] **Gypser KH (Hrsg):** Bönninghausens Therapeutisches Taschenbuch. Revidierte Ausgabe. 3., durchges. Aufl. Stuttgart: Sonntag; 2006. Demo-CD ist in diesem Buch enthalten.

[3] **Hering C:** Kurzgefasste Arzneimittellehre. Überarb. Aufl. Kandern: Narayana; 2008.

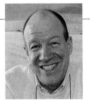

Heiner Frei
Kreutzplatz 6
CH-3177 Laupen

Heiner Frei ist Facharzt für Kinder und Jugendliche in Laupen bei Bern. Seit 1992 homöopathische Lehr- und Forschungstätigkeit. Im Jahr 2005 gelang ihm mit einer rigorosen Doppelblindstudie in Zusammenarbeit mit der Universität Bern der wissenschaftliche Nachweis einer spezifischen Wirkung hochpotenzierter homöopathischer Medikamente bei Kindern mit ADS/ADHS.
E-Mail: heiner.frei@him.ch

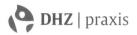

Conners Global Index

Name _____ Geburtsdatum _____ Geschlecht _____ Datum _____

ausgefüllt von
☐ Mutter
☐ Vater
☐ Lehrer
☐ Andere (wer?) _____

Markieren Sie die Spalte, die dieses Kind am besten beschreibt:

	0 gar nicht	1 ein wenig	2 ziem-lich	3 sehr stark
1. Unruhig oder übermäßig aktiv	☐	☐	☐	☐
2. Stört andere Kinder	☐	☐	☐	☐
3. Erregbar, impulsiv	☐	☐	☐	☐
4. Bringt Dinge nicht zu einem Ende, kurze Aufmerksamkeitsspanne	☐	☐	☐	☐
5. Ständig zappelig	☐	☐	☐	☐
6. Unaufmerksam, leicht abgelenkt	☐	☐	☐	☐
7. Erwartungen müssen umgehend erfüllt werden, leicht frustriert	☐	☐	☐	☐
8. Weint leicht und häufig	☐	☐	☐	☐
9. Schneller und ausgeprägter Stimmungswechsel	☐	☐	☐	☐
10. Wutausbrüche, explosives, unvorhersagbares Verhalten	☐	☐	☐	☐

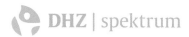
ADHS und Entwicklungsauffälligkeiten: Vorschnell und zu häufig gestellte Modediagnosen?

Kinder und Jugendliche mit Auffälligkeiten in Schule bzw. Entwicklung gab es schon immer. Neu ist jedoch, dass daraus zunehmend medizinische Diagnosen resultieren. Sind Heranwachsende heutzutage kränker? Und benötigt jeder Zappelphilipp tatsächlich eine Behandlung? Lesen Sie u. a., worin sich ADHS von einfacher Unruhe unterscheidet, wie sich die motorischen Fähigkeiten eines Kindes leicht testen lassen und woran eine Sprachentwicklungsverzögerung zu erkennen ist.

Noch vor wenigen Jahren waren Diagnosen wie das Aufmerksamkeitsdefizit-Hyperaktivitätssyndrom (ADHS) nahezu unbekannt. Heute leiden dagegen 4–5 % aller Kinder daran. Dass Erkrankungen mit Störungen der Aufmerksamkeit, Sprache, Motorik, aber auch Übergewicht immer häufiger diagnostiziert werden, ist jedoch nicht nur eine Modeerscheinung. Dafür gibt es viele verschiedene Gründe.

Zum einen waren diese Krankheitsbilder früher weitgehend unbekannt bzw. wurden als Krankheiten nicht in ihrem vollen Ausmaß wahrgenommen. Hinzu kommt, dass Umweltfaktoren und sich rapide verändernde Lebensbedingungen die Zahl der Neuerkrankungen tatsächlich ansteigen lassen. Früher gab es z. B. kein Fernsehen. Heutzutage sitzt der durchschnittliche 3–13-Jährige bis zu 2 Stunden täglich davor. Ein weiterer Grund für die Zunahme der Diagnosen sind die modernen, gezielten Therapien. Es ist sinnvoller, Dyskalkulie, Hochbegabung oder ADHS festzustellen, seit den betroffenen Kindern Unterstützung und individuelles Training angeboten werden kann. Worauf gilt es aber zu achten, damit aus einem nur etwas langsamer lernenden Kind bzw. einem Kind mit ausgesprochen großem Bewegungsdrang nicht gleich ein Patient wird?

ADHS: nicht jedes unruhige Kind hat es

Kaum eine Diagnose im Kindesalter wird so kontrovers diskutiert wie ADHS. Der Grund: Unruhe ist ein ähnlich unspezifisches Symptom wie Kopfschmerzen oder Fieber, hinter dem sich vieles verbergen kann.

Man nimmt heutzutage an, dass die Neigung zur Unruhe größtenteils genetisch bedingt, also vererbt ist. Nimmt die Unruhe Ausmaße an, die Kind und Umwelt überfordern und belasten, liegen oft noch weitere Faktoren vor. Ein Kind kann unruhig sein, weil es mit dem Unterrichtsstoff überfordert oder durch emotionale Belastungen im Elternhaus gestresst ist. Das kann die angeborene Neigung zu einer verkürzten Konzentrationsspanne, zu Bewegungsunruhe und Impulsivität verstärken. Deshalb ist es wichtig, nicht einfach bei Kindern, die unruhig sind oder einen sehr großen Bewegungsdrang haben, auf die Diagnose zu schließen oder gar vorschnell mit ADHS-Medikamenten wie Equasym®,

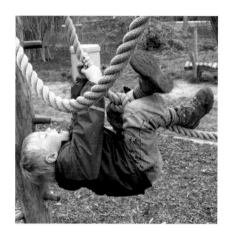

Abb. 1 Hyperaktivität und Entwicklungsauffälligkeiten nehmen zu, weil Kinder seltener im Freien spielen und dadurch ihre Fähigkeiten unzureichend trainieren. Foto: © Joachim Opp

Medikinet®, Ritalin®, Strattera® etc zu behandeln. Einem Kind, das mit seiner Unruhe auf eine innere Not aufmerksam machen will, würde mit den Medikamenten zwar symptomatisch geholfen – die Not aber bliebe.

Leitsymptome bei ADHS

Aufmerksamkeitsstörung
- vorzeitiger Abbruch von Aufgaben
- häufiger Wechsel der Aktivität
- Flüchtigkeitsfehler
- scheint nicht zuzuhören
- Schwiergkeiten, Aufgaben zu organisieren
- Ablenkbarkeit

Hyperaktivität
- exzessive Ruhelosigkeit, insbesondere in Situationen, die Ruhe verlangen
- Aufstehen und Herumlaufen, wenn Sitzen verlangt ist

Redseligkeit
- Redseligkeit
- Lärmen

Impulsivität
- platzt mit Antworten heraus, bevor die Frage zu Ende gestellt ist
- Mühe, zu warten
- unterbricht und stört andere häufig

Verlauf
- Beginn vor dem 6. Lebensjahr
- Dauer über 6 Monate
- Auftreten in mehreren Lebensbereichen (z. B. in Schule, Elternhaus, beim Spielen)

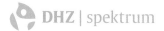

! Der Verdacht auf ADHS erfordert immer eine umfassende Abklärung, bei der insbesondere die verschiedenen Lebensbereiche des Kindes im Zusammenhang betrachtet werden müssen. Es genügt für die Diagnose nicht, wenn ein Kind nur in der Schule unruhig ist.

Mehrere Lebensbereiche müssen betroffen sein

Wichtig ist, sich bei der Diagnosestellung an **klar definierte Leitsymptome** zu halten. Diese müssen in **mindestens zwei Lebensbereichen** über einen längeren Zeitraum hinweg vorhanden sein, damit eine **krankhafte Hyperaktivitätsstörung** diagnostiziert werden kann.

Ist die Diagnose ADHS gesichert, braucht es ein umfassendes Behandlungskonzept mit Beratung, Verhaltenstherapie, Behandlung assoziierter Störungen und Medikamente.

Es gibt auch Kinder, die kaum hyperaktiv, dennoch aber in besonderem Maße unaufmerksam sind. Man spricht dann von **ADS** (Aufmerksamkeitsdefizitsyndrom **ohne** Hyperaktivität) bzw. **ADS vom Träumerchen-Typ**. Diese Kinder fallen im Alltag viel weniger auf als hyperaktive Kinder. Hinzu kommt, dass die Abgrenzung zwischen gesund und krank bei ihnen noch viel schwieriger ist. Denn viele der Symptome, die als typisch für diese Störung beschrieben werden, sind Teil einer normalen Kindheit: Vergesslich und unorganisiert sein zu dürfen ist ebenso Privileg der Kinder wie intensives Tagträumen, bei dem sie noch nicht einmal auf Ansprache reagieren. Erst durch die Ausprägung oder Anforderungen der Umgebung wird es zum Problem.

Sprachentwicklungsverzögerung: viele Ursachen möglich

Bei der **Sprachentwicklungsverzögerung ist der Spracherwerb von der frühen Sprachentwicklung an gestört**. Das Risiko dafür lässt sich mittlerweile sogar in den ersten Lebensmonaten durch eine Analyse der Lautbildung identifizieren. Es ist jedoch außerordentlich schwierig, die Grenze zwischen langsamer Sprachentwicklung, sogenannte Spätentwickler, und krankhafter Entwicklungsstörung des Sprechens zu unterscheiden. Auch gesunde Kinder weisen eine außerordentlich große Variabilität im Spracherwerb auf. In der Regel gilt:

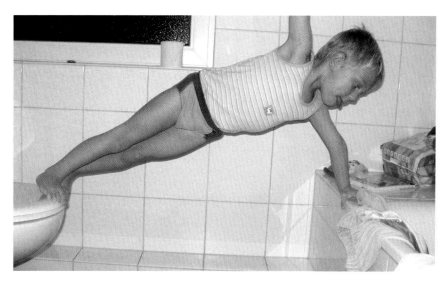

Abb. 2   Nicht jedes Kind mit starkem Bewegungsdrang leidet an ADHS. Foto: © Joachim Opp

- Wenn ein Kind im Alter von 24 Monaten keine 50 Wörter spricht und keine 2–3 Wörter kombiniert, ist die Sprachentwicklung bedenklich. Das Risiko, eine Spracherwerbstörung zu entwickeln, beträgt dann 50 %.
- Von einem 4-jährigen Kind kann erwartet werden, dass es seine Muttersprache verständlich spricht, seinen vollen Namen und sein Alter sagen sowie einfache Fragen wie: „Was machst du, wenn du Hunger hast?" beantworten kann.

Intelligenz beinhaltet viele verbale Fähigkeiten. Daher besteht eine weitere Schwierigkeit darin, eine isolierte Verzögerung der Sprachentwicklung von einer allgemeinen Entwicklungsverzögerung abzugrenzen. Wichtigster Schritt bei auffälliger Sprachentwicklung ist der **Ausschluss einer Hörstörung**. Dazu sollte eine Hörprüfung durchgeführt werden. In der Vorsorgeuntersuchung U8 (43–48. Lebensmonat) ist sie sogar vorgeschrieben.

! Verlernt ein Kind eine bereits erworbene Sprache wieder, so ist eine dringende neuropädiatrische Abklärung erforderlich. Es können sich Erbkrankheiten des Nervensystems oder eine unerkannte Epilepsie dahinter verbergen.

Motorische Störungen: selten medizinische Ursache vorhanden

Eine **motorische Störung** liegt vor, wenn die **fein- oder grobmotorischen Fähigkei-** ten des Kindes deutlich unter dem **Niveau seiner Altersgenossen liegen**. Das kann sich durch Schwierigkeiten beim Schnürsenkel binden, im Sportunterricht, beim Fahrradfahren lernen etc. als erstes äußern. Es gilt dabei aber zu bedenken, dass sportliche Fähigkeiten bei Kindern und Jugendlichen insgesamt mit dem Älterwerden abnehmen.

Häufig sind Kinder, die motorisch ungeschickt sind, auf diesem Gebiet einfach nur weniger begabt und manchmal auch deutlich weniger gefördert werden als ihre Altersgenossen. Liegen nicht zusätzlich deutliche Wahrnehmungsstörungen, allgemeine Entwicklungsverzögerung oder eine Spastik vor, gelingt es nur in wenigen Fällen, eine klare medizinische Ursache zu diagnostizieren. Stoffwechselstörungen, Geburtskomplikationen, aber auch genetische Defekte können dann der motorischen Störung zugrunde liegen.

Wenige Hilfsmittel genügen schon, um sich ein erstes Bild über die motorischen Fähigkeiten eines Kindes zu verschaffen:
- eine gerade Linie am Boden
- Bauklötze
- Buntstifte

Ein 4-jähriges Kind ohne motorische Störungen sollte in der Lage sein, auf einer Linie und auf Zehenspitzen zu laufen sowie 5 Sekunden auf einem Bein zu stehen. Ab dem 6. Lebensjahr sollten Kinder einen Hampelmannsprung beherrschen.

Ein Bild über die Feinmotorik erhält man, wenn Kinder Bauklötze hochkant stapeln, altersangepasste Puzzles legen und einen Menschen malen. Beim Malen ins-

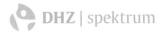
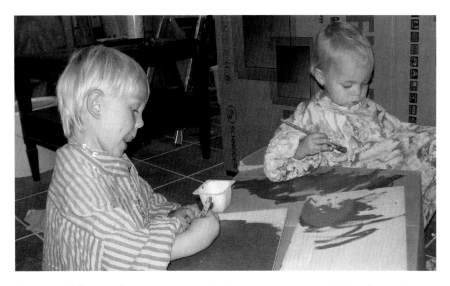

Abb. 3 Stifthaltung, Kraftdosierung und Detailfreude beim Malen geben Aufschluss über das fein-motorische Geschick eines Kindes. Foto: © Joachim Opp

besondere die Stifthaltung, Kraftdosierung und Detailfreude beobachten! Mit 4 Jahren sollten Kinder einen Kopffüßler, im Alter von 5–6 Jahren einen Menschen mit 12 Details malen können.

Kinder, die bei dieser orientierenden Untersuchung auffällig sind, sollten einem Kinderarzt vorgestellt werden, der genauer untersucht und ggf. weitere Schritte veranlasst. Als Therapie der Wahl gilt bis zum Kleinkindalter Krankengymnastik, später Ergotherapie und je nach Störung auch Heilpädagogik.

Übergewicht oder Adipositas?

Nach Aussage der KiGGS-Studie, 2003–2006, sind **15 % der deutschen Kinder und** **Jugendlichen übergewichtig.** Da Übergewicht langfristig ein hohes Gesundheitsrisiko darstellt und die betroffenen Kinder auch sozial beeinträchtigt sind, ist eine frühe Diagnose wichtig.

Das beste Maß ist der **„Body Mass Index"**, kurz **BMI**, der das Verhältnis von Gewicht zu Größe angibt. Auf der Internetseite **www.mybmi.de** kann eine Bestimmung leicht vorgenommen werden. Nachdem der Therapeut Körpergröße und -gewicht gemessen hat, werden die Daten des Kindes zusammen mit Geburtsmonat und -jahr dort in einen Rechner eingetragen. Die errechneten Angaben werden dann automatisch mit Normwerten verglichen und ein Prozent-Rang (Perzentile) wird be-

stimmt. Ein Prozent-Rang von z. B. 60 heißt, dass in der Normstichprobe dieser Altersgruppe von 100 Kindern 60 einen niedrigeren und 40 einen höheren BMI haben. Liegt der Prozent-Rang über 90, spricht man von Übergewicht, liegt er über 97 von Fettleibigkeit bzw. Adipositas.

Nach dem heutigen Kenntnisstand spielen in der Pathophysiologie der Körpergewichtsregulation **genetische Faktoren neben ungünstigen Umgebungsfaktoren** die entscheidende Rolle. Daher ist oft ein lebenslanges Management der Krankheit erforderlich, analog zu anderen, durch genetische Faktoren bedingte Erkrankungen, wie Hypercholesterinämie, Mukoviszidose u. a.

Eine kausale Therapie der Neigung zur übermäßigen Gewichtszunahme ist heute noch nicht möglich. Langfristige Therapieerfolge sind bei der Behandlung von Übergewicht nur zu erzielen, wenn die Familie motiviert ist und ein multimodales Programm durchgeführt wird (▶ **Kasten**).

Rechts- oder Linkshändigkeit: rechtzeitige Festlegung ist wichtig

Bei den meisten Menschen wird **innerhalb der ersten 5 Lebensjahre eindeutig klar, ob sie Links- oder Rechtshänder sind.** Zu den Linkshändern zählen 10–15 % der Bevölkerung. Die Universität Münster wies im vergangenen Jahr nach, dass im Hochleistungssport überdurchschnittlich viele Linkshänder zu finden sind (20–55 %).

Langsam verschwindet auch die irrtümliche Annahme aus der Gesellschaft, dass Linkshändigkeit in Zusammenhang mit niedriger Intelligenz steht, sodass glücklicherweise Linkshänder auf die vermeintlich richtige, rechte Hand kaum noch umerzogen werden. Solch eine Umerziehung führt letztlich immer dazu, dass die Betroffenen unter ihrem eigentlichen Leistungsniveau zurückbleiben: Sie schreiben langsamer, ermüden schneller und auch die Psyche kann erheblich leiden.

Sehr schwierig ist es, wenn bei einem Kind vor der Einschulung die Händigkeit noch nicht klar festgelegt ist. So kann es sein, dass ein Kind z. B. mit links schreibt, aber mit rechts schneidet und für schwierige Dinge wie Hose zuknöpfen, einen Faden auffädeln, beim Werkzeuggebrauch oder zum Puzzlen abwechselnd die linke und rechte Hand benutzt. Entscheidend für

---

Therapie der Adipositas

Indikation
- BMI > 97er Perzentile (bei Kindern unter 4 Jahren mit schlanken Eltern kann abgewartet werden)

Kontraindikationen
- erkennbares Risiko für die Entwicklung einer Essstörung

Nebenwirkungen
- Entwicklung von Essstörungen
- orthopädische Komplikationen unter inadäquater körperlicher Bewegung
- Bildung von Gallensteinen

- psychische Destabilisierung durch die Auseinandersetzung mit dem erhöhten Körpergewicht
- Jojo-Effekt

Voraussetzung
- Motivation des Patienten und seiner Familie

Vorgehen
- Reduktion der Energie-Zufuhr durch optimierte Mischkost
- Bewegungsprogramm
- Familientherapie
- Fernsehrestriktion
- kleine, realisierbare Schritte

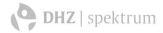

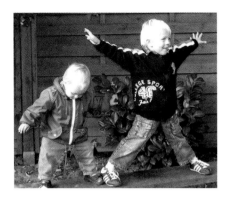

Abb. 4 Auch hochbegabte Kinder wollen spielen und müssen die gleichen Lernerfahrungen sammeln wie andere Kinder auch. Foto: © Joachim Opp

die Festlegung der Schreibhand ist, welche Hand sich als die Geschicktere erweist. In Zweifelsfällen helfen hier Tests.

Der gebräuchlichste Test ist nach wie vor der **Hand-Dominanz-Test** aus dem Jahr 1976. Dabei werden in drei Untertests Spuren nachgezeichnet sowie Kreise und Quadrate punktiert. Die Leistungsüberlegenheit einer Hand wird rechnerisch bestimmt, wobei die Handdominanz theoretisch von -100 (extreme Linkshändigkeit) bis +100 (extreme Rechtshändigkeit) variieren kann.

 Eine fehlende oder gering ausgeprägte Handdominanz ist ein Risikofaktor für eine gestörte motorische Entwicklung!

Dyskalkulie: nur die Rechenfähigkeit betroffen

Dyskalkulie steht in der Medizin für eine **umschriebene Störung von Rechenfertigkeiten**. Grundlegende Defizite in Addition, Subtraktion, Multiplikation und Division führen jedoch nicht automatisch zur Diagnose. Erforderlich ist, dass die **Rechenleistung deutlich schlechter ist als die anderen intellektuellen Fähigkeiten**. Es muss geklärt werden, ob die Probleme in Mathematik nicht von mangelnder Förderung oder Lernblockaden herrühren. Leider stellt sich bei vielen Kindern, die mit Verdacht auf Dyskalkulie ausführlich getestet werden, eine Lern- oder gar geistige Behinderung heraus.

Getestet wird mit standardisierten Verfahren wie dem **ZAREKI** (neurobiologische Tests für Zahlenverarbeitung und Rechnen bei Kindern) oder dem **DEMAT 1–4** (deut-

scher Mathematiktest für die 1.–4. Klasse). Als Ursache der Dyskalkulie vermutet man Störungen visuell-räumlicher Wahrnehmung. Oft fehlt auch das Verständnis für mathematische Ausdrücke oder Zeichen.

Kindern, die an einer Dyskalkulie leiden, kann Nachhilfeunterricht nur in seltenen Fällen helfen. Sie müssen einem gezielten Training zugeführt werden. Ziel dieses Trainigs ist es, das basale Verständnis von Mengen, Größenverhältnissen und Zuordnungen zu verbessern. Erst darauf aufbauend ist es sinnvoll, den aktuellen Schulstoff in Mathematik zu vertiefen.

Schlauer als die anderen?

Hochbegabung bedeutet, dass ein Kind **über hohe Intelligenz verfügt**. Die Diagnose ist dann gegeben, wenn es bei einem geeigneten Intelligenztest zu den besten 3 von 100 gehört.

Hochbegabung ist keine Krankheit, sondern eine außergewöhnlich gute Leistungsfähigkeit in bestimmten Bereichen wie im musikalischen, sprachlichen, begrifflich-logischen, konstruktiven oder abstrakten. Warum aber wird Hochbegabung manchmal zum Problem?

Hochbegabte Kinder können zu Störenfrieden im Unterricht werden, weil sie sich aus Unterforderung langweilen. Sie stoßen aber auch andere Kinder vor den Kopf, denn sie wollen oft nicht verstehen, wie Dinge, die ihnen so leichtfallen, für andere so schwer sein können. Manchmal fehlt es Kindern mit Hochbegabung auch an sozialen Kompetenzen. Sie können sich z. B. nicht in Gruppen einfinden oder verstehen soziale Zusammenhänge schlecht. So schrieb ein hochbegabter Junge, den ich betreute, in der 6. Klasse bei einer frei formulierten Hausaufgabe 72 Seiten und wunderte sich, weil die anderen ihn als Streber beschimpften. Er wollte es doch nur gut machen.

Insgesamt ist Hochbegabung bei sozial auffälligen Kindern deutlich seltener als oftmals vermutet.

 Im alltäglichen Umgang mit hochbegabten Kindern muss man sich immer wieder vergegenwärtigen, dass sie die gleichen Bedürfnisse nach Kontakt, Zuwendung und Albernheit haben wie andere Kinder.

Wenn Verdacht auf Hochbegabung besteht, ist eine ausführliche Testung unbedingt er-

forderlich. Irrtümer in die eine oder andere Richtung passieren auch erfahrenen Therapeuten leicht. So kann es sein, dass Kinder, die sich verbal hervorragend ausdrücken können, in ihren Fähigkeiten überschätzt werden. Umgekehrt werden Kinder, die eher langsam und in sich gekehrt sind oder sich verstecken, in ihren Fähigkeiten gerne unterschätzt.

In dem eher seltenen Fall, dass bei einem Kind ohne sonstige Probleme „nur" eine Hochbegabung vorliegt, reicht es aus, eine dauerhafte Unterforderung zu vermeiden. Dies kann z. B. erreicht werden, indem das Kind eine Klasse überspringt oder Förderkurse besucht. Wichtig ist auch, dass es in seiner Freizeit genügend Anregungen hat und z. B. ein Instrument erlernt.

@ Internet

www.dgspj.de
Menüpunkt Leitlinien: Vorgehen bei Verdacht auf umschriebene Entwicklungsstörung, bei ADHS usw.

Literatur

Baumann Th: Atlas der Entwicklungsdiagnostik. 2. Aufl. Stuttgart: Thieme; 2006.

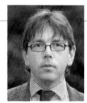

Dr. med. Joachim Opp
EV. Krankenhaus
Oberhausen
Virchowstraße 20
46047 Oberhausen

Dr. Joachim Opp ist Facharzt für Kinderheilkunde und Jugendmedizin mit Schwerpunkt Neuropädiatrie und Psychotherapie. Studium der Humanmedizin in Erlangen, Promotion über Aufmerksamkeitsstörungen bei Kindern mit Epilepsie. Nach der Facharztausbildung in Erlangen, Nürnberg und Fürth Wechsel an die Kinderepilepsieklinik in Bethel. Psychotherapieausbildung in Brixen und Benediktbeuern. Seit 2004 Chefarzt der Sozial- und Neuropädiatrie am Evangelischen Krankenhaus Oberhausen und Leiter des dortigen Sozialpädiatrischen Zentrums.

E-Mail: Joachim.Opp@eko.de

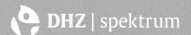

Arthritis oder Arthrose? Wie Sie Gelenkerkrankungen richtig differenzieren

Wissen Sie, warum nach einer Sanierung der Nasennebenhöhlen ein stark geschwollenes und gerötetes Knie abschwellen und eine normale Hautfarbe annehmen kann? Oder wofür der Anlaufschmerz ein typisches Zeichen ist? In beiden Fällen ist häufig eine Gelenkerkrankung im Spiel. Doch die Ursache dahinter ist jeweils eine völlig andere. Dr. med. D. Wendling erläutert den Unterschied zwischen entzündlichen und degenerativen Gelenkerkrankungen und welche Grundzüge bei der Diagnostik bzw. Therapie zu bedenken sind.

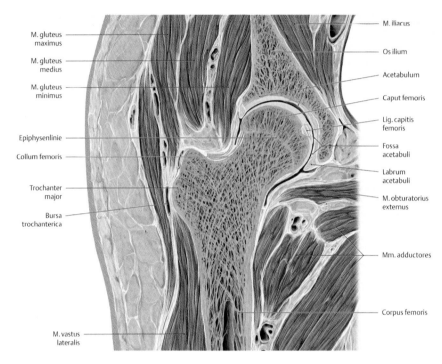

Abb. 1 Frontalschnitt durch ein rechtes Hüftgelenk. Foto aus: Prometheus. Lernatlas der Anatomie. Allgemeine Anatomie und Bewegungssystem. Stuttgart: Thieme; 2002. Abb.: Markus Voll, Karl Wesker

Gelenkerkrankungen sind sehr vielfältig. Allein für die peripheren Gelenke – ohne die Wirbelsäule – gibt der ICD 10 (International Statistical Classification of Diseases and Related Health Problems) über 200 Subgruppen an, die ihrerseits weiter untergliedert werden. Auch wenn eine solche Vielzahl schwer überschaubar erscheint, helfen doch schon einige wesentliche Merkmale, um die Gelenkerkrankungen ihrer Ursache nach zu unterscheiden und so besser diagnostizieren zu können.

Gelenkerkrankungen lassen sich zunächst einmal grob in **degenerative und entzündliche** sowie **lokale und systemische** Formen unterteilen. Typisch ist für **degenerative Gelenkerkrankungen**, dass sie eher an **einzelnen Gelenken** auftreten. Die **systemischen** dagegen finden sich eher an **verschiedenen Lokalisationen gleichzeitig**. Generell lässt sich sagen, dass eine schlechte Trophik (Stoffwechselsituation) degenerative Prozesse begünstigt. Die Knorpelzellen bilden dann weniger Knorpelmasse oder sterben gar unwiederbringlich ab, wodurch der Knorpel dünner wird. **Entzündliche Prozesse** werden dagegen entweder durch Infektionen oder Autoimmunprozesse ausgelöst.

Infektionen können alle am Gelenk beteiligten Gewebe befallen. **Autoimmunprozesse** hingegen beginnen primär an der Schleimhaut. Nicht destruktive Entzündungen kann man sich wie einen allergischen Schnupfen vorstellen, bei destruktiven Prozessen greift die wuchernde Schleimhaut das umliegende Knorpel-, Knochen- und Bändergewebe an.

Welche Symptome sprechen für eine Gelenkerkrankung?

Die erste und wichtigste Frage bei der Beurteilung eines Gelenkleidens sollte lauten:

Aufbau eines Gelenks

Gelenke bestehen aus mehreren Gewebe-Komponenten (▶ **Abb. 1**):

- den beiden Knochen, die gelenkig miteinander verbunden werden,
- dem mehrschichtigen Knorpelüberzug der Gelenkflächen,
- dem straffen Bindegewebe, das Kapsel, Bänder und Sehnen bildet,
- der Schleimhaut, die die Kapsel auskleidet,

- der Muskulatur, die das Gelenk führt und bewegt,
- den Nerven, die der Eigenwahrnehmung (Propriozeption) und der Motorik dienen,
- den Blut- und Lymphgefäßen, die die Versorgung und Entsorgung gewährleisten und schließlich
- dem lockeren, das Milieu regulierenden Bindegewebe.

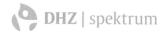

Liegen die **klassischen Entzündungszeichen** vor? (▶ **Abb. 2**)

- Überwärmung
- Schwellung
- Rötung
- Schmerz
- Funktionseinschränkung

Als zweiter Schritt spielt bei der Befunderhebung das Ausmaß der Beweglichkeit bzw. eventuelle Funktionseinschränkungen und dabei auftretende Schmerzen eine wichtige Rolle. Es sollte auch die zugehörige Muskulatur und das umgebende Gewebe beurteilt werden. Hieraus lassen sich weitere Rückschlüsse auf die Ursache ziehen.

Entzündliche Gelenk- erkrankungen

Rheumatoide Beschwerden bzw. **undifferenzierte Arthritiden** sind unter den entzündlichen Gelenkerkrankungen am häufigsten vertreten. Sie zeigen zwar die typischen Entzündungszeichen, zerstören aber kein Gewebe. Oft befallen sie nacheinander verschiedene Gelenke, wovon sich letztlich der Name **Rheuma**, das Fließende/ Wechselnde, ableitet. **Ursache** für die Entzündungen ist eine Irritation der körpereigenen Abwehr, die dazu führt, dass das Immunsystem Gewebe im Körper angreift. Meist treten solche Entzündungen auf, wenn Infektionen nicht richtig bewältigt worden sind. Bei den Betroffenen sind oft verschiedene Allergien bekannt. Hinweise auf den verursachenden Erreger geben unter Umständen immunologische Untersuchungen. Häufig sind Streptokokken die Auslöser. Überwiegend heilen diese Krankheitsbilder nach ca. einem halben Jahr aus. Bei etwa einem Drittel der Betroffenen findet man allerdings einen wellenförmigen chronischen Verlauf von mehr oder minder starker Aktivität.

> **!** Bei einer Gelenkentzündung immer nach vorausgegangenen bzw. bestehenden Infektionen fragen!

Von diesen eher harmlosen Verläufen sind die **destruierenden rheumatischen Systemerkrankungen** und **andere entzündliche Gelenkleiden** abzugrenzen.

An erster Stelle ist hier **die chronische Polyarthritis (cP)** zu erwähnen. Sie ist die **häufigste und aggressivste Autoimmunerkrankung**, die Gelenke befällt.

Das wichtigste **Frühsymptom** der cP ist die **Morgensteifigkeit der Hände**, länger als eine halbe Stunde. Ist der Gelenkbefall zudem **ortsfest und symmetrisch**, bestehen kaum noch Zweifel an der Diagnose (▶ **Abb. 3**). Mit dem Anti-cyclischen citrullinierten Peptid (anti-ccP) steht heutzutage ein aussagekräftiger Laborparameter für die Diagnose zur Verfügung. Bildgebende Verfahren zeigen in der **Frühphase** nur die ohnehin sichtbaren Weichteilschwellungen.

Mit **immunsuppressiver Therapie** lassen sich Gelenkdeformierungen verhindern und die Arbeitsfähigkeit erhalten, sofern die Behandlung früh genug einsetzt. Allerdings hat solch eine Therapie auch Nachteile und birgt gravierende Risiken: Die Abwehr wird auch dort unterdrückt, wo sie eigentlich nötig wäre, sodass u. U. schlummernde Infektionen wie Tuberkulose aktiv werden. Zudem muss die Medikation zeitlebens eingenommen werden. Und die Behandlung ist sehr teuer.

Ursachen beseitigen ist der erste Schritt in der Therapie

Bei jedem rheumatischen Prozess sollte man alle krankheitsauslösenden Quellen identifizieren und beseitigen. Allem voran sind **chronische Infektionsherde im Kiefer- und Nasen-Rachen-Raum** zu sanieren. Herde der Nasennebenhöhlen sollten eher konservativ angegangen werden, Herde im Zahnbereich eher operativ. Letztere lassen sich heute mithilfe von Schichtbildverfahren genau identifizieren. Weiterhin sind **Quecksilberbelastungen** aus Zahnfüllungen auszuschalten. Schließlich sollte der Patient auch auf entzündungsfördernde Nahrungs- und Genussmittel verzichten (▶ **Kasten**).

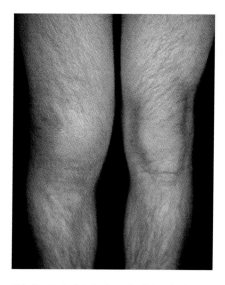

Abb. 2 Akute Entzündung des Kniegelenks (links). Das Gelenk ist angeschwollen, die Haut gerötet. Strukturen sind nicht mehr erkennbar. Foto: © SciencePictures/KES/Thieme Verlag

Schadstoffbelastungen und Unverträglichkeiten sollte man individuell austesten, damit die Einschränkungen für den Patienten möglichst gering bleiben. Heilfasten kann gerade zu Beginn einer Nahrungsumstellung die entzündliche Aktivität deutlich absenken.

> **!** Die Reduktion der Ursachen ist nicht nur therapeutisch, sondern auch als Prophylaxe entzündlich rheumatischer Erkrankungen sinnvoll.

Weitere entzündliche Gelenk- erkrankungen

Bakterien lösen nicht nur über eine Irritation des Immunsystems Gelenkentzündungen aus. Es kommt auch vor, dass die Keime selbst von einem Infektherd im Körper über das Blut in ein Gelenk einge-

---

Entzündungsfördernde Nahrungs- und Genussmittel

- Zucker
- Alkohol
- Kaffee
- Schwarztee
- Tabak
- evtl. Milchprodukte
- Nahrungsmittel, die stark mit chemischen Zusätzen, Insektiziden und Pestiziden versehen sind

Symptome einer Gelenk- infektion

- Erguss im Gelenk
- verstärkte Hautrötung
- Überwärmung
- Schmerzen
- Funktionseinschränkung
- oft Ruhe- und Nachtschmerz
- eventuell Fieber
- im Labor sind C-reaktives Protein und die Leukozytenzahl erhöht

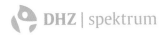

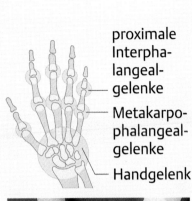

proximale
Interpha-
langeal-
gelenke

Metakarpo-
phalangeal-
gelenke

Handgelenk

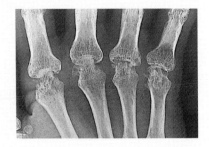

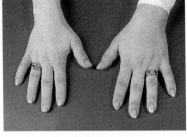

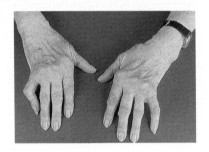

Abb. 3   Bild oben li.: Handskelett: Gelenkbefallsmuster bei chronischer Polyarthritis der Hand
Bild oben re.: Begleitosteoporose und ausgeprägte erosive Veränderungen der Metakarpophalangeal-
gelenke II–V, Gelenkzerstörung von radial und ulnar.
Bild unten li.: Frühstadium chronischer Polyarthritis mit spindelförmiger Gelenkauftreibung der
Metakarpophalangeal- und der proximalen Interphalangealgelenke; livide Hautverfärbung über den
Gelenken.
Bild unten re: Spätstadium; deutliche Atrophie der Interossealmuskulatur, vorstehende Metakarpal-
köpfchen, Ulnardeviation der Langfinger, Knopflochdeformität des 5. Strahles.
Foto: © SciencePictures/KES/Thieme Verlag

schwemmt werden. Die Entzündung entsteht dann infolge einer Gelenkinfektion
(**Symptome** ◗ **Kasten**). Aber auch von
außen können Krankheitserreger in den
Körper gelangen, z. B. durch eine Kniege-
lenkspiegelung oder eine Injektion ins Gelenk.

> **!** Gelenkinfektionen müssen
> umgehend antibiotisch behan-
> delt werden, um eine Zerstörung des
> Gelenks zu verhindern. Dies geschieht
> am besten stationär.

Wenn es irgendwie möglich ist, sollte das
Gelenk vor der ersten Antibiotikagabe vom
Arzt punktiert und das Punktat auf Bakterien und eventuelle Resistenzen bzw. Empfindlichkeit auf verschiedene Antibiotika
untersucht werden.

Der Grund einer Gelenkentzündung
kann auch in einem benachbarten Knochen
zu finden sein. Reagiert ein Gelenk auf **Prozesse im benachbarten Knochen**, so kann
es sich um Knochentumoren oder eine
Osteomyelitis handeln. Beides ist umge-

hend durch ein bildgebendes Verfahren abzuklären. Die weitere Versorgung muss
meist stationär erfolgen.

Gelenkentzündungen können aber auch
das **erste Symptom einer anderen Erkrankung** sein, z. B. eines Morbus Crohn.

Bei **unklaren Gelenkentzündungen**
sollte man auch an die immer häufiger
auftretende **Borreliose** denken. Die Infektion sollte antibiotisch behandelt werden,
möglichst bevor sie chronifiziert. Andere
parasitäre Erkrankungen können ebenfalls **reaktive Begleitarthritiden** verursachen.

Auch viel **schwerwiegendere Erkrankungen** können sich **zunächst als Arthritis
zeigen**: So klagte eine Patientin lediglich
über Schmerzen an beiden Knien, die sich
auf eine entsprechende Medikation hin nur
kurzfristig besserten. Die Laboruntersuchung ergab eine Leukämie, an der die
Patientin trotz entsprechender Therapie
innerhalb weniger Wochen verstarb. Die
Differenzialdiagnostik der Arthritis ist also
mit etlichen Fallstricken versehen.

Schließlich kann auch eine **Arthrose** entzündlich reagieren und wie eine Arthritis
imponieren. Wie ausgeprägt die Entzündung ist, hängt dabei stark von der Belastung ab.

Degenerative Prozesse

Das Gros der Gelenkerkrankungen ist **de-
generativer Natur**. Das heißt, der Abbau
bzw. Verschleiß des Gelenks ist stärker als
seine Regeneration.

Diagnose

Von Arthrose sind besonders **Gelenke der
unteren Extremitäten** betroffen. Typisches
Frühzeichen ist ein Anlaufschmerz, der
nach einigen Schritten vergeht und erst
nach einer gewissen Frist wieder auf-
taucht.

> **!** Je kürzer die schmerzfreie
> Gehstrecke, desto stärker sind
> meist die degenerativen Verände-
> rungen und desto größer ist der
> Verlust an Lebensqualität. Bei einer
> erfolgreichen Therapie verlängert sich
> die schmerzfreie Gehstrecke.

In der Regel verursacht die Arthrose keine
Veränderungen der Laborparameter, auch
nicht der Entzündungswerte, es sei denn,
das Gelenk ist durch Überlastung stark entzündlich gereizt. Jedoch können **erhöhte
Harnsäure-, Cholesterin- und Neutralfett-
werte** sowie häufiger auch die γ-GT auf
einen insgesamt schlechten Stoffwechsel-
zustand hinweisen.

Bildgebende Verfahren

Gesichert wird die Diagnose durch **bildgebende Verfahren**. Standard ist hier immer
noch die **radiologische Diagnostik**. Bei
Arthrose verschmälert sich der radiologisch sichtbare Gelenkspalt, er entspricht
der Dicke des Knorpelüberzugs. Das 2. radiologische Zeichen einer Arthrose sind
Kantenausziehungen der Gelenkflächen.
Radiologisch sichtbare Veränderungen treten im Bereich der knöchernen Gelenkflächen als vermehrte Kalkeinlagerung (subchondrale Sklerosierung) und schließlich
auch als gelenknahe Zystenbildung auf
(◗ **Abb. 4**).

Mithilfe der **Kernspintomografie** kann
man Knorpel, Menisken, Sehnen, Bänder,
Schleimhäute und sogar die Muskulatur
unmittelbar beurteilen. Ein Nachteil ist der
wesentlich höhere Aufwand.

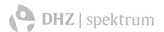

Ultraschall eignet sich vorwiegend zur Darstellung von Flüssigkeitsansammlungen.

Häufig betroffene Gelenke

Beim **Hüftgelenk** wirkt fast das 5-fache des Körpergewichts auf den Knorpel, denn der Körperschwerpunkt setzt hier an einem langen Hebel an. Die Muskulatur dagegen, die das Gleichgewicht hält, setzt an einem kurzen Hebel an. Fehlformen und Dysplasien können die Belastung des Knorpels wesentlich verstärken. Besonders bei Hüftarthrosen sollte daher Übergewicht so weit als möglich abgebaut werden.

Beim **Kniegelenk** spielen O- oder X-Bein als **prädisponierende Faktoren** eine Rolle, darüber hinaus auch **Verletzungen**. So führen die zahlreichen Meniskus- und Bandverletzungen des Kniegelenks häufig selbst nach fachgerechter Versorgung in späteren Jahren zu frühzeitiger Degeneration. Auch das **Sprunggelenk** ist stark verletzungsgefährdet, besonders durch das Umknicken des Fußes nach innen (Inversionstrauma). Beide Gelenke sind auf eine exzellente Muskelführung angewiesen, was eines der ersten Ziele der Therapie sein muss.

Recht häufig ist auch das **Großzehengrundgelenk** betroffen. Einerseits ist seine mechanische Beanspruchung beim Gehen und Laufen sehr groß. Andererseits leidet es besonders durch Störungen des Harnsäurestoffwechsels. Bedenkt man, dass 90 % aller Gichtanfälle das Großzehengrundgelenk betreffen, so kann man sich vorstellen, dass auch bereits Erhöhungen des Harnsäurespiegels unterhalb der Anfallsgrenze dieses Gelenk besonders beeinträchtigen können.

> ❗ Der Harnsäurespiegel sollte bei Vorliegen einer Arthrose unter 5 mg/dl liegen, denn bei höheren Werten können sich bereits Harnsäurekristalle in den Gelenken niederschlagen. Erhöhte Werte weisen darauf hin, dass eine sorgfältige Diät notwendig ist.

Andere mechanisch stark beanspruchte Gelenke zeigen ebenfalls verstärkt arthrotische Veränderungen. Das **Daumensattelgelenk** (▶ Abb. 5) ermöglicht die Greiffunktion der Hand, auf die wir im täglichen Leben ständig angewiesen sind. Es hat einen hohen Freiheitsgrad. Das bedingt zusammen mit der relativ starken und häufigen mechanischen Belastung ein erhöhtes Arthroserisiko.

Das **Schultereckgelenk** zwischen Schlüsselbein und Schulterblatt ist beim Heben und Tragen starken Belastungen ausgesetzt. Kommen Fehlhaltungen oder Fehlspannungen des umgebenden Gewebes hinzu, kann es relativ früh arthrotisch dekompensieren. Dabei können die arthrotischen Kantenausziehungen wiederum die bindegewebige Kapsel des eigentlichen Schultergelenks irritieren, das direkt darunter liegt. Man spricht hierbei vom sogenannten Impingement. Es wird auch durch emotionalen Stress begünstigt, der dazu führt, dass gewohnheitsmäßig die Schultern ständig leicht verkrampft nach oben gezogen werden. Es sollte ein Versuch mit Physiotherapie stattfinden, eventuell auch kombiniert mit Psychotherapie, bevor man arthroskopisch eingreift.

Stress ist in vielen Fällen ebenfalls eine wesentliche Ursache der **Kiefergelenkarthrose**. Ständiges Zusammenbeißen und nächtliches Knirschen und Pressen mit den Zähnen verstärkt die ohnehin schon sehr große mechanische Belastung dieses Gelenks, denn seine Regenerationsphasen sind dann zu kurz. Auch ein Fehlbiss wirkt sich ungünstig auf die Gelenkmechanik aus. Therapeutische Ansätze sind Entspannungstherapie und evtl. auch weiterführende Psychotherapie sowie die kieferorthopädische bzw. zahnärztliche Behandlung. Die sollte wiederum in Zusammenarbeit mit einer Physiotherapie erfolgen, da Fehlhaltungen und Fehlspannungen des Körpers sich auf das Kiefergelenk in der Regel ungünstig auswirken – und umgekehrt.

Schließlich sind als häufige **Arthrosen** noch die **der End- und Mittelgelenke der Finger** zu nennen. Sie betreffen besonders Frauen ab der Menopause. Knoten, die sich hier bilden, enthalten im frühen Stadium der Entwicklung oft Depots von Knorpelnährstoffen. Sie sind reversibel. Im fortgeschrittenen Stadium stecken dahinter allerdings irreversible Ausziehungen der Gelenkflächenkanten.

Grundzüge der Arthrosebehandlung

Grundsätzlich sind nicht steroidale Antirheumatika möglichst zu meiden, besonders bei erhöhten Leberwerten. Langfristig besser sind beispielsweise **Enzyme, ungesättigte Fettsäuren und Vitamin E**, auch wenn sie initial vielleicht nicht so effektiv sind.

Positiv ausgedrückt kann auch ein arthrotisch verändertes Gelenk häufig noch schmerzfrei funktionieren, wenn

- Muskelführung und Koordination gut organisiert sind,
- die lokale Situation einen guten Stoffwechsel zulässt,
- die Verdauungsorgane die notwendigen Nährstoffe bereitstellen können und
- die Belastung der Belastbarkeit angepasst werden kann.

Ein wesentlicher Faktor bei der Behandlung ist die **Durchsaftung des Knorpels**. Der Knorpelüberzug wird nur in seinen unteren Schichten relativ direkt über das Blutgefäßsystem versorgt. Je näher die Knorpelzellen an der Gelenkfläche liegen, um so mehr sind sie in ihrem Stoffwechsel darauf angewiesen, dass eine Diffusion

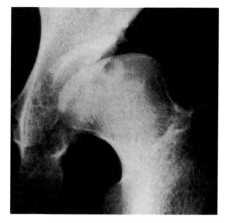 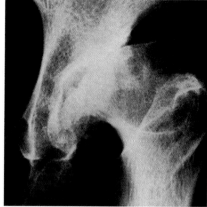

Abb. 4   Bild links: Beginnende Arthrose bei Dysplasie des Hüftgelenks, bereits subchondrale Zystenbildung. Foto: © SciencePictures/KES/Thieme Verlag
Bild rechts: 15 Jahre später fortgeschrittene arthrotische Veränderungen mit deutlicher Gelenkspaltverschmälerung und Kopfverformung.

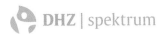

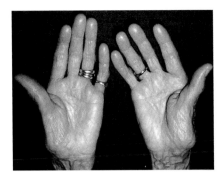

Abb. 5 Sattelgelenkarthrose im fortgeschrittenen Stadium mit Funktionseinschränkung.
Foto: © SciencePictures/KES/Thieme Verlag

zum Gelenkspalt möglich ist. Eine zu hohe Spannung des umgebenden Gewebes und der zugehörigen Muskulatur komprimiert ständig den Knorpel. Hierdurch wird die Regeneration behindert, während zugleich die Belastung durch den Druck steigt. Ein weiterer lokaler Faktor ist eine schlechte Führung des Gelenks durch mangelhaft koordinierte oder schlecht ausgebildete Muskeln sowie durch Verletzungen der Bänder. Auch Störungen des Lymphgefäßsystems können die Gelenke beeinträchtigen.

Während die lokalen Faktoren einer Arthrose im Rahmen der üblichen Thera-

pie meist Beachtung finden, werden die allgemeinen Faktoren eher vernachlässigt. So wird in der Regel wenig darauf geachtet, dass die Stoffwechselorgane ausreichend arbeiten. Bereits funktionelle Störungen im Bereich des Magen-Darm-Trakts und der großen Stoffwechselorgane des Oberbauchs können sich ungünstig auf den Stoffwechsel der Gelenke auswirken. Die Behandlung solcher Störungen kann einen sehr günstigen Effekt auf die Arthrose haben. So sollte beispielsweise versucht werden, auf schädliche diätetische Angewohnheiten einzuwirken.

Nicht immer aber ist ein Mangel an diätetischer Disziplin schuld, wenn der Bauch nicht richtig funktioniert. Er spiegelt auch die emotionale Stressbelastung wider, die sich in Fehlspannungen und Fehlfunktionen niederschlagen kann. Jedenfalls kann man als allgemeine Regel festhalten:
Ohne geordneten Bauch keine effektive Arthrosebehandlung! Letztlich sollte die konservative Therapie der Arthrose das Gleichgewicht zwischen Regeneration und Abbau auf einer möglichst hohen Stufe wiederherstellen.

 Literatur

Leibold G: Arthritis und Arthrose. 5. Aufl. Zürich: Jopp-Oesch Verlag; 2005

Thomann KD: Wirksame Hilfe bei Arthrose. 3. Aufl. Stuttgart: Trias; 2003

 Internet

www.rheumaliga.de

www.deutsches-arthrose-forum.de

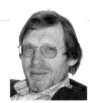
**Dr. med.
Dietrich Wendling**
Alte Poststr. 8
70173 Stuttgart

Dr. med. Dietrich Wendling ist niedergelassen als Orthopäde und Schmerztherapeut. Schwerpunkt: Schmerztherapie mit sanften Verfahren. Verschiedene manualtherapeutische, homöopathische und psychologische Zusatzausbildungen.

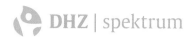

Sehen-Hören-Fühlen: Das A & O der Diagnostik bei Atemwegserkrankungen

Kaum ein anderes Organsystem ist diagnostisch so facettenreich wie die Atemwege. Das gilt für schulmedizinische Verfahren ebenso wie für das Handwerkszeug des Heilpraktikers. Welche Möglichkeiten es gibt, allein mit den Sinnen Atemwegserkrankungen auf die Spur zu kommen, wie Sie dann die Weichen richtig bei der Diagnose stellen und worauf bei der Differenzierung der Befunde besonders zu achten ist, erklärt Ihnen HP Jürgen Sengebusch.

Sehen – Verdachtsdiagnose auf einen Blick

Oft genügt bei Atemwegserkrankungen schon ein geübter Blick und eine erste Verdachtsdiagnose ist gestellt. **Allgemeine Sichtbefunde** wie Entzündungszeichen der Schleimhäute, Zyanose oder der Einflussstau v. a. an den Halsvenen sind wichtige Hinweise bei einer obstruktiven Atemwegserkrankung wie Asthma bronchiale oder Bronchitis. Ekzeme, Atopikerfalten und eine (Begleit-)Konjunktivitis lassen eine allergische Disposition vermuten und untermauern den Verdacht. Aber auch ein Blick auf die Finger lohnt sich. **Uhrglasnägel und Trommelschlägelfinger** beispielsweise sind **Zeichen chronischer Hypoxie**, wie sie bei Bronchiektasen oder Lungenemphysem auftreten.

Inspektionsbefunde an Thorax und den Atemwegen geben Auskunft über **Thoraxbau, Atemexkursion sowie Atemtyp und -charakter.**

Verschiedene Atemtypen: Unterschiede in Qualität und Quantität

Ein gesunder Erwachsener atmet unter normalen Bedingungen 14–20-mal jede Minute ein und aus. Die Inspiration ist dabei etwas kürzer als die Exspiration. Schleim, Schwellung und/oder Spasmus er-

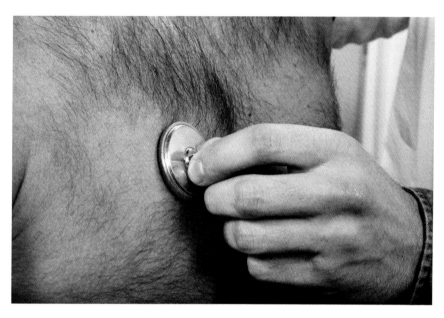

Abb. 1 Die Auskultation ist nach wie vor eine der wichtigsten Diagnosetechniken. Foto: © PhotoDisc

höhen den exspiratorischen Widerstand gegen den Luftstrom bei einer obstruktiven Atemwegserkrankung. Mit einer **ver**längerten Ausatmung wird dieser Widerstand kompensiert. Es kommt zu einer **obstruktiven Atmung.**

Anamnese – ein Blick auf die Vorgeschichte lohnt

Leitsymptome
- Auswurf (Farbe, Konsistenz, Beimengungen, Tageszeit, Menge)
- Husten (un-/produktiv, tageszeit-, lageabhängig; Auslöser, Dauer; mit/ohne Dyspnoe)
- Hämoptoe
- Dyspnoe (bei Belastung, Kälte u. a.)

Begleitsymptome
- Schnupfen, Heiserkeit
- Stimmfrequenzverschiebung, Räusperzwang
- Juckreiz in Nase und Augen
- Schmerzen, Entzündungszeichen
- Stridor, Dysphagie
- B-Symptomatik

Risikofaktoren
- Tabakkonsum („Pack-Years")
- Herdinfekte (aktuell, früher, chronische)
- Medikamente
- Umweltgifte (Berufs-, Freizeitanamnese)
- familiäre/allergische Disposition
- Bewegungsmangel, Immobilität
- Raum- und Außenklima
- Flüssigkeitsmangel
- psychische Überlastung
- chron. Stimmfehl- oder Stimmüberbelastung
- Vorerkrankungen (besonders Atemwege, Herz, Bewegungsapparat)

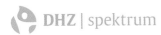

Bei der **Bradypnoe** handelt es sich um eine **verlangsamte Atemfrequenz** (< 12 Atemzüge/min) Sie tritt beispielsweise als Folge von Arzneimittel-Nebenwirkungen (z. B. Medikamente mit Wirkung auf das [para-]sympathische Nervensystem), Störungen des Atemzentrums im Gehirn (z. B. durch Tumoren) oder Stoffwechselentgleisungen (z. B. Azidose) auf. Das Gegenteil ist die **Tachypnoe**, bei der die Atmung beschleunigt, jedoch flach ist (> 20 Atemzüge/min). Sie entsteht durch vegetative Einflüsse wie Aufregung bzw. kompensatorisch bei Zwerchfellhochstand oder Schmerzzuständen, die eine tiefe Atmung erschweren (z. B. Pleuritis).

Bei der **Hyperpnoe**, auch als **Hyperventilation** bekannt, ist die **Atmung schnell und auch tief**. Sie kommt physiologisch bei erhöhtem Sauerstoffbedarf vor, beispielsweise bei Belastung. Pathologisch ist sie vor allem bei vegetativen Störungen wie Angst, Sauerstoffmangel oder einer metabolischen Azidose zu beobachten. Liegt eine metabolische Azidose vor, handelt es sich meist jedoch um die **Kußmaul-Atmung**, die auch als Azidose-Atmung bekannt ist. Tiefe, aber normalfrequente Atemzüge, häufig geräuschvoll und bei offenem Mund, sind typisch. Sie sollen eine Übersäuerung des Bluts, z. B. bei Hyperglykämie, durch verstärkte CO_2-Abatmung kompensieren.

Die **Cheyne-Stoke-Atmung** bezeichnet eine rhythmisch zu- und abnehmende Atemfrequenz mit teilweise unregelmäßigen Pausen. Sie ist hauptsächlich bei Hirnschäden oder infolge Medikamenten- bzw. Drogennebenwirkungen zu beobachten.

Von der **Biot-Atmung** spricht man, wenn tiefe, gleichmäßige Atemzüge mit kurz andauernden Atemstillständen vorliegen. Meist handelt es sich ursächlich um eine Störung des Atemzentrums. Oft tritt sie auch kurz vor dem Tod ein. Eine Variante der Biot-Atmung ist die **Schnappatmung**, bei der ein Patient nach einer längeren Atempause plötzlich wieder nach Luft schnappt. Auch sie ist typisch für Patienten in einem präfinalen Stadium (**Verschiedene Atemrhythmen** ⟩ **Abb. 2**).

Weitgestellte Nasenflügel in der Inspiration sind bei der **Nasenflügelatmung** zu erkennen. Durch die Weitstellung soll möglichst viel Luft aufgenommen werden. Bei Dyspnoe und bakterieller Pneumonie ist sie besonders häufig zu beobachten.

Bau des Bruskorbs: Normal, mehr Huhn oder eher Fass?

Beim gesunden Erwachsenen spricht man von einem **normalen Thorax**, wenn das Verhältnis zwischen Sagittal- und Frontaldurchmesser des Thorax ungefähr bei 1:2 (50–70 %) liegt.

Der **Fassthorax** ist ein überblähter Brustkorb, bei dem sich das Seitenverhältnis in Richtung 1:1 (100 %) entwickelt. Typisch ist er bei einem Lungenemphysem, auch Altersemphysem, zu beobachten. Die **Trichterbrust** lässt sich leicht an der Einziehung oder Einsenkung des Brustbeins erkennen. Sie begleiten teilweise massive Kompressionsbeschwerden, u. a. des Herzens. Die **Hühnerbrust** ist mit einem vorgewölbten Brustbein mit vergrößertem Sagittaldurchmesser das genaue Gegenteil. Sie ist oft ohne Krankheitswert.

Eine **thorakale Hyperskoliose** bezeichnet eine teils massive Deformation durch Verbiegungen und Verdrehungen der Wirbelsäule, evtl. mit Funktionseinschränkungen der anliegenden Organe.

Auf beiden Seiten gleich? Atemexkursion und Atembewegung

Achten Sie darauf, wie sich der Thorax ausdehnt: seitengleich, vermindert, einseitig nachschleppend? Insbesondere der Symmetrie kommt hier eine besondere Bedeutung zu (eingeschränkt z. B. bei Pleuritis oder Erguss). Bestätigen Sie Ihre Beobachtung durch die **Palpation**.

Schauen Sie nach abnormen Körperhaltungen, sogenannten **Schonhaltungen**. Patienten nehmen sie ein, um Schmerzen beispielsweise bei Pleuritis sicca oder Rippenfrakturen zu mindern oder das Atmen bei Asthma bronchiale und Astma cardiale zu erleichtern.

Einen Blick in den Mund-Nasen-Rachen-Raum nicht vergessen

Inspizieren Sie mit einem Rhino- und Otoskop die oberen Atemwege und ergänzend auch die Ohren. Achten Sie v. a. auf Asymmetrien, Deformationen, Entzündungszeichen, Blutungen und Beläge. Die Inspektion des Mundraums ist ein heikles Thema. Nach dem Gesetz zur Zahnheilkunde ist Heilpraktikern die Feststellung und Behandlung von Erkrankungen des Mundraums verboten!

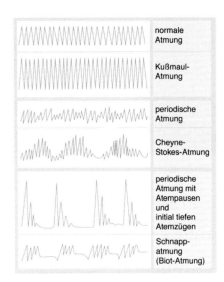

Abb. 2 Physiologische und pathologische Atemkurven. Foto: © Science Pictures/KES/ Thieme Verlag

❗ Zähne, Zahnfleisch, Mundschleimhaut und vorderer Gaumenbereich können inspiziert werden, wenn das zur Diagnose von Erkrankungen beiträgt, die außerhalb des Mundraums liegen.

Hören – Die Kunst der Auskultation

Die **Auskultation** gehört hinsichtlich der Untersuchung bei Atemwegserkrankungen sicher zum wichtigsten Werkzeug des Heilpraktikers. Für den Anfänger sind die Schalleindrücke, die bei der Auskultation der Lunge zu hören sind, häufig zunächst verwirrend. Daher ist es wichtig, diese Untersuchungsmethode zu üben. Tonträger mit Beispielen können hier eine wertvolle Hilfe anbieten (⟩ **Literatur**).

Viele Erkrankungen verlaufen phasenweise und können deshalb in der Befundung ein variantenreiches Bild präsentieren (z. B. Tuberkulose). Es empfiehlt sich deshalb, die Auskultationsbefunde primär vor dem Hintergrund ihrer Pathophysiologie zu betrachten („Was passiert in den Atemwegen, wenn ich ein bestimmtes Hörphänomen wahrnehme?").

Mögliche Befunde sind:

- **Atemgeräusche** (physiologisch, abgeschwächt/verstärkt, aufgehoben, gedämpft, verlängert/verkürzt)
- **Atemnebengeräusche** (Rasselgeräusche, trocken und feucht als

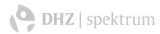

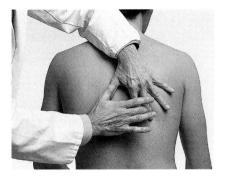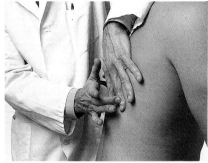

Abb. 3+4   Finger-Finger-Methode bei der Perkussion, frontal und seitlich betrachtet.
Foto: © Science Pictures/KES/Thieme Verlag

fein-, mittel-, grobblasig/klingend, ohrnah; Reiben, „Asthma-Konzert"; Stridor)

- Projektion von Atemgeräuschen (ausgedehnte Bronchialgeräusche)
- Bronchophonie

! Vermeiden Sie beim Auskultieren Nebengeräusche, etwa durch Kleidung. Lassen Sie sich nicht durch Herztöne und Herzgeräusche irritieren.

Schalleindrücke bei physiologischen Atemgeräuschen

Atemgeräusche über den Alveolen, und somit über der gesamten Lunge und nicht nur basal, sind meist nur während der Inspiration deutlich auskultierbar. Man spricht vom **Vesikuläratmen (Alveolär- oder Bläschenatmen)**. Das Geräusch entsteht durch das Entfalten der Alveolen während der Einatmung. Es klingt eher weich, wie ein „f". Bei gesunden, schlanken Menschen und bei Kindern ist das Vesikuläratmen auch gut während der Exspiration zu hören. Dieses Phänomen nennt man **pueriles Atmen**.

Das **Ausatmen** hört sich über den Alveolarbereichen etwas gröber an, etwa wie ein „w". **Ist es hörbar und handelt sich nicht um ein pueriles Atmen, zeigt dieses möglicherweise die Entwicklung einer Infiltration an.**

Das **Bronchialatmen** ist über den Hauptbronchien, dorsal am besten im Bereich HWS 7, auskultierbar. Es ist auch während der gesamten Exspiration deutlich hörbar, mit einer sehr kurzen Pause zwischen In- und Exspiration. Bronchialatmen hat einen **hauchenden Charakter**, ist jedoch rauer als das Vesikuläratmen und klingt wie „crrh". Es entsteht durch den Luftstrom in den großen, tracheanahen Bronchialästen.

Ist das Bronchialatmen auch an anderen Thoraxstellen zu hören, weist das auf eine Infiltration hin, die weiterleitend wirkt.

Auskultationsphänomene bei pathologischen Atemgeräuschen

Pathologische Atemgeräusche entstehen, wenn der Luftstrom durch krankhafte Prozesse verändert wird, z. B. vermindert oder verstärkt:

Rasselgeräusche (RGs) treten oft erst nach einem Hustenstoß, während der danach folgenden Atemzüge auf. Sie erscheinen akustisch eher als knackende Geräusche, die entstehen, wenn Masse (Bronchialwände oder Sekret) durch Atemluft in Bewegung gesetzt wird. Dabei gibt es eine Vielzahl unterschiedlicher Rasselgeräusche.

Trockene RGs (trockene Atemnebengeräusche) entstehen durch zähflüssige Sekrete wie Schleim in den Alveolarsäckchen und/oder Bronchialverästelungen. Seltener kommen sie bei starken Schwingungen der Bronchialwände vor. Im Gegensatz zu feuchten Rasselgeräuschen klingen sie schärfer, deutlicher. Häufig sind sie eher als Giemen, Pfeifen oder Brummen zu hören, wobei Pfeifen und Brummen auch als Stridor bezeichnet werden.

Liegt ein **Stridor** vor, sind die Atemwege verengt oder teilweise verlegt. Er klingt umso stärker hochfrequent, je weiter oben in den Atemwegen die Ursache zu finden ist. Man kann den Stridor nach Atemphase oder Lokalisation unterteilen: Einen **inspiratorischen Stridor** rufen eine Verlegung der Atemwege bzw. eine verhinderte Einatmung beispielsweise bei Larynxtumoren oder aspiriertem Fremdkörpern hervor. Ein **exspiratorischer Stridor** entsteht durch obstruktive Lungenerkrankungen wie das Asthma bronchiale.

Feuchte Rasselgeräusche sind die Folge von dünnflüssigem Sekret oder entzündlichem, wenig viskösem Exsudat. Kleinblasig klingen sie bei Sekret in den Endverzweigungen der Bronchien, grobblasig bei einem Geschehen in den großen Ästen und mittelblasig in den mittleren Bronchialabschnitten. **Klingende RGs** haben einen hochfrequenten Charakter und sind ohrnah. Sie kommen zustande, wenn der Befund bis an die Thoraxwand geleitet wird. **Nicht klingende RGs** sind tieffrequent und weniger deutlich hörbar. Sie entstehen bei schlechterer Fortleitung.

Knisterrasseln, die sogenannte **Krepitation**, ist bei einer Verklebung von Alveolen mit wenig Sekret hörbar. Bei der Lobärpneumonie z. B. hört man dieses Atemgeräusch im Anfangs- und Endstadium.

Amphorisches Atmen, auch Kavernenatmen oder Flaschenhalsatmen genannt, ist über großen Hohlräumen, sogenannten Kavernen, auskultierbar. Es ist typisch bei Tuberkulose.

Wenn das vom Patienten mit zischender Stimme geflüsterte Wort „66" über infiltriertem Gewebe (z. B. Pneumonie) verstärkt wird, spricht man von einer **Bronchophonie**.

Ausgedehntes Bronchialatmen bzw. ein bronchiales Atemgeräusch in der Peripherie entsteht durch eine Infiltration oder/und Verdichtung des Gewebes. Die Verdichtung leitet die Vibrationen der tieferen Frequenzen weiter in die Lunge hinein.

Pleurareiben klingt nach „Schneeballknirschen" oder „Lederknarren". Dieses Reibegeräusch entsteht dadurch, dass sich die Pleurablätter bei Pleuritis sicca aneinanderreiben.

Klopfen und Hören: Perkussion erhärtet den Verdacht

Um die Befunde genauer einordnen zu können, ist die Perkussion eine wichtige und teilweise unumgängliche Ergänzung zum Abhören. Die durch Perkussion erzeugten Schwingungen können jedoch lediglich Phänomene bis zu einer Tiefe von 5–7 cm wiedergeben. Gängigerweise setzt man zur Perkussion die **Finger-Finger-Methode** ein (▶ **Abb. 3+4**). Seltener ist ein Plessimeter oder ein Perkussionshammer als Hilfsmittel.

Normalerweise ist die Lunge immer mit etwas Luft gefüllt. Daher ruft die Perkussion physiologisch eine leichte Schwingung

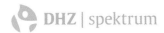

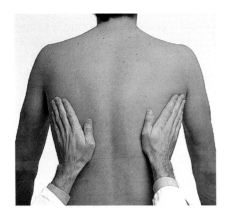

Abb. 5 Handhaltung zum Erspüren der Vibrationen beim Stimmfremitus.
Foto: © Science Pictures/KES/Thieme Verlag

hervor. Den dabei entstehenden Klopfschall bezeichnet man als **sonor**. Er ist vergleichsweise laut, eher niederfrequent und relativ lang.

Wenn es anders klingt: pathologische Befunde bei der Perkussion

- **Hyposonorer Klopfschall:** Kann der Schall sich nicht normal ausdehnen, nimmt er ab. Das kann bei großen Tumoren oder Infiltrationen der Fall sein. Man spricht auch von **Schenkelschall**. Er ist **schwach, höherfrequent und kurz.**
- **Hypersonorer Schall:** Wenn der Schall sich über das normale Maß hinaus ausdehnen kann, nimmt er zu. Dazu kommt es bei Luftansammlungen oder Lufteinschlüssen im Thorax oder/und der Lunge. Der Schall ist in der Regel **lauter, tieffrequenter und anhaltender.**
- **Tympanitischer Klopfschall:** Ein besonders **stark ausgeprägter Klopfschall** wird auch als tympanitisch, seltener als „Schachtelschall" bezeichnet (z. B. bei Pneumothorax oder großen Kavernen).
- **Dämpfung:** Befindet sich zwischen perkutierter Körperoberfläche und Lungengewebe eine Substanz, die Perkussionsschwingungen herabsetzt, spricht man von einer Dämpfung. Das kann bedingt sein durch einen Erguss im Pleuraspalt oder großflächige Gewebsverdichtungen auf der Lungenoberfläche wie bei Tumoren oder fibrotischen Veränderungen. Eine Dämpfung durch Wasser bei einem Lungenödem kann lageabhängig sein.

Bei einigen Erkrankungen ist es von besonderer Bedeutung, den Stand des **Zwerchfells** oder/und seine Verschieblichkeit zu überprüfen, z. B. bei einer verminderten Zwerchfellmotilität durch neurologische Ausfälle oder einer Überblähung der Lunge. Synonym spricht man auch von der Zwerchfell- oder Atemverschieblichkeit bzw. Verschieblichkeit der Lungengrenzen. Eine Ermittlung des Zwerchfellstands und der Zwerchfellverschieblichkeit ist immer auch eine Ermittlung der Lungengrenzen.

Das Zwerchfell sollte zwischen max. Ein- und Ausatmung eine Höhendifferenz von ca. 4–6 cm aufweisen. Diese Untersuchungen werden in der Regel nur von dorsal durchgeführt.

 Rechts steht das Zwerchfell meist etwas höher als links!

Fühlen, was sich unter dem Brustkorb tut

Die **Palpation** wird in der Regel eingesetzt, wenn Sie einen bestehenden Verdacht erhärten möchten.

Liegt eine Pleuritis sicca vor, kann die Reibung der Pleuraanteile als Vibration wahrgenommen werden; vornehmliche Lokalisation ist hier der laterale Thorax. Man bezeichnet das als **Vibrationsverhalten**.

Ist das Lungengewebe verdichtet, vor allem bei Infiltrationen (z. B. bei Entzündungen), werden tieffrequente Schallwellen besser zur Körperoberfläche geleitet. Der Patient wird gebeten, mit möglichst tiefer, sonorer Stimme „99" zu sprechen. Das Wort eignet sich wegen der Frequenzansprache besonders gut. Es löst palpable Vibrationen aus, die über Verdichtungen stärker zu spüren sind. Man spricht vom **Stimmfremitus** (▶ Abb. 5). Diese Untersuchung ist als Parallele zur Bronchophonie zu werten.

Gewebsveränderungen oder Schmerzen können die **Atemexkursion** verändern. Zur Beurteilung der Symmetrie der Atemexkursion wird folgende Untersuchung angewandt: Der Untersucher legt beide Hände auf den Thorax und verschiebt sie leicht medial zur Wirbelsäule hin. Dabei bilden sich normalerweise 2 kleine Hautfalten. Anschließend atmet der Patient tief ein. Dadurch entfalten sich die Hände des Untersuchers. Es gilt, die Symmetrie der Bewegung anhand von Hautfalten und Fingern zu beobachten, aber auch zu spüren.

Weitere Befunde durch Palpation

- Palpation der Interkostalräume auf Spannung, Verstrichensein oder Entzündungszeichen
- Palpation der Lymphknoten im Thoraxbereich
- Palpatorische Untersuchung inspektorischer Befunde (Narben, Schwellungen, Verfärbungen, Fisteln etc.) auf Druckdolenz, Konsistenz u. a.

Lunge auf dem Prüfstand

Die **Spirometrie (= Spirografie)** ist ein Verfahren zur Messung und Aufzeichnung des Lungenvolumens bzw. der Atemmenge. Dabei können das gesamte Lungenvolumen und einzelne Volumina sowie Änderungen im Laufe des Atemzyklus ermittelt werden. Das Spirometer misst elektronisch die Kraft, mit der ein- und ausgeatmet wird, sowie die Menge der geatmeten Luft pro Zeit und bildet die bewegten Luftmengen grafisch ab. Die Ergebnisse lassen Rückschlüsse z. B. auf obstruktive oder restriktive Veränderungen des Lungengewebes oder auf Einschränkung der Atemkraft zu.

Der **Tiffenau-Test** ist Teil dieser Lungenfunktionsprüfung. Hier wird die Luftmenge bestimmt, die in der 1., 2. und 3. Sekunde nach tiefer Einatmung maximal ausgeatmet werden kann. **Physiologisch** liegt die exspiratorische **Einsekundenkapazität** (auch forciertes exspiratorisches Volumen oder **FEV1**) bzw. forcierte Vitalkapazität (auch **FVK**) **bei > 0,7.** Bei obstruktiven Erkrankungen verringert sich der Wert.

Schulmedizinisch wichtige diagnostische Kriterien

Neben den dargestellten primär handwerklichen Techniken in der Heilpraktikerpraxis werden je nach Verdachtsdiagnose weitere Untersuchungen notwendig.

Bildgebende Verfahren

- Röntgen-Thorax
- Bronchoskopie (Endoskopie der Bronchien)
- CT, Szintigramm, MRT

Laboruntersuchungen

- Blutgasanalyse
- Sputumuntersuchung (Erreger, Spiralen, Kristalle, Blut u. a.)
- Differenzial-Blutbild
- Blutsenkung
- CRP

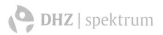
■ Nachweis spezifischer Immunglobu-
line (IgE)

Auch Herz und Nieren prüfen

Viele Erkrankungen der Atemwege zeigen
Beziehungen zu anderen Organen oder
Funktionsmechanismen. An diese sollten
Sie denken und gegebenenfalls entspre-
chende Untersuchungen durchführen:

■ Herz
■ rheumatischer Formenkreis
■ Bewegungsapparat
■ Immunsystem (Immunsuppression
z. B. durch HIV, Medikamente u. a.)

 Weiterführende Literatur

Gahl K, Holldack K: Auskultation und Perkus-
sion, Inspektion und Palpation. Lehrbuch und
Audio-CD mit Auskultationsbeispielen. Stuttgart:
Thieme; 2005.

Murphy RLH, Würtemberger G: Auskultations-
kurs Lunge. Audio-CD. Stuttgart: Thieme; 1997.

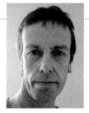

**HP
Jürgen Sengebusch**
Kappenberger
Damm 423
48163 Münster

Jürgen Sengebusch ist Diplom-Pädagoge,
Sexualpädagoge und Heilpraktiker mit
langjähriger pädagogischer Arbeit in
unterschiedlichen Einrichtungen und
Verbänden. Er ist Autor, Referent und
Dozent an der Hufeland-Schule Senden
mit dem Schwerpunkt „Vorbereitung von
Kandidatinnen und Kandidaten für die
Heilpraktikerprüfung".

E-Mail:
juergen.sengebusch@hufelandschule.de

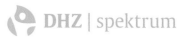

Aus dem Auge gelesen: Auffälligkeiten im vorderen Augenbereich beim Blick durchs Irismikroskop

Welche Auffälligkeiten im vorderen Augenbereich können einem Heilpraktiker bei der Irisdiagnostik begegnen? Und wie lassen sie sich erkennen? Dr. med. Karl-Uwe Marx und seine Frau HP Heike Marx erläutern anhand von Aufnahmen die wichtigsten Erkrankungen und die zugehörigen Zeichen.

Das Auge lässt sich mit dem Mikroskop in allen Abschnitten genau untersuchen. Die Befunde lassen sich dabei fotografisch dokumentieren, sodass auch ein Krankheitsverlauf unter der Therapie genau zu verfolgen ist.

Das Auge muss als Teil des Gesamtorganismus verstanden werden. Daher sind hier Auswirkungen von Allgemeinerkrankungen wie auch wichtige Hinweise auf das Körpergeschehen zu finden. Schon Sebastian Kneipp schrieb: „Ein krankes Auge ist in einem gesunden Körper nicht vorstellbar."

Wird die Untersuchungstechnik mit dem Irismikroskop beherrscht, können neben den Befunden an der Iris auch wichtige Veränderungen an den übrigen vorderen Augenabschnitten und an der Augenumgebung auffallen.

Auffälligkeiten an den Lidern

Von besonderer Bedeutung sind **Funktionsstörungen der Meibom-Drüsen**. Diese Drüsen münden am Lidrand und liegen mit ihrem radiären Verlauf im Tarsus (Bindegewebe des Augenlides). Das physiologisch klare, ölige Sekret (Lipidanteil) kann sich nur bei intakter Spreizfähigkeit mit den weiteren Komponenten Schleim (aus den Becherzellen der Bindehaut) und Wasser (aus den Tränendrüsen) zu einem funktionsfähigen Benetzungsfilm für das Auge mischen.

Funktionsstörungen zeigen sich sowohl **an der Drüse selbst** wie an der **Besonder-**

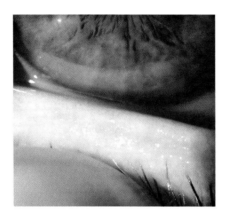

Abb. 1 Klares Öl der Meibom-Drüsen (Unterlid). Quelle: aus [1]

heit des Sekretes. Die Drüse kann aufgebläht und sie kann entzündet sein (Chalazion/Hagelkorn). Ihr Ausführungsgang kann auch vollständig verschlossen sein. Eine **Veränderung des Sekretes** liegt vor, wenn dieses **rahmig-honigfarben** bzw. **kalkig-bröckelig** erscheint.

Ist am Lidrand kein Sekret sichtbar, lässt sich unter der Beobachtung am Irismikroskop durch leichten Druck auf den Tarsus prüfen, ob eine Drüsenfunktion vorliegt und welche Qualität das Sekret hat (⊙ **Abb. 1–2**).

Funktionsstörungen der Meibom-Drüsen finden sich immer bei

- einem trockenen Auge (Sicca-Syndrom),
- bei allen Blepharo-Konjunktivitiden und
- auch bei der Rosacea.

Die Funktionsstörungen sind ein wichtiger Hinweis auf Stoffwechselprozesse, speziell auf das **Mukosa-assoziierte lymphatische Gewebe** (MALT) und damit auf eine vorliegende Dysbiose.

Hier ist eine mikrobiologische Stuhluntersuchung sinnvoll, zumal nicht selten auch eine Mykose vorliegt.

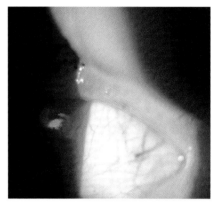

Abb. 2 Gelbliches Sekret der Meibom-Drüsen (Oberlid). Quelle: aus [1]

> ❗ Vielfach tritt eine Funktionsverbesserung der Meibom-Drüsen erst nach der Darmregeneration ein.

Weitere diagnostische Maßnahmen sind notwendig. Speziell beim Sicca-Syndrom ist die Abklärung von toxischen Belastungen mit Schwermetallen wie **Quecksilber** aus Amalgamfüllungen, **Palladium** aus den Legierungen der Inlays, Kronen und Brücken sowie **Cadmium**, z. B. aus Guttapercha-Wurzelstiften, erforderlich. Auch Rauchen führt zu einer Cadmium-Belastung.

Bei der Funktionsstörung der Meibom-Drüsen handelt es sich um das **Symptom einer systemischen** und **nicht um eine lokale Erkrankung**. Trotzdem kann unterstützend eine funktionell wirkende Lokaltherapie eingesetzt werden, insbesondere Argentum nitricum D 4 AT (Fa. Weleda) und Euphrasia comp. AS (Fa. Weleda) **Cave: Korbblütlerallergie!** Finden sich auf dem Lidrand Gefäße, sind sie Hinweis auf eine länger bestehende Meibom-Funktionsstörung!

Auffälligkeiten an der Bindehaut

Die **Bindehaut** wird unterteilt in **Conjunctiva tarsi** (Lid-Bindehaut) und **Conjunctiva bulbi** (Bindehaut des Augapfels). An den verschiedenen Bindehaut-Abschnitten finden sich unterschiedliche Hinweise.

Veränderungen an der Lid-Bindehaut

Die Conjunctiva tarsi stellt sich bei leichtem Druck mit der Fingerkuppe auf den unteren Tarsusrand dar. Wichtig sind sowohl ihre **Farbe** als auch ihre **Struktur**. Sie kann **samtig, glasig, livid** sein. Es können Follikel, zart oder grob, einzeln oder diffus und/oder Zysten vorhanden sein. Es findet sich hier ein **Hinweis auf das lymphatische Gewebe, auf das Immunsystem** und somit auf eine mögliche Atopie (▶ **Abb. 3**). Ist zusätzlich die Schleimhaut feucht, sehen wir mit dem Mikroskop einen schmalen Tränenspiegel, ist dies **die** Indikation für Gencydo (Fa. Weleda). Je nach Ausprägung der Atopie sind Augentropfen und/oder Nasenspray oder Injektionen hilfreich.

> ❗ **Besonders wichtig ist die Betrachtung der Bindehaut bei Kindern! Die Hinweise auf eine Atopie finden sich nicht selten, bevor allergische Symptome wahrgenommen werden.**

Häufig werden auf Nachfrage Symptome wie Niesen, Augenjucken, verlegte Nasenatmung bestätigt. Meistens bestand im Säuglingsalter Milchschorf. Eine Symbioselenkung bei gleichzeitiger Ernährungskorrektur und eine Modulation des Immunsystems können nicht selten eine Manifestation der Allergie verhindern!

Veränderungen an der Bindehaut des Augapfels

Der Conjunctiva bulbi können wir vielfältige Informationen entnehmen. Ein **Bindehautlymphstau** mit schmaler bzw. breiter Falte, evtl. mit Lymphangiektasien und möglichen Zysten, weist immer auf das zentrale Lymphorgan, auf das MALT (▶ **Abb. 4**). Lymphgefäße sind üblicherweise nicht sichtbar, sie sind erst bei einem Lymphstau zu erkennen.

Ablagerungen in der Bindehaut sind vor allem Lipoide, fleckig bzw. grob und dann als **Pinguecula** bekannt (▶ **Abb. 5**). Bei **Einlagerungen von Blut** (Hyposphagma/ ▶ **Abb. 6**) ist nach einem Bagatelltrauma zu fragen und eine Thrombozytopenie auszuschließen. In der Regel jedoch tritt das Hyposphagma spontan auf und zwar im Zusammenhang mit einer Viskositätserhöhung. Hierbei sehen wir bei stärkerer Vergrößerung an den kleinen episkleralen Ge-

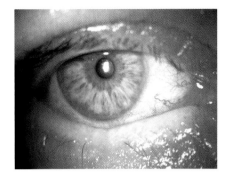

Abb. 3 Allergische Konjunktivitis mit Lidbeteiligung. Quelle: aus [1]

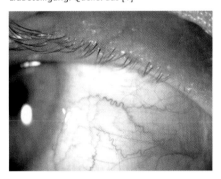

Abb. 5 Beginnende Pinguecula. Quelle: aus [1]

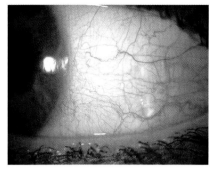

Abb. 4 Bindehautlymphstau mit Lymphzyste. Quelle: aus [1]

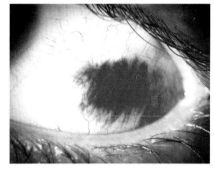

Abb. 6 Hyposphagma. Quelle: aus [2]

fäßen ein **Sludge-Phänomen**: Der Blutstrom ist verzögert bis zur Stase. Sehen wir zusätzlich ein **Gitterphänomen** (▶ **Abb. 7**), besteht die Viskositätsproblematik sicher schon länger. Mit dem Gitterphänomen haben wir zusätzlich einen Zeitfaktor, da eine Gefäßumwandlung längere Zeit (Monate bis Jahre) benötigt. Je ausgedehnter die maschendrahtähnlichen Gefäßareale sind, desto ernster ist die Störung der Mikrozirkulation zu nehmen.

Im Zusammenhang mit der Viskositätserhöhung sehen wir immer wieder eine starke Venenschlängelung und auch einen auffälligen mäanderförmigen Gefäßverlauf.

> ❗ **Eine Viskositätserhöhung findet sich bei allen kardiovaskulären Prozessen wie Herzinfarkt, Schlaganfall und Gefäßverschlüssen.**

Wichtig sind hier, zusätzlich zur klassischen internistischen Abklärung, die Bestimmung von Hämatokrit, Homocystein, Lipoprotein a und der ADMA. Bei der ADMA handelt es sich um asymmetrisches Dimethyl-Arginin.

Sind die episkleralen Venen gestaut, kann eine Abflussstauung im Bereich der Vena ophthalmica vorliegen. Weiter möglich ist

auch ein Aneurysma von Orbita und Karotis. **Hier handelt es sich um eine Akut-Situation, die sofort fachärztlich abgeklärt werden sollte!**

An den Emissarien der Gefäße, an der Sklera können leukämische Infiltrate auffallen.

Lidspaltenfleck

Aus einem **Lidspaltenfleck** kann sich ein Flügelfell **(Pterygium)** entwickeln (▶ **Abb. 8**), das meistens im nasalen Lidspaltenbereich lokalisiert ist und von hier aus auf die Hornhaut wachsen kann. Wenn es sich bis zum Zentrum vorschiebt, kann es zu erheblichen Sehstörungen führen und auch durch Zugwirkung die Hornhautwölbung beeinflussen, sodass ein Astigmatismus (Stabsichtigkeit) eintreten kann.

Auffälligkeiten an der Hornhaut

Ob die Hornhaut klar und spiegelnd ist, lässt sich mit indirekter Beleuchtung gut beurteilen. Man beleuchtet nicht direkt mit dem Lichtstrahl die Hornhaut, sondern beleuchtet seitlich den Hornhautrand (Limbus corneae). Hierbei wird das Licht von einer klaren und durchleuchtbaren Hornhaut reflektiert. Dort, wo dieses Licht nicht reflektiert wird, liegen Trübungen bzw. Schwellungen (Ödeme) vor.

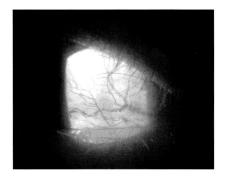

Abb. 7 Beginnende Gitterstruktur. Quelle: aus [1]

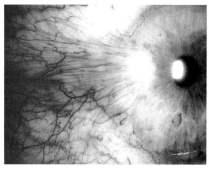

Abb. 8 Pterygium. Quelle: aus [2]

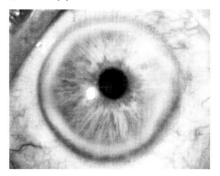

Abb. 9 Arcus lipoides. Quelle: aus [2]

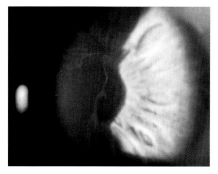

Abb. 10 Cornea verticillata unter Amiodaron. Quelle: aus [3]

Wird Licht auf die Iris scharf gestellt, kann das reflektierte Licht die Hornhaut von hinten beleuchten. Eingewachsene Blutgefäße (Vaskularisation) sind so gut zu erkennen. Es handelt sich hierbei um die Folge eines länger bestandenen Sauerstoffmangels der Hornhaut, z. B. durch das Tragen von Kontaktlinsen.

Hornhauttrübungen können mit oder ohne Gefäßeinwachsung vorliegen. Bei den Trübungen handelt es sich um die Folge von Verletzungen bzw. von Entzündungen, die Gefäßeinwachsungen erfolgen als Kompensation, um die Ernährungsstörung auszugleichen.

In der **Hornhautperipherie**, von ihrer Grenze (Limbus) getrennt durch einen klaren Saum, sieht man häufig einen **Trübungsbogen** (Arcus) infolge von Ablagerungen von Lipoiden, deshalb auch Arcus lipoides genannt (▶ **Abb. 9**). Früher war der Name Arcus senilis geläufig, man hat diesen Namen jedoch verlassen, weil die Ablagerungen durchaus in jüngeren Jahren auftreten können und immer im Zusammenhang mit dem Stoffwechsel stehen. Hier muss dann weiter abgeklärt werden: Die Bestimmungen von Triglyzeriden und Cho-

lesterin, inklusive Differenzierung in HDL und LDL, sind wichtig. Bei einer Erhöhung des Cholesterins sollte auch an eine Darmmykose gedacht werden, da der Körper hierbei vermehrt Cholesterin bildet.

Finden sich **graue oder bräunliche oberflächliche, im Epithel gelegene Ablagerungen**, die von einem Punkt unterhalb des Zentrums wirbelartig ausgehen, kann auf die Einnahme von Amiodaron (Cordarex®) und damit vorliegende Herzrhythmusstörungen geschlossen werden (▶ **Abb. 10**). Ähnliche Veränderungen finden sich auch beim Morbus Fabry, einer Glukolipidose – die Ablagerungen sind in diesem Fall ein wertvoller Diagnosehinweis.

Bindehautentzündungen haben vielfältige Ursachen, die leider nicht alle durch unterschiedliche Symptomatik zu erkennen sind. Stets finden wir rote Augen, verklebte Lider am Morgen und eine Lidschwellung. Es gibt jedoch wichtige anamnestische Hinweise und charakteristische Befunde. Starker Juckreiz weist auf eine allergische Konjunktivitis. Sehen wir eine betonte glasige Schwellung der halbmondförmigen Bindehautfalte im nasalen Lidwinkel (Plica semilunaris) mit brennend-juckenden Be-

schwerden und wässrig schleimigem Sekret und findet sich ein präaurikulärer Lymphknoten (schwer zu tasten!), ist dieser Befund typisch für eine epidemische, durch Adenoviren verursachte Erkrankung. **Sie ist sehr ansteckend.** Jedwede Berührung des kontaminierten Auges mit der Hand muss vermieden werden, sonst erkranken sämtliche Kontaktpersonen. Wegen der häufig folgenden schleichenden Hornhautentzündung im fast beschwerdefreien Intervall ist fachärztliche Kontrolle erforderlich.

Hornhauterkrankungen müssen wegen der möglichen Gefährdung des Sehvermögens (Trübungen und Narbenbildungen) möglichst schnell diagnostiziert und differenziert behandelt werden. Auch die Herpes-simplex-Virus-Keratitis, bei der es sich primär um eine epitheliale Läsion handelt, kann die tiefen Hornhaut-Abschnitte befallen und auch rezidivieren. Eine fachärztliche Begleitung ist in jedem Fall notwendig.

Veränderungen an der Augenkammer

Zwischen Hornhauthinterfläche und Irisvorderfläche liegt die vordere Augenkammer, aus deren Abstand sich ihre Tiefe ergibt. Besondere Bedeutung hat die flache Vorderkammer, bei der es über einen **Winkelblock zu einer Abflussbehinderung des Kammerwassers** kommen kann, was durch plötzliche Abflussblockade (Stress, Angst, Schreck) zum **Glaukomanfall** führt.

Das Kammerwasser ist üblicherweise optisch leer, was mit seitlicher punktförmiger Beleuchtung überprüft werden kann. Sieht man Trübungen durch Beimengungen von Protein (Tyndall-Effekt) und evtl. zusätzlich von Zellen, ist das ein Beleg für eine **Regenbogenhautentzündung**. Die Struktur der Iris hat dann nicht mehr ihre klare Reliefstruktur, sondern eine verwaschene Oberfläche.

Bei Abscheidung zahlreicher Zellen in das Kammerwasser senken diese sich ab und bilden einen Spiegel, bei Leukozyten weiß-gelblich verfärbt (**Hypopyon/** ▶ **Abb. 11**), bei Erythrozyten von typischer Blutfarbe (**Hyphäma/** ▶ **Abb. 12**). Ein **Pseudohypopyon** kann aus zusammengeballten Karzinomzellen entstehen.

Hier muss eine augenärztliche Abklärung dringend erfolgen!

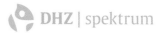

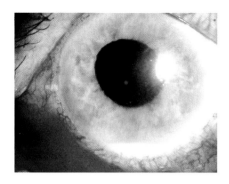

Abb. 11 Hypopyon. Quelle: aus [2]

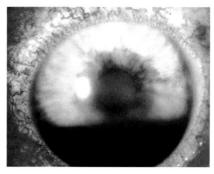

Abb. 12 Hyphäma. Quelle: aus [2]

 Literatur

[1] **Marx KU (Hrsg):** Komplementäre Augenheilkunde. Ein Handbuch für die Praxis.
Stuttgart: Hippokrates; 2006.

[2] **Lang GK:** Augenheilkunde. 4. überarb. Aufl.
Stuttgart: Thieme; 2008.

[3] **Scholte T, Grüb M, Mielke J, Rohrbach M:**
Taschenatlas Augenheilkunde. Stuttgart:
Thieme; 2004.

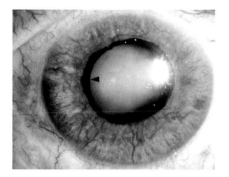

Abb. 13 Rubeosis iridis. Quelle: aus [2]

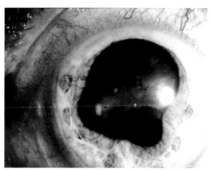

Abb. 14 Hintere Synechien nach Iridozyklitis.
Quelle: aus [2]

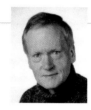 **Dr. med.
Karl-Uwe Marx**
Massener Str. 1
59423 Unna

Dr. Karl-Uwe Marx hat nach langjähriger
klinischer Tätigkeit lehrbare Diagnostik-
und Therapieprinzipien für die Komplementäre Augenheilkunde erarbeitet. Er
ist 1. Vorsitzender der „Deutschen Gesellschaft für ganzheitliche Augenheilkunde",
Herausgeber des Handbuches „Komplementäre Augenheilkunde". Dr. Marx hält
Vorträge und verfasst Veröffentlichungen
zu unterschiedlichen Themen.

E-Mail: dr.marx.unna@gmx.de

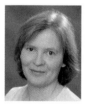 **HP Heike Marx**
Massener Str. 1
59423 Unna

Heike Marx beschäftig sich in der Praxis
mit erweiterter Diagnostik der chronischen
Intoxikation, besonders bei degenerativen
Augenerkrankungen, sowie mit mikrobio-
logischer und Ernährungstherapie, Aller-
giebehandlungen, Regulationstherapien,
insbesondere beim Glaukom. Heike Marx
hält Vorträge zu verschiedenen Themen.

E-Mail: heikemarxunna@gmx.de

Im gesunden Zustand sind Gefäße an der
Iris nicht zu erkennen. Sie werden sichtbar
bei vermehrter Blutfülle (Hyperämie), z. B.
bei einer Entzündung, dann kombiniert
mit verwaschener Struktur.

Füllzustand der Irisgefäße

Von der vermehrten Füllung normaler Iris-
gefäße zu unterscheiden sind die neu gebildeten Gefäße auf der Iris, als Folge ischä-
mischer Erkrankungen der Netzhaut. Die
häufigsten Ursachen dieser Rubeosis iridis
(**Abb. 13**) sind die Folgen eines länger
bestehenden und schlecht eingestellten
Diabetes (diabetische Retinopathie) und
eines älteren Zentral-Venen-Verschlusses.

Veränderungen an der Iris

Bei **Auflagerungen** auf der Iris ist **an Tumoren zu denken.** Bei **Pigmentierung** handelt
es sich in der Regel um einen **Naevus,** der
von der bösartigen Form, dem Melanom zu
differenzieren ist. Das **Melanom** hat **durch
Gewebsverdichtung eine verstrichene
Zeichnung der Oberfläche.** Eine Differenzierung nur nach dem morphologischen
Bild ist nicht immer möglich, besonders
nicht bei Übergangsformen. Metastasen, in
ihrer Form flach und wenig pigmentiert,
weisen vorrangig auf ein Mammakarzinom

und dann auf ein Bronchialkarzinom. **Unbedingt fachärztlich abklären lassen!**

Diese Pigmentierungen der Iris sind von
den „Iriszeichen" abzugrenzen. Sie sind
kompakter, voluminöser und haben eine
dichtere Struktur. Selten finden sich in der
Iris leukämische Infiltrate.

Der Blick auf die Pupille

Normalerweise sollte die Pupille rund sein
und gleichmäßig auf Lichteinfall reagieren.
Eine unrunde Pupille mit nur teilweiser Reaktion auf Lichteinfall kann ihre Ursache in
Verklebungen der Iris mit der Linsenvorder-
fläche haben (hintere Synechien) und Hinweis auf eine früher durchgemachte Regenbogenhautentzündung sein (**Abb. 14**). **In
jedem Fall sollte eine Pupillenanomalie sowohl in ihrer Form als auch in ihrer Funktion fachärztlich abgeklärt werden.**

Auf dem Weg der Untersuchung von
den äußeren Augenabschnitten bis zur Iris
lassen sich viele Veränderungen unterschiedlicher Wertigkeit entdecken. Sie können die Diagnose in einem ganzheitlichen
Konzept deutlich erweitern.

Anmerkung der Redaktion:
**Die Behandlung der Keratokon-
junktivitis epidemica ist dem HP nach
den §§ 7, 24 IfSG verboten.**

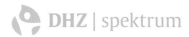
Wenn es pathologisch wird – Labordiagnostik bei Erkrankungen der Bauchspeicheldrüse

Das Vorgehen bei der Labordiagnostik von Pankreaserkrankungen hängt wesentlich von der klinischen Fragestellung ab. Im Anamnesegespräch müssen zunächst die Symptome des Patienten genau erfragt und differenziert werden, bevor dann die Verdachtsdiagnose gestellt wird, die schließlich über das weitere labordiagnostische Vorgehen entscheidet. Welche laborchemischen Möglichkeiten es heute zur Diagnose der Pankreatitis bzw. der exokrinen und endokrinen Pankreasinsuffizienz gibt, hat PD Dr. Martin Volkmann hier für Sie zusammengestellt.

Bei der meist plötzlich einsetzenden **akuten Pankreatitis**, die nicht selten einen dramatischen Verlauf nimmt, ist der Nachweis der **sekretorischen Pankreasenzyme** im Serum von besonderer Bedeutung. Sie sind gleichsam ein Spiegelbild der akuten Gewebeschädigung. Besonders die **Amylase** und die **Lipase** werden bei der akuten Entzündung zur Diagnostik herangezogen. Dabei hat sich in der Praxis die Bestimmung der Pankreaslipase als spezifischster Parameter durchgesetzt, wobei hierfür leider keine Referenzmethode zur Verfügung steht. Jedoch führt die Tatsache, dass Amylase auch in anderen exokrinen Drüsen gebildet wird, zu einer größeren diagnostischen Unsicherheit als die höhere Variabilität der Lipase-Bestimmungsmethoden. Es ist zwar möglich, die Pankreasamylase durch Hemmung der Speicheldrüsen-Amylasen im Testansatz mit sehr großer Genauigkeit zu messen; das Verfahren hat sich aufgrund des erhöhten Aufwands jedoch nicht allgemein durchgesetzt.

Zur Bestimmung der Pankreasenzyme eignen sich neben **Vollblut auch Serum und Heparinblut**. Sowohl die Amylase als auch die Lipase sind etwa sechs Stunden nach Einsetzen der akuten Gewebeschädigung nachweisbar und erreichen ihren Maximalwert nach ungefähr 24 Stunden. Der maximale Anstieg der Enzymwerte lässt jedoch leider keine Quantifizierung des gesamten Gewebeschadens zu. Die Halbwertszeit der Enzyme liegt bei etwa 7–14 Stunden, wobei die Lipase einen stärkeren Anstieg über den Referenzbereich zeigt und länger erhöht bleibt als die Amylase.

Falsch erhöhte Lipase- oder Amylasewerte im Serum können bei niereninsuffizienten Patienten oder – seltener – durch Bindung der Enzyme an Immunglobuline entstehen, da der entstehende Komplex weniger effizient ausgeschieden wird. Diese sogenannten „Makro-Enzyme" sind ohne eigenen Krankheitswert.

Amylase ist im Gegensatz zur Lipase, die bei der Nierenpassage tubulär abgebaut wird, **auch im Urin nachweisbar**, mit Ausnahme der Makro-Amylasen.

Zum Nachweis der häufigsten Ursachen einer akuten Pankreatitis dient **die Leber-/Cholestase-Diagnostik** einerseits, sowie der Nachweis eines **Alkoholabusus**, etwa über einen erhöhten Wert des **Carbohydrat-Defizienten Transferrin (CDT)** im Serum andererseits. Eine Sonderform und Rarität stellt **die autoimmune Pankreatitis** dar, die mit zirkulierenden **Antikörpern im Serum gegen Laktoferrin und Carboanhydrase** einhergehen kann. Trotz ihrer Seltenheit ist diese Form der Pankreasentzündung von Bedeutung, da sie einem Pankreastumor ähneln kann, ein operatives Vorgehen aber vermieden werden sollte.

Stuhlproben dienen zur Diagnostik bei exokrinen Funktionsstörungen

Bei **chronischen Erkrankungen der Bauchspeicheldrüse** dominiert der oft schleichend einsetzende Funktionsverlust des Organs. Der „Gold-Standard" ist hier der

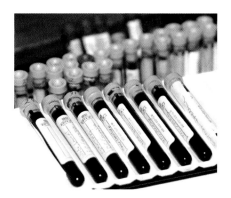

Abb. 1 Ein Spiegelbild der Gewebeschädigung: Pankreasenzyme bei aktuter Pankreatitis. Foto: © PhotoDisk

Sekretin-Caerulein Stimulationstest mit Gabe stimulierender Hormone sowie endoskopischer Ableitung und nachfolgender Untersuchung des Pankreassekrets auf Bikarbonat und enzymatische Bestandteile. Der Test wird jedoch aufgrund des großen Aufwands und des relativ hohen Risikos nur selten durchgeführt.

Der Funktionsverlust des Pankreas hat eine verminderte Sekretion der Funktionsenzyme in das Darmlumen zur Folge, wodurch es zu einer vermehrten Ausscheidung unverdauter Nahrungsbestandteile, der sogenannten **Maldigestion** kommt. Das Stuhlvolumen erhöht sich dabei auf **mehr als 300 g am Tag**, ein erhöhter Fettgehalt kann im Extremfall sogar makroskopisch erkennbar sein. Daher stehen bei der Pankreas-Funktionsdiagnostik **Stuhltests** im Vordergrund. Die mikroskopische Untersuchung einer Stuhlprobe auf „Ausnutzung", also auf unverdaute Nahrungsbestandteile, ist aufgrund der hohen Variabilität in Abhängigkeit von Nahrungsaufnahme und untersuchtem Stuhlpartikel sowie mangelnder objektiver Bewertungskriterien kein anerkanntes labormedizinisches Verfahren. Der klassische Parameter zur Pankreasfunktionsdiagnostik ist die **Bestimmung des Stuhlgewichts und der**

Stuhlfettausscheidung. Für die Messung ist eine (repräsentative) **Stuhlprobe von mindestens 5 g** erforderlich, zur **Berechnung der Stuhlfettausscheidung** muss allerdings eine **Sammlung über mindestens einen**, im Idealfall aber über drei aufeinanderfolgende Tage durchgeführt werden. Wie man sich vorstellen kann, erfreut sich dieses Verfahren in der Praxis keiner großen Beliebtheit. Eine Ausscheidung von **mehr als 7 g Fett pro Tag** – bei normaler Ernährung entspricht dies etwa 5–10 % des mit der Nahrung aufgenommenen Fetts – wird als **pathologisch** gewertet.

! Im Vergleich zu anderen heute verfügbaren Parametern fällt die Fettausscheidung im Verlauf einer Pankreaserkrankung erst relativ spät positiv aus. Zu bedenken ist auch, dass eine Malabsorption etwa aufgrund einer schweren Darmerkrankung ebenfalls erhöhte Werte in diesem Test verursacht.

Pankreas-Elastase-1-Bestimmung – bevorzugtes Standardverfahren

Ein weiterer Ansatz zur Diagnose des Funktionsverlustes ist der **Nachweis der sezernierten Enzyme** im Stuhl des Patienten. Der erste Test auf dieser Basis war die Bestimmung der Chymotrypsinaktivität im Stuhl. Aktivitäten < 3 U/g Stuhl gelten bei diesem Test als Indikator für eine Pankreasinsuffizienz. Hier wird ebenfalls eine mehrmalige Bestimmung empfohlen, eine Stuhlsammlung ist jedoch nicht erforderlich.

Der **aktuelle Standardparameter zur Abschätzung der Pankreasfunktion** ist die Bestimmung der **Pankreas-Elastase 1 im Stuhl**. Die Pankreaselastase bleibt strukturell während der Darmpassage stabil und ihre Bestimmung erfolgt über eine immunologische Konzentrationsmessung, die unabhängig von der tatsächlichen Aktivität des Enzyms ist. Dieser Parameter ist daher stabiler als die Chymotrypsinaktivität und soll aus einer einzelnen **Stuhlprobe von etwa 1 g** die Abschätzung der Pankreasfunktion mit einem **Grenzwert** von **200 µg/g Stuhl erlauben**. Eine laufende Enzym-Substitutionstherapie hat dabei keinen Einfluss auf das Ergebnis. Die Bestimmung der Pankreaselastase wird im ELISA-Format unter Verwendung unterschiedlicher Antikörper von verschiedenen Herstellern angeboten. Die angegebenen Normwerte gelten allerdings nur für geformte Stuhlproben.

Diagnostik und Verlaufskontrolle bei Diabetes mellitus und Tumoren

Neben der exokrinen Funktion ist bei Erkrankungen der Bauchspeicheldrüse auch die **endokrine Pankreasfunktion** von Interesse, deren Ausfall in fortgeschrittenen Stadien von Pankreaserkrankungen zum Diabetes mellitus mit allen Konsequenzen und Spätfolgen führen kann. Diese – insgesamt gesehen seltene – Form des **sekundären Diabetes mellitus** wird wie die primären Diabetesformen Typ 1 und Typ 2 über die Erhöhung des Nüchternblutgluko-

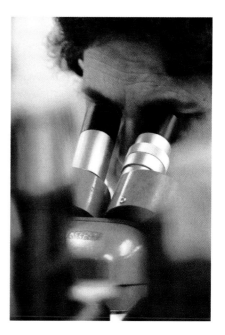

Abb. 2 Die mikroskopische Untersuchung einer Stuhlprobe auf Ausnutzung ist kein aussagekräftiges Verfahren. Foto: © Corel Stock

sespiegels >126 mg/dl im (Heparin-) Plasma diagnostiziert. Ein weiteres labordiagnostisches Verfahren ist die Messung einer Erhöhung der Plasma-Glukose auf über 200 mg/dl im 2-Stunden-Wert nach oraler Gabe von 70 g Glukose (oraler Glukosetoleranztest). Die Bestimmung des **HbA$_{1c}$** aus **EDTA-Blut** ist als Langzeitparameter für die Therapiekontrolle besonders geeignet.

Bei Pankreasneubildungen handelt es sich zumeist um **maligne Tumoren**, die im Pankreaskopf durch einen Verschluss-

Tabelle 1 Übersicht der Laborparameter zur Pankreasdiagnostik.

Erkrankung	Labortest	Material	Methode	Referenzwert	Bemerkung
akute Pankreasschädigung	Lipase	1 ml Serum, Heparinplasma	Photometrie Trockenchemie	methodenabhängig	keine Referenzmethode
	Amylase			30–100 U/l	auch in anderen Drüsen enthalten
chronische Pankreasschädigung/Pankreasinsuffizienz	Fettausscheidung	24–72 Std. Sammelstuhl	Titrimetrie, NIR	< 7 g/d	bei fortgeschrittener Insuffizienz oder Malabsorption erhöht
	Elastase im Stuhl	1 g Stuhl	ELISA	> 200 ug/g	unabhängig von Enzymsubstitution
Pankreaskarzinom	CA 19-9	1 ml Serum	EIA	< 37 U/l	bei Cholestase falsch positiv
	Serotonin	1 ml Serum	HPLC	2–8 mg/24h	–
Pankreas-Karzinoid	5-HIES	24 Std. Sammelurin	HPLC	10–50 µmol/d	–
	Chromogranin	1 ml EDTA-Plasma, gekühlt	ELISA	10–53 µg/l	bei Leber- oder Niereninsuffizienz falsch positiv

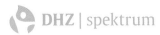

Ikterus oder, bei Lokalisation im Pankreasschwanz, durch Rückenschmerzen auffällig werden können.

Die Labordiagnostik ist hier besonders wichtig, um andere cholestatische Erkrankungen auszuschließen und die Cholestase durch Bestimmung **des Bilirubins im Serum/Plasma** zu quantifizieren. Für das Karzinom des Pankreas selbst steht als spezifischster Parameter die Bestimmung des **Tumormarkers CA19-9** zur Verfügung, der jedoch auch **bei anderen cholestatischen Erkrankungen bis über 1000 U/l erhöht** sein kann und daher sein Haupt-Anwendungsgebiet in der **Verlaufskontrolle der Erkrankung** besitzt. Seltener als das Pankreaskarzinom ist das **Karzinoid des Pankreas**, das oft mit Diarrhö und einer „Flush-Symptomatik" einhergeht und durch die Bestimmung von **Serotonin im Blut** oder des **Metaboliten 5-Hydroxyindol-Essigsäure** im Urin diagnostiziert werden kann. Als Verlaufsparameter steht hier die immunologische Bestimmung des **Chromogranin A** zur Verfügung.

 ## Weiterführende Literatur

Greiling H, Gressner A: Lehrbuch der Klinischen Chemie und Pathobiochemie. Stuttgart: Schattauer; 1995; 3. Aufl.

Thomas L (Hrsg): Labor und Diagnose. Frankfurt/M: TH-Books Verlagsgesellschaft; 2005; 6. Aufl.

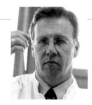

PD Dr. med. Martin Erich Philipp Volkmann
Kriegsstr. 99
76133 Karlsruhe

PD Dr. med. Martin Erich Philipp Volkmann M.A., studierte Humanmedizin und Philosophie, Facharztanerkennung und Venia legendi für Laboratoriumsmedizin sowie Anerkennung als Klinischer Chemiker. Er ist in der Leitung des Labors Prof. Dr. H.P. Seelig tätig, das für immunologische Expertisen sowie die molekulargenetische Diagnostik bekannt ist (www.laborseelig.de).

E-Mail: volkmann@seelig.de

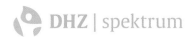
Demenzielle Erkrankungen: frühzeitig erkennen und richtig differenzieren

Morbus Alzheimer ist die häufigste Form der Demenz. Doch nicht jede demenzielle Erkrankung ist Morbus Alzheimer. Es gibt zahlreiche andere Formen, von denen manche auch reversibel sind. Doch welche Symptome sind typisch für welche Art der Demenz? Und welche Ursachen verbergen sich dahinter? Gibt es Diagnoseinstrumente für Heilpraktiker bei Verdacht auf Demenz? Das und vieles mehr beantwortet Ihnen die Psychogerontologin Dr. Elisabeth Jentschke.

In Ländern mit hoher Lebenserwartung ist die Demenz eine der größten Herausforderungen für das Gesundheitssystem. 1,2 Millionen Deutsche sind derzeit an einer fortschreitenden Demenz erkrankt, wovon 800 000 dem mittelschweren und schweren Stadium zugerechnet werden können. Eine selbstständige Lebensführung ist in diesen Stadien nicht mehr möglich, die Folge ist Pflegebedürftigkeit.

In vielen Fällen erfolgt eine ausführliche Demenzdiagnostik leider erst spät oder gar nicht, sodass adäquate Interventionen wie medikamentöse oder nicht medikamentöse Therapien selten zum Einsatz kommen. Doch obwohl es derzeit nur unzureichend möglich ist, Demenzerkrankungen ihrer Ursache entsprechend zu behandeln, sind eine Früherkennung und ihre differenzialdiagnostische Abgrenzung sinnvoll. Denn selbst bei progredienten Erkrankungen lässt sich der Verlauf einer Demenz positiv beeinflussen.

Welche Formen der Demenz gibt es?

Es gibt unterschiedliche Formen demenzieller Erkrankungen. Eine **genaue Anamnese** kann daher schon erste Hinweise geben, unter welcher Form der Demenz der Patient vor Ihnen leiden könnte. Spezielle

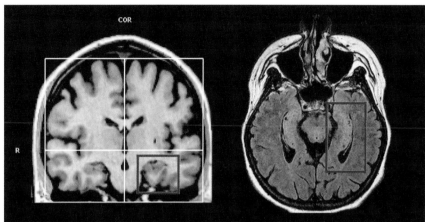

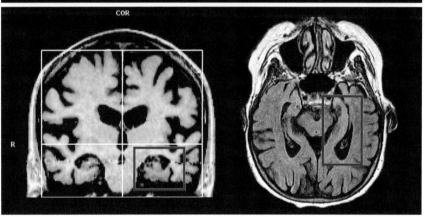

Abb. 1 Beim Vergleich des Gehirns eines Gesunden (oben) mit einem an Alzheimer-Demenz erkrankten Patienten (unten) fällt bei letzterem die Atrophie im Bereich des Hippocampus auf (vgl. li. Bilder). Zudem sind die Seitenventrikel bei Patienten mit Alzheimer-Demenz vergrößert (vgl. re. Bilder). Foto: © Sciencepictures/KES/Thieme Verlagsgruppe

Tests, bildgebende Verfahren und Labor untermauern dann meist den anfänglichen Verdacht und es lässt sich die Diagnose ableiten.

Alzheimer-Demenz

Die häufigste Demenz ist die Alzheimer-Demenz. Hier finden sich in der Anamnese meist **keine wesentlichen körperlichen und psychischen (Vor-)Erkrankungen**. Der Verlauf ist schleichend und langsam progredient. Überdies sind die kognitiven Defizite (Gedächtnisstörung, Orientierungsstörung, Störung der Urteilsfähigkeit) re-

lativ gleichmäßig verteilt, es bestehen keine fokalen neurologischen Defizite. Alzheimer-Demenz ist im Neocortex, Paläocortex, vor allem im Hippocampus (▶ **Abb.1**) sowie in der Regio entorhinalis und in den Assoziationsarealen lokalisiert. In der Positronen-Emissions-Tomografie (PET) findet sich eine temporoparietale Minderutilisation von Glukose und im Liquor oft ein erhöhtes Tau-Protein.

Vaskuläre Demenzen

Typischerweise finden sich hier **vaskuläre Risikofaktoren** wie Blutdruckerhöhung,

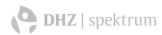
Nikotinabusus, Hypercholesterinämie, Adipositas, Diabetes mellitus, eine **Vorgeschichte zerebraler Infarkte** und eine im Verlauf oft stufenweise Verschlechterung. Bei der Untersuchung fallen in der Regel fokale neurologische Defizite sowie eine ungleiche Verteilung kognitiver Defizite auf, z. B. ein umschriebenes neuropsychologisches Symptom entsprechend der vaskulären Läsionsstelle. So kann es zu Beeinträchtigungen in der Aufmerksamkeit, der Rechenfähigkeit oder im Sprachbereich kommen, je nachdem, wo sich die Läsionsstelle des zerebralen Insultes befindet. In der Computertomographie (CT) zeigen sich Infarkte oder eine subkortikale vaskuläre Enzephalopathie, im PET ein fokaler Hypometabolismus.

Frontotemporale Demenzen (Morbus Pick)

Sie verlaufen langsam progredient, wobei die **Verhaltensstörungen und Persönlichkeitsveränderungen** typischerweise den Gedächtnisstörungen vorangehen. Klinisch zeigt sich bei den frontotemporalen Demenzen entweder eine Apathie bis zur völligen Antriebslosigkeit oder eine Enthemmung mit ausgeprägter Störung der Urteilsfindung, Witzelsucht, Äußerung sexueller Anzüglichkeiten und/oder einer Vergröberung der Essenssitten wie mit der Hand essen oder aus dem Glas fremder Personen trinken. Die Gedächtnisleistung ist vergleichsweise lange gut, es bestehen in der Regel keine neurologischen Symptome. Im CT findet sich eine frontale Atrophie und im PET ein frontaler Hypometabolismus.

Demenzen im Rahmen anderer neurologischer Erkrankungen

Hier finden sich **spezifische Hinweise auf eine neurologische Erkrankung** in der Anamnese bzw. der neurologischen Untersuchung. Beispiele sind Chorea Huntington (positive Familienanamnese, frühe optische Halluzinationen, choreatische Bewegungsstörungen), Morbus Parkinson, Creutzfeldt-Jakob-Erkrankung (schneller Verlauf, Kleinhirnsymptome, Krampfanfälle, Myoklonien) und paraneoplastische Syndrome (z. B. limbische Enzephalitis).

Reversible demenzielle Syndrome

Gerade bei den reversiblen demenziellen Syndromen können Anamnese und Labor schnell Aufschluss geben über die Ursache.

Chronische zerebrale Hypoxien bei Herzinsuffizienz oder Anämie können zu demenziellen Syndromen führen. Aber auch Autoimmunerkrankungen, zerebrale Raumforderungen, Leber- und Nierenversagen, Endokrinopathien (z. B. Schilddrüsen- oder Nebenschilddrüsenerkrankungen), Vitamin-B_{12}- oder Folsäuremangel, Intoxikationen (Medikamente, Alkohol), Normaldruckhydrozephalus (Trias aus Demenz, ataktischem Gangbild und Dranginkontinenz) sowie eine depressive Pseudodemenz sind Beispiele für reversible Demenzen.

Wann liegt eine Demenz vor?

Die Bezeichnung **Demenz** leitet sich vom lateinischen „dementia" ab und bedeutet so viel wie: „Unvernunft" bzw. „ohne Geist sein". Ein **demenzielles Syndrom** (Demenz) umfasst nach der ICD-10 die folgenden 3 Elemente (Trias) [2]:

- **Störung mehrerer kognitiver Funktionsbereiche**, wobei Gedächtnisstörungen allein nicht genügen
- **Beeinträchtigung der Alltagsaktivitäten** durch die Hirnfunktionsstörung, hierzu gehören beispielsweise Schwierigkeiten bei der Haushaltsführung
- **Die Störung ist erworben**, im Gegensatz zu einer angeborenen Störung wie die Oligophrenie

Störungen der kognitiven Leistungsfähigkeit

Die Störungen der kognitiven Leistungsfähigkeit können verschiedene Bereiche betreffen:

- **Lernen und Gedächtnis:** die Fähigkeit, neue Informationen zu speichern und auf früher Gelerntes zurückzugreifen
- **Denken:** Problemlösen, schlussfolgerndes Denken sowie die Urteilsbildung
- **Sprache:** Wortfindung, Wortflüssigkeit, Informationsgehalt
- **Aufmerksamkeit:** Informationsverarbeitungsgeschwindigkeit, Aufmerksamkeit fokussieren und wechseln
- **Praxie:** Planen und Durchführen von Einzelbewegungen und Bewegungsabläufen bei intakter Sensorik und Motorik
- **Visuokonstruktion:** Nachzeichnen und Nachlegen von zwei- und dreidimensionalen Strukturen

- **exekutive Funktionen:** die Fähigkeit, komplexes und zielgerichtetes Verhalten zu planen, zu initiieren und durchzuführen

> ! Damit die Diagnose Demenz gestellt werden kann, muss die genannte Symptomatik für mindestens 6 Monate bestehen und der Ausschluss eines Delirs als alleinige Ursache von Hirnleistungsstörungen gegeben sein.

Nicht kognitive Symptome als Begleiter

Zu den Störungen der kognitiven Leistungsfähigkeit kommen häufig sogenannte **nicht kognitive Symptome hinzu.** Das können **Depressionen** und **Angst** sein, die meist zu Beginn der Erkrankung auftreten, insbesondere als Reaktion auf Überforderungen. **Psychotische Symptome** wie Verfolgungs-, Verarmungs-, Eifersuchts- oder Vergiftungswahn sowie Halluzinationen treten dagegen eher bei der Alzheimer-Demenz im fortgeschrittenen Stadium auf.

Antriebs- und psychomotorische Störungen wie Unruhezustände, Antriebssteigerung, Schreien oder Umherwandern, aber auch Antriebsminderung, Interesse- und Freudlosigkeit zählen ebenso zu den nicht kognitiven Symptomen. Vielfach finden sich auch **Verhaltensstörungen** mit gestörtem Essverhalten, Umkehr des Tag-Nacht-Rhythmus, enthemmtes Verhalten, Unruhe, Aggressivität und Misstrauen.

Sonderfall Persönlichkeitsveränderung

Persönlichkeitsveränderungen sind individuell verschieden beobachtbare Verhaltensweisen. Hierzu zählen Eigensinn, Sturheit bzw. Akzentuierung der Primärpersönlichkeit. Es ist mitunter schwer zu beurteilen, ob sie als Folge der hirnorganischen Veränderungen entstehen oder als Reaktion auf die immer größer werdende Abhängigkeit von unmittelbaren Bezugspersonen. Als Beispiele für Persönlichkeitsveränderungen werden meist Rigidität oder Affektvergröberung genannt. Das heißt: Gefühle und Stimmungen werden nicht mehr in differenzierten Qualitäten wahrgenommen und folglich unangemessen ausgedrückt.

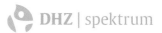

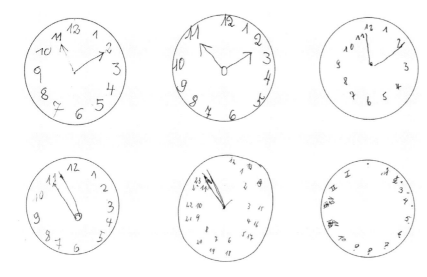

Abb. 2 Uhrentest: Die Beispiele zeigen eine zunehmende Desorganisation bei Alzheimer-Patienten mit zunehmend höherem Krankheitsstadium. Foto: © Sciencepictures/KES/Thieme Verlagsgruppe

Nicht kognitive Symptome am Beispiel des Schmerzes

Die Ursachen nicht kognitiver Symptome, die die Hirnschädigung verursacht, treten in unterschiedlicher Ausprägung und Kombination auf. Störende Verhaltensweisen wie Aggressivität können auch Ausdruck für körperliche Beschwerden wie akuter bzw. chronischer Schmerz sein. Demente Patienten erhalten deutlich weniger Analgetika als nicht demente gleichen Alters mit vergleichbaren Komorbiditäten. Berücksichtigt man die Tatsache, dass ein Patient mit einer fortgeschrittenen Demenz nicht mehr in der Lage ist, Schmerzen zu verbalisieren, ist es notwendig, vermehrt auf „indirekte Schmerzhinweise" zu achten. So können beispielsweise aggressive Verhaltensweisen wie Schreien, Stöhnen oder körperliche Abwehrhaltungen Ausdruck von Schmerzen sein. Eine Schmerztherapie bei älteren Menschen mit eingeschränkter Kommunikation ist mittels eines Schmerzschemas (ECPA = Echelle comportementale de la douleur pour personnes âgées non communicantes) zur Erfassung von Schmerzen möglich. Hierbei werden u. a. Merkmale wie Gesichtsausdruck, Mimik, Gestik oder das Einnehmen einer Schonhaltung beobachtet und registriert [4].

Diagnose einer Demenz

Damit man von einer diagnostizierten Demenz sprechen kann, müssen die oben genannten Demenzkriterien nach der ICD-10 erfüllt sein. Besonders wichtig ist die **Fest**stellung kognitiver Defizite durch eine Erhebung des psychischen Befunds sowie durch die Anwendung **standardisierter Tests**. Diese Verfahren zum kognitiven Screening können Heilpraktikern eine erste Einschätzung bez. kognitiver Defizite ermöglichen.

Mini-Mental-Status-Test (MMST)

Der Mini-Mental-Status-Test (MMST) nach Folstein (1975) ist leicht durchzuführen und daher immer noch das am häufigsten verwendete **testpsychologische Instrument**. Er ist insbesondere für die **Verlaufsbeurteilung** gut geeignet. Der MMST überprüft die **Aufmerksamkeit**, die **zeitliche und örtliche Orientierung** sowie die **Sprache und das Befolgen von Anweisungen**. Ein auffälliges Ergebnis liegt bei Punktwerten unter 25, insgesamt gilt es 30 Punkte zu erreichen. Zur Unterscheidung zwischen gesunden und deutlich beeinträchtigten älteren Menschen ist der MMST gut geeignet, zur Früherkennung von milden Fällen einer demenziellen Entwicklung eignet er sich dagegen nicht. Bei der Interpretation sollte berücksichtigt werden, dass der MMST neben seiner Bildungsabhängigkeit auch altersabhängig ist.

Uhren-Zeichen-Test

Auch beim Uhren-Zeichen-Test handelt es sich um einen weitverbreiteten Demenz-Screening-Test. Dabei werden vor allem das **problemlösende Denken** und die **räumlich-zeichnerische Leistung** erfasst. Die Aufgabe besteht darin, ein Zifferblatt aufzu-

zeichnen und die Zeigereinstellung 11:10 Uhr einzuzeichnen (▶ **Abb. 2**).

DemTect

Es handelt sich hier um ein Demenz-Screening-Verfahren, das aus 5 Untertests besteht. Es überprüft

- das **verbale Gedächtnis** (2 Lerndurchgänge),
- die **kognitive Flexibilität** (Zahlenumwandeln),
- die **Wortflüssigkeit** (Supermarktaufgabe: in 1 Minute sind so viele Dinge wie möglich zu nennen, die man in einem Supermarkt kaufen kann),
- das **Arbeitsgedächtnis** sowie
- die **mittelfristige Gedächtnisleistung**.

Bei einem Punktwert unter 13 besteht der Verdacht einer leichten kognitiven Beeinträchtigung, bei weniger als 9 Punkten resultiert der Verdacht einer Demenz. Insgesamt sind 18 Punkte zu erreichen.

Obwohl der **MMST** als Screening-Verfahren in Kombination mit dem **Uhrentest**

Diagnostisches Minimalprogramm bei der Differenzialdiagnose von Demenzen [3]

- Anamnese (einschließlich Fremdanamnese)
- Erhebung des psychischen Befundes (insbesondere Beurteilung des Alt- und Neugedächtnisses, der Orientierung und der Merkfähigkeit)
- Anwendung von Testinventaren zur Objektivierung und Quantifizierung kognitiver Defizite und Hamilton-Depressions-Skala zur Abgrenzung einer Depression
- internistische und neurologische Untersuchung
- laborchemische Untersuchungen je nach differenzialdiagnostischen Erwägungen (▶ Reversible demenzielle Syndrome)
- Liquordiagnostik (zum Ausschluss entzündlicher Erkrankungen u.a.)
- apparative Zusatzdiagnostik, z. B. EKG, Röntgen-Thorax, EEG, CT und/oder Kernspintomographie, PET (Positronen-Emissions-Tomografie)

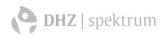
und einer **Wortflüssigkeitsaufgabe** (Dem-Tect) gut geeignet ist, zeigt er dennoch eine eingeschränkte Sensitivität. Die Diagnose Demenz muss daher durch fundierte neuropsychologische Untersuchungen bei einem niedergelassenen Neuropsychologen erhärtet werden [1].

Bedeutung von Frühsymptomen bei Morbus Alzheimer

Der neurodegenerative Prozess, der einer Alzheimer-Demenz zugrunde liegt, beginnt bereits Jahrzehnte bevor sich das Krankheitsbild sichtbar klinisch zeigt. Zwischen dem Beginn der Entwicklung und dem Erreichen der Diagnoseschwelle liegt wahrscheinlich ein Kontinuum von kognitiver Leistungsminderung, das allmählich für den Betroffenen und die Angehörigen spürbar wird.

Häufig tauchen typische Beschreibungen auf, meist von Angehörigen, die über diskrete Veränderungen berichten. Folgende Äußerungen können erste Hinweise auf eine Alzheimer-Demenz sein. Die genannten Auswirkungen können auch bei anderen Demenzformen auftreten, es liegen jedoch bei der Forschung über Symptome der Alzheimer-Demenz die zuverlässigsten Ergebnisse vor.

- **Sozialer Rückzug** (Schweigsamkeit in größeren Runden)
- **Interessenverlust bzw. Vereinfachung der Interessen** (das Lesen von Büchern wird durch Anschauen von Bildbänden ersetzt)

- **Aufgeben von Hobbys**
- **Schwierigkeiten bei komplexeren Tätigkeiten** (z. B. Steuererklärung, Feste oder Veranstaltungen vorbereiten)
- **Schwierigkeiten bei beruflichen Tätigkeiten** (Rückzug von anspruchsvollen Aufgaben und Führungsaufgaben)
- **Depressivität**
- **häufigeres Verlegen und Suchen von Dingen**
- **Unsicherheit bei Entscheidungen**
- **Verfahren oder Verlaufen in fremder Umgebung**

Bei der Diagnosestellung ist zu beachten, dass eine Überschneidung von Symptomen besteht, die auch im Rahmen einer Depression vorliegen können. Es sollte an eine Koinzidenz beider Erkrankungen gedacht werden, denn viele Demenzpatienten (leicht bis mittelschwer) leiden an einer depressiven Symptomatik.

Der „typische Alzheimer-Patient im Frühstadium"

- Er klagt nicht über Vergesslichkeit.
- Er gibt sich unauffällig und weicht bei Nachfragen über kognitive Defizite aus.
- Er ist körperlich gesund und kommt nicht aus eigenem Antrieb zum Arzt.
- Er entgeht der Diagnose, wenn der Arzt/Neuropsychologe/Heilpraktiker keine ausführliche Anamnese erhebt [3].

Was bedeutet das für die Praxis?

In der Heilpraktikerpraxis kann eine Früherkennung durch eine gründliche Anamnese und Fremdanamnese mit Einsatz genannter Screeeningverfahren und somit eine rechtzeitige Weiterempfehlung an Fachärzte erfolgen, um eine sichere Diagnostik und Therapie zu gewährleisten. Im Frühstadium kann der Heilpraktiker zudem unterstützende Verfahren wie eine spezielle Gedächtnisaktivierung sowie eine Angehörigenberatung durchführen und im weiteren Verlauf Patient und Umfeld betreuen, sodass die Lebensqualität so lange wie möglich erhalten bleibt.

 Verwendete Literatur

[1] **Ivemeyer D, Zerfaß R.** Demenztests in der Praxis. München: Urban Fischer; 2006.

[2] **Jentschke E.** Die Notwendigkeit der Palliativmedizin in der Altersversorgung. LIT Verlag; 2007.

[3] **Lieb K. et al.** Intensivkurs Psychiatrie und Psychotherapie. München: Urban & Fischer; 2008.

[4] **Wilkening K, Kunz R.** Sterben im Pflegeheim. Göttingen: Vandenhoeck & Rupprecht; 2005.

Dr. Elisabeth Jentschke, Würzburg

Schweregrade eines Demenzsyndroms nach ICD-10

Leichte Gedächtnisbeeinträchtigung
Es besteht herabgesetztes Lernen neuen Materials, Gegenstände werden verlegt, Verabredungen und neue Informationen vergessen.

Unabhängiges Leben ist noch möglich, komplizierte tägliche Aufgaben oder Freizeitbeschäftigungen können nicht mehr ausgeführt werden.

Mittelgradige Gedächtnisbeeinträchtigung
Nur gut gelerntes und vertrautes Material wird behalten, neue Informationen werden nur gelegentlich und sehr kurz erinnert. Die Patienten sind

unfähig, grundlegende Informationen darüber zu geben, wie und wo sie leben, was sie bis vor Kurzem getan haben oder sich an die Namen vertrauter Personen zu erinnern.

Unabhängiges Leben ist ernsthaft gefährdet, selbstständiges Einkaufen oder der Umgang mit Geld sind nicht mehr möglich. Der Patient kann nur noch einfache häusliche Tätigkeiten verrichten.

Schwere Gedächtnisbeeinträchtigung
Es liegen schwerer Gedächtnisverlust und die Unfähigkeit vor, neue

Informationen zu speichern. Nur Fragmente von früher Gelerntem bleiben erhalten, selbst enge Verwandte werden nicht erkannt.

Unabhängiges Leben ist nicht mehr möglich, es bedarf ständiger Betreuung und Pflege. Oft fehlen nachvollziehbare Gedankengänge. Der Patient ist nicht mehr fähig, minimale persönliche Hygiene aufrechtzuerhalten. Seine motorischen Fähigkeiten gehen verloren. Das Stadium mündet in Immobilität, Inkontinenz, Dysphagie und Mutismus.

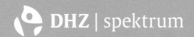
Quaddel oder Pustel? Hauterkrankungen nach Effloreszenzen diagnostiziert

Bläschen, Pusteln oder Quaddeln – über den ganzen Körper verteilt oder nur an einzelnen Hautpartien? Alle sichtbaren Hautveränderungen, sogenannte Effloreszenzen, geben wichtige Hinweise zur Diagnose. Dr. med. Petra Staubach-Renz zeigt Ihnen an 3 Hauterkrankungen die Systematik der Effloreszenzen.

Effloreszenzen sind wichtige Elemente jeder Hauterkrankung (Dermatose) und bestimmen das typische klinische Erscheinungsbild, das für eine eindeutige Befunderhebung sehr wichtig ist. Häufig besteht eine Dermatose aus einer Kombination mehrerer Effloreszenzen. So sind beispielsweise eine Rötung und Schuppung der Haut die Hauptsymptome der Psoriasis (Schuppenflechte).

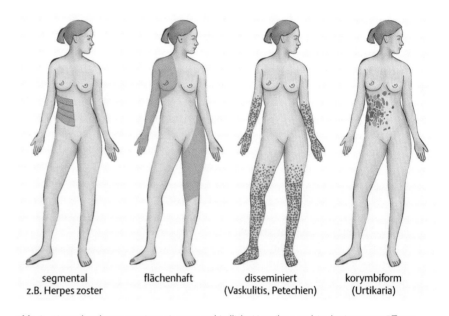

| segmental z.B. Herpes zoster | flächenhaft | disseminiert (Vaskulitis, Petechien) | korymbiform (Urtikaria) |

Abb. 1 Hauterkrankungen weisen eine unterschiedliche Verteilung und Ausbreitung von Effloreszenzen auf. Foto: © SciencePictures/KES/Thieme

Effloreszenzen: Grundlage für die Differenzialdiagnose

Viele Hauterkrankungen sind durch Form, Farbe und Oberflächenstruktur der Hautveränderungen zu unterscheiden. Diese sichtbaren Veränderungen können die gesamte Hautoberfläche überziehen, nur als Herd oder einzeln auftreten.

Man unterscheidet zwischen **Primäreffloreszenzen** – z. B. Fleck (Makula), Knötchen (Papel), Quaddel (Urtika), mit Eiter gefüllte Hohlräume (Pustel), Blase, Bläschen (Bulla, Versikula) – und **Sekundäreffloreszenzen** – z. B. Risse (Fissur, Rhagade) oder Hautschuppen (Squama), Gewebsschwund (Atrophie), Geschwür (Ulkus), Substanzdefekt (Erosion). Manche Effloreszenzen sind mit starkem Juckreiz, Brennen oder Schmerzen verbunden. Primäreffloreszenzen sind Veränderungen, die unmittelbar durch die Erkrankung hervorgerufen werden. Sekundäreffloreszenzen gehen oft aus den Primäreffloreszenzen hervor (z. B. Schuppe nach Entzündung).

Leider sind Primäreffloreszenzen manchmal sehr schwer zu erkennen, z. B. wenn ein Patient juckende Primäreffloreszenzen aufkratzt und nur Kratzeffekte sichtbar sind. Es kann auch vorkommen, dass sich ein Patient zu spät bei Ihnen in der Praxis vorstellt, sodass sich aus den Primäreffloreszenzen bereits Sekundäreffloreszenzen gebildet haben.

Anamnese und Befunderhebung

Der wichtigste Schritt zum Befund und zur Therapie sind Anamnese und Inspektion. Oftmals kann der Patient wertvolle Hinweise geben, denn er kann seine Symptome und auslösende Faktoren selbst benennen. Der allgemeine Hautzustand und die Besonderheiten der Effloreszenzen sind durch reine Betrachtung feststellbar.

Typische Effloreszenzen bei Ekzemen (Systematik nach der Pathogenese)

1. endogenes oder atopisches Ekzem (Neurodermitis): Prädilektionsstellen im Beugenbereich

2. Kontaktekzem (toxisch oder allergisch): gut abgrenzbare Ekzemmorphe, häufig vesikulös in den betroffenen Arealen

3. seborrhoisches Ekzem: rezidivierende feinschuppende Rötungen im Bereich des Gesichtes (nasolabial, Augenbrauen, Kopfhaut) und intermammär

4. Exsikkationsekzem: feinlamelläre Schuppung bei trockener Haut (oft Ganzkörperbefall)

5. photoallergisches Ekzem: an sonnenexponierten Arealen

6. Stauungsekzem (v.a. Extremitäten): in gestauten Arealen auftretende, häufig chronische erythematöse schuppende Haut mit Spannungsblasen

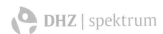

Die Art, Lokalisation und Verteilung der Effloreszenzen führen zur Diagnose oder geben wichtige Hinweise auf die zugrundeliegende Erkrankung. Achten Sie bei der Befunderhebung auf:

- **Form:** Sind die Effloreszenzen rund, elliptisch oder polygonal (vieleckig)?
- **Anordung:** Treten die Pusteln, Vesikel oder Quaddeln gruppiert, über den ganzen Körper verteilt (disseminiert) auf oder fließen diese zusammen (konfluierend)?
- **Begrenzung:** Ist der Übergang zur gesunden Haut unscharf oder scharf?

! Achtung Infektionsschutzgesetz! Oft werden Effloreszenzen durch Infektionskrankheiten hervorgerufen. Sind diese im IfSG aufgeführt, besteht Behandlungsverbot, ggf. auch Meldepflicht.

Bläschen (Vesikula) und Blase (Bulla)

Bläschen und Blasen sind mit Flüssigkeiten gefüllte Hohlräume, die unter oder in der Oberhaut entstehen und fluktuieren können. Herpetiforme Hautveränderungen treten gruppiert auf (Herpes simplex, Herpes zoster). Wasserklare Blasen enthalten seröse Flüssigkeiten, rötliche und schwarze Blasen oft Blut.

Bei der **Differenzialdiagnose** sollten Sie beispielsweise an **Ekzemarten wie Stauungsekzem oder allergisches Kontaktekzem**, Herpes simplex, Windpocken, Gürtelrose (Herpes zoster) oder Verbrennungen denken!

Kontaktekzem mit Bläschenbildung

Das Kontaktekzem wird durch Kontakte mit bestimmten Irritanzien bzw. Allergenen ausgelöst. Beim **toxischen Kontaktekzem** führen Stoffe zu einer direkten, nicht immunologisch vermittelten Hautschädigung, die schnell auftreten kann. Die Blasen können verschieden groß sein, sie entstehen dann auf dem Boden eines Ekzems (erythematös-versikulös-bullös). Streuherde sind typisch. Es entwickelt sich durch Hautkontakt mit chemischen oder physikalischen Noxen (z. B. Säuren, Laugen, Desinfektions- und Lösungsmittel).

Beim **allergischen Kontaktekzem** sind es Stoffe (Allergene), die zu ekzematösen Veränderungen der Haut führen, die dem des toxischen Kontaktekzems sehr ähnlich

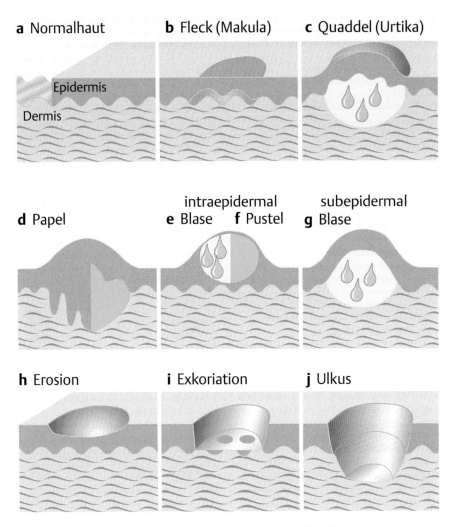

Abb. 2 Quaddel oder Papel? Unterschiedliche Hauteffloreszenzen und ihre Bezeichnung. Foto: © SciencePictures/KES/Thieme

sind. Hier ist eine allergologische Abklärung und Aufklärung zur Meidung von Allergenen und Kreuzallergien erforderlich. Zu den häufigsten allergischen Kontaktekzemen gehört das durch Nickel verursachte. Bei Brillengestellen zeigt es sich am Nasenrücken, am „berühmten Jeansknopf" am Bauch, bei Schmuck an den betroffenen Stellen, an denen er getragen wird (Ringfinger, Hals).

Quaddel (Urtika)

Quaddeln sind Ödeme der papillären Dermis durch vorübergehende Gefäßpermeabilitätserhöhung. Quaddeln sind erhabene Hautveränderungen, die gekennzeichnet sind durch ihren immensen Juckreiz. Sie bilden sich je nach Art der Hauterkrankung unterschiedlich schnell wieder zurück (< 24 Stunden/Effloreszenz). Die Farbe der Quaddeln reicht von blassrosa bis weiß. Quaddeln entstehen beispielsweise nach

Insektenbissen. Das typische Krankheitsbild heißt Urtikaria.

Urtikaria

Neben dem allergischen Kontaktekzem ist die Urtikaria eine der häufigsten Hautkrankungen. Jeder 4. Europäer entwickelt im Laufe seines Lebens eine Urtikaria (Nesselsucht, Quaddelsucht). Die Erkrankung ist gekennzeichnet durch die typische Quaddel und häufig auch Quincke-Ödeme, begleitet von massivem Juckreiz. Die Urtikaria zeigt einen zeitlichen Verlauf mit Beginn, Höhepunkt, Ende und anschließend kompletter Wiederherstellung der Haut.

Man unterscheidet 3 Gruppen:

- **spontane Formen (akut, chronisch)**
- **physikalische Formen (Kälte, Wärme, Hitze, Licht, Vibration)**
- **andere Formen (Kontakturtikaria, cholinergische Urtikaria)**

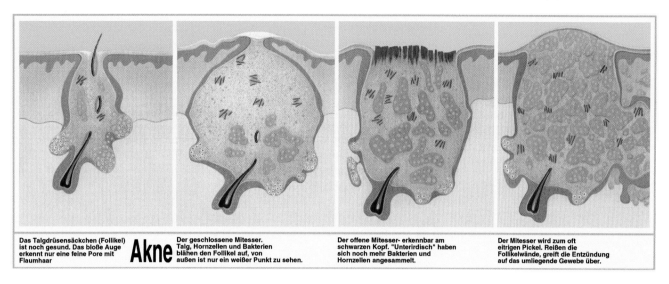

Akne

Das Talgdrüsensäckchen (Follikel) ist noch gesund. Das bloße Auge erkennt nur eine feine Pore mit Flaumhaar

Der geschlossene Mitesser. Talg, Hornzellen und Bakterien blähen den Follikel auf, von außen ist nur ein weißer Punkt zu sehen.

Der offene Mitesser- erkennbar am schwarzen Kopf. "Unterirdisch" haben sich noch mehr Bakterien und Hornzellen angesammelt.

Der Mitesser wird zum oft eitrigen Pickel. Reißen die Follikelwände, greift die Entzündung auf das umliegende Gewebe über.

Abb. 3 Einzelne Entwicklungsstufen von Akne. Foto: © SciencePictures/KES/Lohr

Eine **spontane akute Urtikaria** wird meistens durch Infekte oder seltener allergische Ursachen ausgelöst. Bleibt die **spontane akute Urtikaria** länger als 6–8 Wochen bestehen, spricht man von der spontanen chronischen Urtikaria. Hier ist eine Ursachensuche nach Infekten, Pseudoallergien (Konservierungs- und Farbstoffe) und autoimmunen oder -reaktiven Phänomenen unabdingbar. Den Auslöser bzw. die Ursache einer spontanen chronischen Urtikaria zu finden, ist häufig schwierig und langwierig, wobei eine gründliche und systematische Anamnese mit standardisierten Fragebögen hilfreich ist. Bei den induzierbaren Urtikariaformen wie **Kälteurtikaria, cholinergische Urtikaria, Kontakturtikaria** ist der Auslöser meist bekannt und sollte gemieden werden.

Bei der spontanen akuten (< 6 Wochen) oder chronischen (> 6 Wochen) Urtikaria sind es häufig Infekte (Erkältung, Tonsillitis, Zahnwurzelentzündungen, Helicobacter im Magenbereich), aber auch bestimmte Konservierungs- oder Farbstoffe in Nahrungsmitteln, die die Symptome auslösen und unterhalten. Nicht steroidale Antiphlogistika wie Diclofenac, Acetylsalicylsäure oder Ibuprofen sowie ACE-Hemmer sind bekannt als **Triggerfaktoren** einer Urtikaria oder von sogenannten Angioödemen (Schwellungen im Gesichts, Genital- oder Extremitätenbereich).

Klinische Symptomatik: Effloreszenzen
Die typische Effloreszenz jeder Urtikaria ist die Quaddel, die durch ein perivaskuläres Ödem hervorgerufen wird. Es zeigt sich eine beetartige Erhebung der Epidermis, die von hellroter bis weißlicher Farbe sein kann. Es gibt runde, ovale oder auch konfigurierte Quaddeln, deren Anzahl und Ausdehnung sehr unterschiedlich sind. Begleitet werden die Hautveränderungen von starkem Juckreiz. Die einzelnen Quaddeln haben eine Bestandsdauer von weniger als 24 Stunden und heilen vollständig ab. Sollten Quaddeln länger bestehen oder/ und Hyperpigmentierungen hinterlassen, müssen Differenzialdiagnosen wie Urtikaria pigmentosa oder Autoimmunerkrankungen in Betracht gezogen werden. Angio-ödeme sind im Rahmen einer Urtikaria beschrieben – bis hin zu Schwellungen der Schleimhäute wie Zungenschwellungen, Rachenschwellung.

Therapiemöglichkeiten bei Urtikaria

Schulmedizin: lokal mit Antihistaminika oder systemisch mit Kortikoiden
Naturheilkunde: Ernährungstherapie, Eigenbluttherapie, Homöopathie, Mikrobiologische Therapie, Psychotherapie

Papel (Papula) und Pustel (Pustula)

Eine feste und gut zu tastende Hauterhebenheit nennt man in Abhängigkeit von der Größe **Papel (Papula), Knoten (Nodus) oder Knötchen (Nodulus).**

Sie unterscheiden z. B.:
Papel: seborrhoische Warzen, kutane Metastasen, Knötchenflechte (Lichen planus),
Knötchen: Rheumaknötchen bei rheumatoider Arthritis
Knoten: Hauttumor, Erythema nodosum

Eine **Pustel** ist ein mit Eiter gefüllter Hohlraum in oder unter der Oberhaut. Sie entsteht häufig durch Verletzungen und/ oder Superinfektionen. Sogenannte „sterile" Pusteln (d.h. ohne Erregernachweis) kennt man bei der Psoriasis (Ausnahme). Typische Pusteln sieht man bei der Akne.

Acne vulgaris: Papeln und Pusteln
Die Acne vulgaris ist eine entzündliche Hauterkrankung des jungen Erwachsenen und kommt in unterschiedlichen Schweregraden (nicht entzündliches Stadium, entzündliches Stadium, Defektstadium) vor. Sie ist gekennzeichnet durch **papulopustulöse Effloreszenzen** sowie Komedone. Sie beruhen auf verstopften Talgdrüsengängen mit Störungen der Sekretion und Verhornung, die sich in Komedonenbildung äußern. Da in der Pubertät die Produktion der Geschlechtshormone beginnt, tritt zu diesem Zeitpunkt die Akne (Acne comedonica) erstmals und bei Frauen und Männern gleichermaßen auf. Wichtig ist eine adäquate Therapie, um Narbenbildung zu vermeiden. Da Akne meist im Gesicht und Rückenbereich entsteht, stellt sie für Betroffene eine nicht zu unterschätzende psychische Belastung dar.

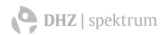
Effloreszenzen bei Akne vulgaris

- **Acne comedonica:** beginnt in der Pubertät; offene und geschlossene Komedone im Gesicht (Nase, Stirn, perioral); leichte bis mittelschwere Seborrhoe; vereinzelt auch kleine entzündliche Papeln und Pusteln
- **Acne papulo-pustulosa:** entzündliche Papeln und Pusteln oder schmerzhafte furunkelartige Knoten an Talgdrüsenreichen Körperstellen (Gesicht, Hals, Dekolleté, Rücken)
- **Acne conglobata:** befällt häufiger Männer als Frauen; schwerste Form der entzündlichen Akne; aus Papeln und Pusteln entstehen große entzündliche Knoten, die Abszesse oder Fisteln bilden können; Herde können tiefe narbige Gewebedefekte hinterlassen; auch am Gesäß, inguinal sowie axillär vorkommend; kann auch jenseits des 30. Lebensjahres weiter bestehen oder auftreten

Therapiemöglichkeiten

In der **Schulmedizin** wird je nach Schweregrad lokal oder systemisch behandelt. Oft werden austrocknende Präparate mit Benzoylperoxid oder Vitamin A-Säure angewendet.

Mit **naturheilkundlichen Therapien** lässt sich Akne erfahrungsgemäß sehr gut behandeln: Ernährungstherapie, Homöopathie, orthomolekulare Therapie, mikrobiologische Therapie.

 Weiterführende Literatur

Augustin M: Naturheilverfahren bei Hauterkrankungen. Stuttgart: Hippokrates; 2002.

Bierbach E: Naturheilpraxis Heute. Lehrbuch und Atlas. München: Elsevier; 2006.

Staubach P, Onnen K, Vonend A et al.: Autologous whole blood injections to patients with chronic urticaria and a positive autologous serum skin test: a placebo-controlled trial. Dermatology. 2006; 212:

 Weitere Informationen

www.neurodermitisschulung.de

**Dr. med.
Petra Staubach-Renz**
Universitäts-Hautklinik Mainz
Langenbeckstraße 1
55131 Mainz

Dr. med. Petra Staubach-Renz ist als Dermatologin und Allergologin an der Universitäts-Hautklinik Mainz als Oberärztin tätig. Dort leitet sie das klinische Studienzentrum sowie diverse Spezial-Sprechstunden. Zu ihren Schwerpunkten gehören: Naturheilverfahren, Ernährungsmedizin und Psychosomatik. Sie ist Autorin und im Vorstand des deutschen Urtikaria Netzwerkes.

E-Mail: staubach@hautklinik.klinik.
uni-mainz.de

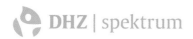

Labordiagnostik bei Entzündungen: Ein Blick hinter die Kulissen der körpereigenen Reaktionen

Warum verändert sich die Blutsenkungsgeschwindigkeit bei einer Entzündung? Was geschieht im Körper, dass eine Linksverschiebung im Differenzialblutbild zu beobachten ist oder Akute-Phase-Proteine vermehrt gebildet werden? Dr. Ulrich Müller, Bereichsleiter Immunologische Diagnostik am Labor Dr. Bayer in Stuttgart, erläutert, welche systemischen Reaktionen bei Entzündungen im Körper ablaufen, wie sie sich auswirken und welche Parameter sich dabei im Labor erhöht bzw. vermindert zeigen.

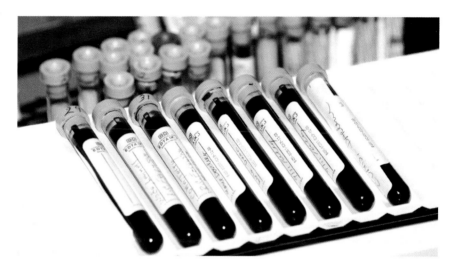

Abb. 1 Entzündungen lassen sich mit laborchemischen Untersuchungen schnell nachweisen. Sie zeigen sich u. a. in veränderten Konzentrationen von Biosubstanzen und Abwehrzellen. Foto: © PhotoDisc

Fieber ist zwar ein althergebrachter Entzündungsparameter und der Anstieg der zentralen Körpertemperatur ist verhältnismäßig einfach mess- und quantifizierbar. Ergibt eine Messung jedoch, dass die zentrale Körpertemperatur erhöht ist, sagt das noch nichts über die Ursache der Entzündung aus. Hinzu kommt, dass die Temperatur erst zeitversetzt nach dem eigentlichen Ereignis ansteigt und zudem eine erhebliche systemische Komponente voraussetzt – wenn nicht sogar eine massive Reaktion des Körpers, wie das in einzelnen Fällen und ganz besonders bei Kindern zu beobachten ist. Die Fiebermessung eignet sich zudem nicht, chronische Entzündungen aufzudecken. Es braucht also andere Methoden, um einer Entzündung auf die richtige Spur zu kommen.

Als typische Kardinalsymptome finden sich bei einer Entzündung auch lokale Wärme, Rötung, Schwellung, Schmerz und beeinträchtigte Organfunktion. Doch auch darauf ist nicht immer Verlass: Entzündungen schwelen nicht selten vor sich hin, ohne dass eines dieser Zeichen erkennbar ist. Wie also eine Entzündung am besten orten?

Laborchemische Untersuchungen zeigen verhältnismäßig schnell Abweichungen bei entzündlichen Prozessen an. In erster Linie sind es **Veränderungen in den Konzentrationen von Biosubstanzen und Abwehrzellen**, die aus der Reaktion des Körpers hervorgehen. Es lässt sich aber auch die Schädigung des befallenen Gewebes aufzeigen und es spiegeln sich in den Messergebnissen die in Gang gesetzten Abwehrprozesse wider. Diese Veränderungen sind messtechnisch leicht zugänglich und im Labor früh nachweis- und quantifizierbar. Das macht die Labordiagnostik bei Entzündungen so wichtig. Gerade bei unbemerkt schwelenden Entzündungen sind oft auch eine erhöhte Blutsenkungsgeschwindigkeit (BSG) oder das Auftauchen eines Serumproteins (C-reaktives Protein) erste Hinweise darauf, dass im Organismus etwas vor sich geht.

Die klassischen Entzündungsparameter

Es gibt einige Parameter, deren Bestimmung bei Entzündungen seit Langem eta-

bliert ist. Hierzu zählen die **Blutsenkungsgeschwindigkeit (BSG)**, die **Bestimmung der Leukozytenzahl**, das **Differenzialblutbild** und die **Bestimmung der sog. Akute-Phase-Proteine**, hier besonders des **C-reaktiven Proteins**.

Blutsenkungsgeschwindigkeit (BSG)

Die Geschwindigkeit, mit der sich Erythrozyten im Plasma absetzen (sedimentieren), hängt von der Zusammensetzung der Plasmaproteine ab. Sind Proteine vorhanden, die die Ladung der Erythrozyten durch Brückenbildung reduzieren, neigen die roten Blutkörperchen dazu, Aggregate zu bilden. Aggregate sinken schneller im Plasma ab, die Blutsenkungsgeschwindigkeit erhöht sich dadurch. Fibrinogen ist hierfür das hauptverantwortliche Plasmaprotein, weitere Proteine sind α-2-Makroglobulin, Immunglobuline und Haptoglobin.

Die Blutsenkungsgeschwindigkeit ist ein sehr sensitiver Test bei Entzündungen – jedoch kein spezifischer und kann daher nur ein Anhaltspunkt sein. Sie ist frühestens 24 Stunden nach Beginn einer Entzündung erhöht. Der Referenzbereich ist bei Männern ≤ 15 mm (ab 50 Jahre: ≤ 20 mm), bei Frauen ≤ 20 mm (ab 50 Jahre: ≤ 30 mm).

Es gibt einige **Fehlerquellen**, die das Messergebnis der BSG verfälschen können. So hat beispielsweise die Umgebungstemperatur einen starken Einfluss, die Raumtemperatur sollte daher zwischen 20–23 °C betragen.

Die Messwerte sind bei Anämie, Einnahme hormoneller Kontrazeptiva („Pille") und in der Schwangerschaft ebenfalls erhöht. Verringert sind sie dagegen bei Polyglobulie und Makrozytose.

Für die BSG ist eine Venenblutentnahme (bei Kindern auch Kapillarblut) mit 3,13 %-iger Natriumcitrat-Lösung (früher 3,8 %-ig) im Mischungsverhältnis von 1 Teil Natriumcitrat-Lösung zu 4 Teilen Blut vorgeschrieben (Westergren, 1924). Die Blutabnahme sollte nüchtern erfolgen. Der Röhrcheninhalt wird durch Schwenken gründlich vermischt und anschließend in eine Senkungspipette bis zur Höhe von 200 mm aufgezogen. Die Erythrozyten sedimentieren in senkrechte Position gebracht der Schwerkraft folgend. Nach 1 Stunde wird kontrolliert, um wie viele Millimeter die Erythrozyten gesunken sind, d. h., es wird die Grenze zwischen dem dunklen (roten) Sediment zum Plasmaüberstand abgelesen. Früher hat man einen 2. Wert nach einer weiteren Stunde notiert. Heute besteht aber allgemein die Auffassung, der 2. Wert liefere keine verwertbare Zusatzinformation.

Leukozytenzahl und Differenzialblutbild

Im Differenzialblutbild wird die Aufteilung der weißen Blutkörperchen in die Hauptfraktionen Granulozyten, Monozyten und Lymphozyten untersucht – mit oder ohne weitere Aufteilung der Granulozyten in Neutrophile, Eosinophile und Basophile. Zur Bestimmung der Leukozytenzahl und für das Differenzialblutbild benötigt man eine mit EDTA antikoagulierte Blutprobe. Die Messung erfolgt in der Regel maschinell durch hämatozytologische Automaten. Bei Auffälligkeiten ist jedoch auch eine mikroskopische Analyse mittels Blutausstrich notwendig.

Bei Entzündungen werden zunächst Leukozyten aus sog. marginalen Kompartimenten mobilisiert. Insbesondere die in den Gefäßen des Lungenparenchyms und der Knochen angedockten **Granulozyten** werden dabei in die Zirkulation ausgeschwemmt. Die Zellzahl im Blut steigt somit an. Etwas später wird das Knochenmark veranlasst, die Leukozytenbildung zu steigern. Das führt zur Erhöhung unreifer bzw. noch jugendlicher stabkerniger Granulozyten, man bezeichnet das als **Linksverschiebung**. Bei anhaltender oder chronischer Entzündung zeigen sich vermehrt **Monozyten**. Gerade bei chronischen Infektionen und Entzündungen (z. B. autoimmunhämolytische Anämie, Brucellose, Tuberkulose) und besonders bei Virusinfektionen (z. B. Pfeiffersch'es Drüsenfieber, Mumps, Röteln, Windpocken) kommt es auch zum Anstieg der Lymphozyten. Bei ausgeprägter **Lymphozytose** sind jedoch weiterführende Untersuchungen wie die Immunphänotypisierung zum Ausschluss lymphoproliferativer Erkrankungen, z. B. die akute und chonische lymphatische Leukämie (CLL, besonders bei älteren Menschen) und ausschwemmender Formen von Non-Hodgkin-Lymphomen angezeigt.

Die Konzentrationserhöhung der weißen Blutkörperchen bezeichnet man generell als **Leukozytose**. Entsprechend einer Erhöhung in den einzelnen Fraktionen spricht man auch von einer **Granulozytose, Monozytose** und **Lymphozytose** sowie einer **Eosinophilie** und **Basophilie**.

Die Referenzbereiche hängen von der Untersuchungsmethode ab und sind von Labor zu Labor unterschiedlich. Die Grenzwerte schwanken daher:

▫ Leukozyten: 4 000–10 000 Zellen/µl
▫ Granulozyten: 59–73 % und 2 300–6 900 Zellen/µl
▫ Monozyten: 4–9 % und 80–690 Zellen/µl
▫ Lymphozyten: 20–36 % und 1 000–3 600 Zellen/µl
▫ Eosinophile: 1–4 % und 50–250 Zellen/µl
▫ Basophile: 0–1 % und 15–50 Zellen/µl

Bei Säuglingen, Kleinkindern und Kindern sind die oberen Normgrenzen mit Ausnahme der Granulozytenzahl höher, besonders gilt das neben der Gesamtleukozytenzahl auch für den Anteil und die absolute Zahl der Lymphozyten.

Bei einer akuten Entzündung ist das Differenzialblutbild ein verlässlicher, bei der chronischen Entzündung dagegen nur ein mäßig guter Marker. Es ist auch nur bedingt eine Unterscheidung zwischen Infektion, Nekrose (Trauma, OP, Myokardinfarkt), Stoffwechselstörung (Gicht, Urämie) und Vergiftung möglich. Eine Erhöhung der Leukozytenzahl liegt auch bei Tumoren vor, dann oft zusammen mit einer Monozytose. Das Ergebnis kann zudem bei körperlicher Belastung und bei starker Emotion falsch-positiv sein (Schreileukozytose bei Kindern). Glukokortikoide lassen zudem die Granulozytenzahl ansteigen, eine leichtgradige Erhöhung zeigt sich auch bei Hyperthyreose.

Akute-Phase-Proteine

Infektionen und Gewebeschädigungen initiieren typischerweise auch eine **Akute-Phase-Reaktion (APR)** humoraler Bestandteile. Am Beginn stehen wieder die weißen Blutkörperchen. Werden sie aktiviert, setzen die weißen Blutkörperchen Botenstoffe wie Interleukine und Interferone frei, die über die Blutbahn zur Leber gelangen und dort die Synthese von etwa 20 Plasmaproteinen steigern. Diese Proteine werden

Tab. 1 Veränderungen im Differenzialblutbild bei unterschiedlichen Entzündungsursachen.

weiße Blutzellen	akute bakterielle Infektion	Gewebsnekrose, sterile Entzündung	chronische Entzündung	akute allergische Reaktion	virale Infektion
Leukozyten	↑↑↑	↑	(↑)	(↑)	(↑)(↓)
Granulozyten	↑↑↑	↑	(↑)	(↑)	(↑)(↓)
Linksverschiebung	ja	selten	nein	nein	nein
Besonderheiten	–	–	Monozytose	Eosinophilie	Lymphozytose

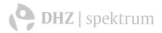

auch als **Akute-Phase-Proteine (APP)** bezeichnet. Neben dem C-reaktiven Protein gehören zu den APP u. a. Coeruloplasmin, saures α-1-Glykoprotein, Haptoglobin, α-1-Antitrypsin, Komplementfaktoren (u. a. C 3, C 4), Ferritin und Fibrinogen. Die Produktion anderer Proteine wie Albumin, Präalbumin, Transferrin und Retinol-bindendes Protein wird dagegen verlangsamt, ihre Konzentration im Plasma sinkt ab. Sie werden daher als **Anti-Akute-Phase-Proteine (AAPP)** bezeichnet.

Den Proteinen der APP kommen im Rahmen von Entzündungen sowohl unterstützende als auch entzündungslimitierende Aufgaben zu. Fibrinogen steigert die lokale Thrombenbildung, Coeruloplasmin dient andererseits der Entgiftung (freie Radikale). Es ist nicht bei allen Proteinen eine unmittelbare Beteiligung am Entzündungsprozess bekannt. Sie können wie Ferritin und Transferrin z. B. die Kopplung einer Entzündung mit Veränderungen im Eisenstoffwechsel kennzeichnen (Infekt-, Tumor-anämie).

C-reaktives Protein

Ein klassischer Vertreter der APP ist **das C-reaktive Protein (CRP)**. Seine Bezeichnung ist darauf zurückzuführen, dass es an das C-Polysaccharid der Zellwand von Streptococcus pneumoniae bindet. Es heftet sich jedoch auch an andere Bakterien sowie Pilze und Parasiten und macht diese somit für Fresszellen des phagozytären Systems schmackhaft. Man bezeichnet das als **Opsonisierung** („würzig machen"): Der Antigen-CRP-Komplex wird von den Phagozyten aufgenommen. Auch Zelltrümmer aus nekrotischen Prozessen werden ähnlich beseitigt. Eine wesentliche bakterizide Eigenschaft hat gebundenes CRP auch durch seine stimulierenden Eigenschaften auf das Komplementsystem. Da CRP nicht an Viren haftet und somit dessen Produktion bei viraler Infektion nicht zweckmäßig wäre, sprechen Anstiege des CRP eher für eine Bakterieninfektion.

Unter den Zytokinen ist es hauptsächlich das von Makrophagen sezernierte Interleukin-6, das die Leber zur CRP–Synthese anregt. Die CRP-Konzentration steigt bereits 6–10 Stunden nach einer Gewebsschädigung an und erreicht zum Teil das 100–1 000-Fache seiner Anfangskonzentration. Da das CRP jedoch nicht nur rasch ansteigt, sondern bei einer Halbwertszeit

von ca. 24 Stunden nach Erkrankungsende auch relativ rasch wieder auf seinen Ausgangswert absinkt, eignet es sich besser zur Diagnostik und Verlaufsbeobachtung von akuten Infektionen als die BSG. Die CRP-Konzentration hat zudem nicht nur eine hohe Dynamik, die Erhöhung korreliert auch gut mit der Masse des entzündeten Gewebes bzw. dem Ausmaß der Entzündung. Die Indikationen zur CRP-Bestimmung sind daher weit gefächert.

Die CRP-Konzentration zu messen ist heute Standard bei jedem Entzündungsverdacht. Die Messung eignet sich auch gut, um die Entzündungsaktivität bei rheumatisch-entzündlichen Erkrankungen zu überwachen. Das gilt auch für viele Autoimmun- und Immunkomplexerkrankungen. Der Wert kann jedoch bei bestimmten Autoimmunerkrankungen wie SLE (systemischer Lupus erythematodes) und Colitis ulcerosa negativ oder nur leicht erhöht sein.

> **!** Die CRP-Konzentration steigt deutlich stärker bei einer Infektion mit Bakterien als mit Viren an. Das macht sie zu einem wichtigen differenzialdiagnostischen Parameter.

Die CRP-Konzentration wird im Serum gemessen. Es eignet sich auch abzentrifugiertes Plasma aus Blutproben, die mit Heparin oder EDTA antikoaguliert worden sind. Die Messwerte bleiben davon weitgehend unbeeinflusst.

Andere Akute-Phase-Proteine

Die anderen **Akute-Phase-Proteine** reagieren träger als das CRP. Zudem sind die Konzentrationsanstiege (bzw. Konzentrationsabfälle bei Anti-Akute-Phasen-Proteinen) meistens nicht größer als 50 % des jeweiligen Basalwertes. Sie nehmen daher insbesondere bei der Aufdeckung von chronischen oder schwelenden Entzündungsvorgängen bzw. von Residualaktivitäten entzündlicher Erkrankungen unter Therapie einen hohen Stellenwert in der Diagnostik ein.

Der Stellenwert der sonstigen APP und AAPP zur Abschätzung der Entzündungsaktivität wird heute zwar als gering eingestuft. Es gibt jedoch subakute und schwelende Entzündungsvorgänge, die fast nur durch Veränderungen dieser sonstigen APP/AAPP angezeigt werden wie eine rheumatoide Arthritis unter suboptimaler Therapie.

Immunglobuline

Es kann zur Verlaufskontrolle chronischer Infektionen, zur Diagnose chronisch-entzündlicher Prozesse wie bei Autoimmunkrankheiten und bei chronischen Leberschäden hilfreich sein, die Menge an Immunglobulinen im Serum zu ermitteln. Ebenso kann eine Immunglobulinanalyse bei erhöhter Infektanfälligkeit und bei Verdacht auf Antikörper-Mangel-Syndrom indiziert sein. Als Untersuchungsmaterial dient hier Serum. Von den 5 Immunglobulinklassen sind **IgA, IgE, IgG und IgM labordiagnostisch brauchbar, IgD dagegen nicht.**

IgM ist ein Frühantikörper, sodass eine erhöhte Konzentrationen dieses Immunglobulins auf eine frische Infektion ver-

---

Indikationen für eine CRP-Bestimmung

- Diagnose und Verlaufsbeurteilung systemisch-entzündlicher Prozesse
- akute organische Erkrankung wie Infektion, Infarkt, Thrombose; mechanisches Trauma/OP
- chronische Erkrankung wie Malignom, rheumatoide Erkrankung, chronisch-entzündliche Darmerkrankung, Arteriosklerose
- Differenzialdiagnostik von bakteriellen versus viralen Infektionen
- frühzeitiges Erkennen postoperativer Komplikationen wie Wundinfektion oder Thrombose

Beurteilung erhöhter CRP-Konzentrationen

- über 5 mg/l bis unter 10 mg/l: milde oder schwelende Entzündung jeder Genese
- 10–50 mg/l: moderate Entzündung wie Bronchitis, Zystitis und andere lokale bakterielle Infekte; mechanisches Trauma/OP; Myokardinfarkt
- 50–100 mg/l: schwere Erkrankung wie purulente (= eitrige) Bronchitis und Pneumonie, akute Pankreatitis
- über 100 mg/l: schwere bakterielle Erkrankung, Sepsisrisiko

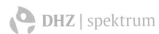

weist. **IgG** ist dagegen ein Spätantikörper, ein Anstieg kennzeichnet eher die chronische Phase einer Infektion; ähnliches gilt für **IgA**.

Eine erhöhte Konzentration der Immunglobulinklassen kann somit auf eine ansonsten nicht aufdeckbare Virusinfektion hinweisen. Solitäre starke IgA-Erhöhungen oder solche, bei denen IgG und IgM auch erhöhte Konzentrationen aufweisen, lassen primär jedoch an eine Lebererkrankung, besonders auch an eine Zirrhose, denken. Der IgE-Wert steigt an, wenn eine allergische Erkrankung oder ein Parasitenbefall vorliegt.

Die Normalwerte sind altersabhängig, für Erwachsene gelten folgende Bereiche:

- IgG: 7–16 g/l
- IgM: 0,4–2,3 g/l
- IgA: 0,7–4 g/l
- IgE: 0–100 U/ml

Die Bestimmung der Immunglobuline ist nur als Screening sinnvoll. Besteht der Verdacht auf eine Virusinfektion, wird die Bestimmung spezifischer Antikörper erfolgen müssen. Bei Lebererkrankungen ist eine Erhöhung der Immunglobulinkonzentration dagegen mitunter das einzig labordiagnostisch erfassbare Aktivitätsmerkmal. Erhöhte IgE-Werte sind nach Ausschluss eines Parasitenbefalls ein Hinweis auf Atopie, bei den anderen Immunglobulinen stehen Defizit-Nachweise zur Aufdeckung von Immunmangelsyndromen im Vordergrund.

Procalcitonin

Procalcitonin (PCT) ist das Prohormon des Calcitonins. Im Gegensatz zu ihm wird PCT im Rahmen **bakterieller Infektionen** nicht durch die Schilddrüse produziert, sondern durch den Stimulus **bakterieller Endotoxine und Entzündungsmediatoren** im ganzen Körper von allen infizierten Organen induziert. Parenchymatöse Zellen u. a. der Leber, des Fettgewebes und der

Muskeln bilden hauptsächlich PCT. Die PCT-Reaktion als Mischreaktion wird durch die Zytokine IL-1β und TNF-α gesteigert, während das besonders bei Virusinfektionen freigesetzte IFN-γ sie hemmt.

Die Konzentration von PCT im Serum ist bei Gesunden sehr niedrig, kann jedoch bei schwerer Entzündung um bis zu Faktor 1 000 ansteigen. Vorteilhaft ist auch, dass der PCT-Spiegel bei schwerer Infektionskrankheit schon innerhalb von 3 Stunden ansteigt, sodass bei einer eventuellen Erhöhung sehr rasch interveniert werden kann.

Sekretorisches IgA

Das sekretorische IgA (sIgA) ist Bestandteil von Sekreten und kommt somit im Speichel, in Tränenflüssigkeit, im Tracheobronchialschleim, in gastrointestinalen Sekreten sowie auch in der Muttermilch vor. In der Lamina propria der Schleimhäute ansässige Plasmazellen produzieren das IgA. Die sIgA-Antikörper des Gastrointestinaltrakts wirken schützend gegenüber vielen dort auftretenden (insbesondere auch mikrobiellen) Antigenen. Sie binden und neutralisieren diese, bevor die Antigene in den Körper eindringen können. Die sIgA-Produktion in der Darmschleimhaut ist mit 1–3 g sehr hoch. Bei Kontakten der Schleimhaut mit Antigenen steigert sich die Produktion, sIgA wird dann auch verstärkt in das Darmlumen abgegeben.

Über die Konzentration des sIgA im Stuhl lassen sich Rückschlüsse auf die körpereigene Abwehr der Darmschleimhaut ziehen. Ein Mangel an sIgA deutet auf eine verminderte Aktivität des mukosalen Immunsystems hin, eine Erhöhung der sIgA-Konzentration dagegen auf eine gesteigerte Aktivität und damit auf eine lokale Entzündung der Darmschleimhaut. Referenzwerte liegen zwischen 510 und 2 040 mg/ml. Das sekretorische IgA eignet sich gut zur Diagnose enteraler Entzündungen.

Weiterführende Literatur

Fraunberger P, Walli AK, Seidel D. Zytokinanalytik: Was ist machbar – was ist sinnvoll? Internist 2001; 42: 35–46

Martin M (Hrsg.). Labormedizin in der Naturheilkunde. 3. Aufl. München: Elsevier; 2006

Thomas, L (Hrsg.). Labor und Diagnose: Indikation und Bewertung von Laborbefunden. 7. Aufl. Frankfurt: TH-Books; 2008

Internet

www.laborlexikon.de

www.netdoktor.de/
Diagnostik+Behandlungen/Laborwerte/

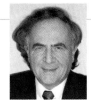

Dr. Ulrich Müller
Labor Dr. Bayer GmbH
Bopserwaldstraße 26
70184 Stuttgart

Dr. Ulrich Müller hat Biologie an der Universität Tübingen studiert und war von 1974–1977 wissenschaftlicher Assistent im Bereich Tierphysiologie an der Uni Gießen. Von 1977–1985 war er wiss. Angestellter im Bereich Sensorische Neurophysiologie am Institut für Physiologie am Uniklinikum Essen, dann Neurobiologe (Post-Doc) am Institut für Physiologie der Uni Heidelberg. Von 1985–2000 in der immunologischen Forschung tätig. Seit 2000 ist er Bereichsleiter Immunologische Diagnostik am Labor Dr. Bayer.

E-Mail: info@labor-bayer.de
Tel.: 0711/1 64 18-0
Fax: 0711/1 64 18-18
Internet: www.labor-bayer.de

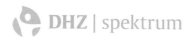
Au Backe – Herdgeschehen im Kopfbereich

Haben Sie Patienten mit chronischer Prostatitis, chronischen Darmerkrankungen oder anderen chronischen Krankheiten in Ihrer Praxis, bei denen keine Behandlung richtig greifen will? Vielleicht sind hier Piercings, Tattoos, tote Zähne, ständig schwelende Nebenhöhlenentzündungen oder andere Störherde im Kopfbereich im Spiel. Denn sie verursachen oft hartnäckige Beschwerden an ganz anderen Stellen im Körper. Dr. med. dent. Wolf Brockhausen erklärt Ihnen Herdarten und ihre Auslöser im Kopfbereich.

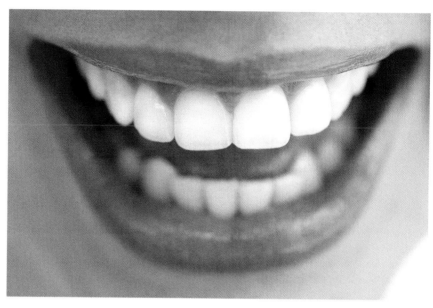

Abb. 1 Im Bereich der Zähne können Herde entstehen, die Krankheiten in z. T. weit entfernten Körperregionen auslösen. Foto: © Digital Vision/Thieme Verlagsgruppe

Zähne und Kieferbereich, Kopfhöhlen wie Nase und Nebenhöhlen, Mundhöhle mit Tonsillen, Ohren und Liquorräume: In all diesen Bereichen des Kopfes kann ein Herd (**auch Störfeld bzw. Fokus**) entstehen, der Krankheiten in z. T. weit entfernten Körperregionen auslöst.

Anders als die Schulmedizin versteht die Naturheilkunde unter einem Herd jedoch nicht nur eine Infektion (Infektionsherd), von der ausgehend Keime über die Blutbahn in den Organismus gelangen und an anderen Orten Krankheiten verursachen. In der Naturheilkunde ist ein **Herd ein umschriebener Gewebebezirk, der durch eine subklinische Entzündung unterhalb der Schmerzschwelle des Patienten einen Dauerreiz auf die Grundsubstanz** (Pischinger-Raum) ausübt – und so krank machen kann. Ein Herd ist im Grunde jeder Vorgang, der die Regulationsfähigkeit des Organismus herabsetzt, d. h. seine Fähigkeit, auf Um- und Inwelteinflüsse angemessen und damit lebenserhaltend zu reagieren.

! Ist ein Herd Ursache für eine Erkrankung, kann diese in der Regel nicht ausheilen, wenn der zugrunde liegende Herd nicht beseitigt ist.

Verschiedene Herdarten im Kopfbereich

Die Auslöser für ein Herdgeschehen im **Kopfbereich** sind unterschiedlich. So kann eine **subklinische Entzündung** verantwortlich sein, die durch **chronische bakterielle und/oder virale Belastungen** entsteht. Chronische bzw. latente subakute Sinusitiden, Tonsillitiden, Entzündungen in den Ohren, der Nase und den Kieferhöhlen sowie eine infektiöse Streuung aus einer dieser primären Entzündungsquellen können hier vorliegen.

Ein Herdauslöser kann auch ein sog. **Leukozytenwall** sein, der sich um nicht abbaufähiges Material herum bildet. Es handelt sich dann um eine **nichtinfektiöse chronische Entzündung**, verursacht durch Fremdsubstanzen wie Metalle und Keramik- oder Kunststoffreste, die durch operative Eingriffe oder Unfälle in das Bindegewebe geraten bzw. absichtlich dort eingesetzt worden sind. Zahn-Implantate sind größtenteils von einem Leukozytenwall umgeben, aber auch Piercings und Tätowierungen (Farbpigmente im Unterhautgewebe). Nach Ausbildung des Leukozytenwalls, der u. a. immunkompetente Zellen enthält, erfolgt durch Kontakt mit dem eingeschlossenen Material je nach Abwehr- oder Stoffwechseleigenschaften eine **temporäre oder persistierende Sensibilisierung**, Allergisierung, Verminderung einer spezifischen Verträglichkeitstoleranz und eine Unverträglichkeit.

Ein Leukozytenwall bildet sich (fast) immer um akute und chronische Entzündungen wie auch um eingeschlossene Fremdkörper herum.

Denaturierte körpereigene Substanzen wie Zahn- bzw. Knochenfragmente oder bindegewebige Kalzifikationen nach chronifizierten Entzündungen im Zahnwurzelbereich sind ebenfalls Herdverursacher. Letztlich kann auch das **Zahnfleisch** selbst bei einer schweren dauerhaften Gingivitis Herdcharakter zeigen, insbesondere bei tiefen Zahnfleischtaschen.

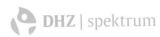

Eine Besonderheit unter den Herden im Mund sind die sog. **NICOs** (= Neuralgia Inducing Cavitational Osteonecrosis). Der Herd ist hier ein **ehemals zahntragendes Kieferareal**, das als verbleibender **hoch infektiöser Knochenhohlraum** vom ungeübten Zahnarzt in der Regel nicht erkannt wird.

Sonderfall tote Zähne und Wurzelfüllungen

Tote Zähne und Wurzelfüllungen können sich auf verschiedene Arten als Herde bemerkbar machen, beispielsweise können sie **toxisch** auf den Organismus einwirken. Das abgestorbene Nervengewebe wird durch die Bakterienflora zu Leichengiften (Cadaverin, Putrescin u. a. giftige biogene Amine) abgebaut. Sie verbinden sich mit Schwermetallen wie Quecksilber aus Amalgamfüllungen zu weitaus enzym-toxischeren Produkten, z. B. Methyl-Mercaptan (Methanthiol). Laut der American Cancer Society ist die Hemmung der alkalischen Phosphatase die wichtigste Voraussetzung für die Entstehung eines bösartigen Tumors. Methyl-Mercaptan ist einer der Hauptfaktoren für die Zerstörung dieses Enzyms. Weitere Bakterien-Toxine, wie die **Hydrogen-Sulfide**, ähneln in Struktur und Giftigkeit dem Lost, dem Senfgas und anderen Kampfgasen aus dem 1. Weltkrieg. Prof. B. Haley, Chemiker an der University of Kentucky, beschreibt diese Toxine als weitaus giftiger als das Botulinus-Toxin („Some of the most toxic substances known to man").

Narben mit gestörter Wundheilung haben ebenfalls Störcharakter. Die bei der Wurzelfüllung abgerissenen Gefäße und Nerven heilen wegen des benachbarten Leukozytenwalls um die Wurzelspitze dann nicht aus.

Schließlich können tote Zähne und Wurzelfüllungen auch zu Herzinfarkt, Unfruchtbarkeit oder Prostataerkrankungen durch **bakteriell-toxische Streuung** über Blut- und Lymphbahnen führen.

Weisheitszähne

Weisheitszähne sind bei regelrechter Stellung im Kiefer nicht pathogen. Verlagerte, also schräg liegende und nicht sichtbare Weisheitszähne, sind jedoch **potenziell herdverdächtig**. Kieferareale von extrahierten Weisheitszähnen enthalten in überraschend vielen Fällen **NICOs, die auf dem Röntgenbild nicht zu sehen sind**.

Füllmaterialien

Füllmaterialien entfalten Herdwirkung, wenn Bruchstücke bei Zahnoperationen unentdeckt in Wunden geraten. Ansonsten bewirken Kunststofffüllungen wie auch Amalgam **potenziell toxische Unverträglichkeits- oder allergische Reaktionen**. Amalgam hingegen kann neben seinen toxischen Eigenschaften noch dazu über seine metallischen Eigenschaften eine Antenne für Elektrosmog sein und damit durch „Aufpowern" von Meridianen Herdwirkung entfalten.

Zysten

Zysten sind a priori steril und haben daher keinen Herdcharakter. Kommt eine Infektion des Zysteninhalts hinzu, sind primär bakteriell-toxische Auswirkungen auf das System zu erwarten, eine Herdwirkung kann sich addieren. Der Mechanismus dieses „Umkippens" ist unbekannt.

Kybernetische und elektro-magnetische Herde

Kybernetische (kybernétes = Steuermann, damit Kommunikation, Kontrolle, Regelung) Herde wirken nicht biochemisch, sondern über die **Informationsebene**. Hierbei werden Steuerungssignale des vegetativen Nervensystems zuungunsten des Regulationssystems nachgeahmt. So werden auch **mechanisch/kybernetische** Auslöser wie Narben oder orthopädische Veränderungen zu einem Herd und beeinflussen u. a. das Cranio-Sacral-System. Prof. Dr. Dr. Kobayashi von der Nippon Dental University in Tokio veröffentlichte dazu 1988 interessante Untersuchungen: In Experimenten zeigte sich, dass durch ein nur 0,1 mm hohes künstliches Okklusionshindernis der Adrenalin- und Corticosteroid-Spiegel im Urin anstieg, der Puls beschleunigte und sich Schlafapnoen um das 6-fache erhöhten. Somit werden psychische Belastungen verstärkt und erhebliche psychosomatische und vegetative Beschwerden hervorgerufen.

80 % aller Beckenschiefstände entstehen ebenfalls durch **nicht exakt aufeinanderpassende Zahnflächen**. Dieser sich orthopädisch auswirkende Stress kann ebenfalls als regulationsmindernd angesehen werden und ist daher im weiteren Sinne ein Herd.

Auch **elektromagnetische (Elektrosmog)** sowie **geopathische Belastungen** sind als Dauerreiz chronische exogene Störreize, die die körpereigene Regulation vermindern und so eine Herderkrankung auslösen können.

Diagnostik

40–60 % aller Herde sind im Zahn- und Kieferbereich lokalisiert. **Röntgenologisch** werden nur Entzündungen erkannt, die sich zwar zu Herden entwickeln können, es aber nicht müssen. Während vereiterte Kieferhöhlen einfach aufzufinden sind, lassen sich chronische Sinusitiden nur mit viel Erfahrung röntgenologisch diagnostizieren. Kybernetisch wirksame Herde wie Okklusionshindernisse, Narben, Metalle als energetische Antennen bei Elektrosmog etc. sind röntgenologisch nicht erkennbar.

Heilpraktikern ist es vom Gesetzgeber verboten, diagnostisch oder/und therapeutisch im Mundbereich tätig zu werden! Sie dürfen jedoch mittels **extraoraler Diagnostik** Herde im Mundbereich aufspüren. Wichtige **Diagnosemöglichkeiten** hierfür sind:

- **Elektro-Hauttest (EHT):** Der Heilpraktiker appliziert galvanischen Strom mit einem Metallpinsel auf die äußere Wangenhaut. Kommt es zu einer Rötung, besteht Herdverdacht.
- **Decoder-Dermogramm:** Nach Applikation eines kurzen Reizimpulses wird die Reaktionsweise des Körpers aufgezeichnet und dabei auf das Regulationsvermögen und die Herdlokalisation geschlossen.
- **Kirlian-Fotografie:** Das energetische Feld um die Fingerspitzen wird mittels Hochspannung auf Fotopapier aufgezeichnet. Die entstehenden Strukturen weisen auf Lokalisation von Herden, aber auch auf allgemeine Stoffwechselproblematiken hin.
- **Regulations-Thermografie:** Durch exakte Temperaturmessung von definierten Körperpunkten vor und nach einer kurzen Abkühlung sind Schlüsse auf Herde möglich.

Weiterhin eignen sich zur Herddiagnostik die **EAV**, die **BFD** (Biofunktionsdiagnostik, ähnlich der EAV, aber mit anderen Elektroden), die **Kinesiologie** sowie der **kardiogene Reflex nach Nogier (RAC)**.

Anamnese

Bei der Anamnese sollten Sie immer danach fragen, an welche zahnärztlichen, kie-

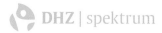
ferchirurgischen und HNO-ärztlichen Maßnahmen bzw. Operationen in den vergangenen 10 Jahren sich der Patient erinnert. Herdwirkungen werden meist erst nach dem sog. **Zweitschlag** (● Kasten) spürbar, das primäre Herdereignis kann daher viele Jahre zurückliegen und „schlummern".

Fragen Sie nach, ob in den Nebenhöhlen, Mandeln oder Zähnen (Fisteln) immer noch oder schon wieder (Chronizität!) Entzündungen vorhanden sind. Auch in diesen Bereichen entstandene **Narben** können Herde sein.

> ❗ Denken Sie immer an ein Herdgeschehen, wenn die Symptome und die dazugehörigen Befunde kein klares Bild ergeben. Bei einem unklaren Krankheitsbild, bei einem chronischen Krankheitsverlauf und bei degenerativen Geschehen sollten Sie unbedingt an einen Herd im Körper denken.

Diagnostische Hilfe durch den Zahnarzt

Ein kooperierender Zahnarzt kann mithilfe der **Neuraltherapie** infrage kommende Zahn-, Narben- oder NICO-Herde vorübergehend ausschalten. Verschwindet die Therapieblockade bzw. bessern sich die Symptome oder treten sie nicht wieder auf, bestätigt das den Herdverdacht (**Ausschlussdiagnostik**).

Die beim **Zersetzen des Zahnnerv-Eiweißes** entstehenden Toxine wandern u. a. in die Zahnfleischtasche und sind mit dem sog. **TOPAS-Test** (= Toxicity Prescreening Assay) nachzuweisen. Der Test zeigt aber lediglich, ob die Toxine vorhanden sind, nicht aber eine mögliche Herdwirkung. Somit bleibt ein Herdnachweis unerlässlich.

Manuelle Diagnostik

Myogelosen und/oder **Neuralgien in den Kaumuskelarealen** können Hinweis geben auf Kauebenenhinderisse. Schmerzhafte **Adler'sche Druckpunkte** im Nacken sind bei der Weisheitszahn-Diagnostik richtungsweisend.

Provokationsdiagnostik

Mit etwas Vorsicht kann auch eine Provokationsdiagnostik durchgeführt werden. Hierzu wird zur Herdaktivierung eine Eigenblutinjektion mit 5–8 ml Nativblut oder Spenglersan®-Test (Einreibung von Kolloid D oder Dx) vorgenommen. Diese Herdaktivierung darf sowohl vom Zahnarzt als auch vom Heilpraktiker vorgenommen werden. Beide müssen jedoch darauf gefasst sein, dass der Herd plötzlich „hochgeht". Das könnte den Patienten eventuell sehr verärgern, wenn darauf vorher nicht hingewiesen wurde.

> ❗ Mit der Provokationsdiagnostik kann eine akute Pulpitis hervorgerufen werden!

Behandlungsmöglichkeiten von Herden

Zahnstörherde können nur von einem Zahnarzt durch Extraktionen, Kieferleerstreckensanierung und Neuraltherapie (Procain oder Lidocain in segmentbezogene Reflexzone injizieren) beseitigt werden. Da eine Behandlung im Mundbereich für Heilpraktiker gesetzlich tabu ist (Zahnheilkundegesetz), bleiben alle intraoralen Verfahren wie Neuraltherapie, Akupunktur, Sineopunktur, Farbpunktur, Lasern, Ansetzen von Blutegeln etc. damit auch dem ganzheitlichen Zahnarzt vorbehalten.

Behandlungsmöglichkeiten für den Heilpraktiker

Belastete Kiefergelenke lassen sich mit **manueller Therapie** mobilisieren, z. B. durch osteopathische Griffe oder Cranio-Sacral-Therapie. Diese Behandlung ersetzt aber nicht eine darauf unbedingt folgende sorgfältige Diagnostik und Therapie der Ursachen durch den spezialisierten (!) Zahnarzt.

Das Blut ist Verteilungsmedium für Nährstoffe, Transmitter, Enzyme, Ausscheidungsprodukte, Resttoxine, Antikörper u. a. Mit der **Eigenbluttherapie** kann daher eine optimale Reiz- und Regulationstherapie durchgeführt werden. Gerade Herde reagieren sehr gut auf die starke und allgemeine regenerative Wirkung des Eigenbluts.

Fortwährende Fehlinformationen und die ständige Abwehrsituation des Immunsystems innerhalb der Herd- bzw. Störfeldregion verbrauchen Katalysatoren und damit auch Enzyme. Im Rahmen der **Enzymtherapie** ist es als Hilfe zur Selbsthilfe daher oftmals wichtig, diese dem Organismus zuzuführen.

Nach einer **Sanierung des vorhandenen Herdes** erlangt der Organismus in der Regel seine Selbstheilungskräfte zurück und ist mit ihrer Hilfe in der Lage, die herdbedingte Erkrankung und damit auch das Beschwerdebild zu beseitigen.

> ❗ Bleibt nach Beseitigung eines Herdes weiterhin ein Behandlungserfolg aus oder tritt der bisher behandelte Herd immer wieder als Störfeld in Erscheinung, muss ein anderer, quasi vorgeschalteter Herd, gesucht und beseitigt werden. Dies ist in häufigen Fällen ein entsprechender Zahnherd.

Allgemeine Behandlungsmaßnahmen

Zur Begleitung von Störfeldsanierungen ist eine Entlastung des Organismus von Schad- und Schlackenstoffen nötig. Das macht eine antitoxische Therapie im **Vorfeld und während** der Störfeldbeseitigung nötig, zu der v. a. eine **Leberunterstützung mit substituierender Medikamentenbegleitung** (Phase I und II) gehört:

Phase I und II sind die aufeinanderfolgenden Entgiftungsphasen in der Leberzelle, die oft bereits von der Umweltproblematik (z. B. lipophile Umweltgifte) überlastet ist. Phase I ist die Abkopplung der toxischen Substanz vom Trägermolekül mit Einfügen von funktionellen Gruppen (-OH; -SH) in das unpolare Molekül. Phase II (die Konjugation) ist die Ankopplung an ein wasserlösliches Molekül und somit die Möglich-

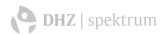
keit, über Niere oder Galle zu entgiften. Oft bleibt die Detoxifizierung mangels Vitaminen, Enzymen, Spurenelementen und Aminosäuren zwischen beiden Phasen stecken und das intermediäre Substrat ist toxischer als das ursprüngliche. Darum ist die **Stützung dieser Phasen** so wichtig.

- **Vitalstoffe für die Phase I:** Riboflavin (Vitamin B_2), Niacin (Vitamin B_3), Pyridoxin (Vitamin B_6), Folsäure, Cobalamin (Vitamin B_{12}), Glutathion, verzweigtkettige Aminosäuren (Valin, Leucin, Isoleucin), Flavonoide, Phospholipide, Vitamin C.
- **Vitalstoffe für die Phase II:** Glutathion, Glycin, Taurin, Glutamin, Ornithin/Arginin, Methyldonatoren (Methionin, Folsäure, Vitamin B_{12}), Zystein.

Zu einer umfassenden Behandlung gehört auch eine **individuelle Ernährungs- und Lebensberatung**. Stressabbau beispielsweise reduziert die Sekretion des Kortisols und fördert die Verbesserung der Pankreassekretion. Die **Wiederherstellung** des durch hohe Insulin- und Kortisolspiegel blockierten **Fettstoffwechsels** (ß-Oxidation) ist ebenfalls ratsam. Ein entblockierter Organismus ist durchaus in der Lage, übliche Mengen an Fremdtoxinen, auch Amalgam, selbst zu entsorgen. Hierzu sind phytotherapeutische und physikalische Therapien geeignet.

Der **Darm** ist oft der am schwersten zu therapierende Herd. Doch erst, wenn der Darm optimal funktioniert, kann eine entsprechende Toxinreduktion erreicht und ein Herd dauerhaft entfernt werden.

Kontraindikationen

Eine absolute Kontraindikation für die Beseitigung eines Störfelds gibt es nicht. Eine Allergie gegen Lokalanästhetika verbietet die klassische Neuraltherapie.

 Verwendete Literatur

[1] **Bierbach E, Herzog M (Hrsg).** Handbuch Naturheilpraxis. München: Elsevier; 2005.

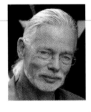

Dr. med. dent. Wolf Brockhausen
Keilstr. 93
44879 Bochum

Dr. med. dent. Wolf Brockhausen ist seit 1976 niedergelassener Zahnarzt in Bochum. Seit 1980 ist er in der ganzheitlichen Zahnheilkunde tätig und seit 1989 als Heilpraktiker im Heilpraktikerverband BDH. Referent auf Fachtagungen.

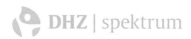
Herz-Kreislauf-Diagnostik der Naturheilpraxis

Die klinische Herz-Kreislauf-Diagnostik fördert nicht nur frühzeitige Diagnosen zutage, sondern wird auch als Standard in der Naturheilpraxis vorausgesetzt. Ob Sie tagtäglich oder eher selten Patienten körperlich untersuchen: Wir haben noch einmal alle wichtigen diagnostischen Schritte für Sie zusammengefasst – zur Wiederholung und Ermutigung, wann immer möglich beherzt das Stethoskop zu zücken.

Pulsmessung, aber richtig!

Auch bei jüngeren Patienten sollte man – zumindest bei der Erstuntersuchung – sich in den Rhythmus einfühlend, den Radialispuls tatsächlich 60 Sekunden lang messen. Je nach Beschwerdebild und Alter sollten die Pulse an Füßen, Knien, Oberschenkeln und beiden Halsseiten **seitenvergleichend** getastet werden, um einen Eindruck von der Durchblutungssituation zu bekommen. Dabei wird auf Frequenz, Rhythmus und Qualität (z. B. weich, hart, fadenförmig) geachtet.

Ein fehlender Puls muss nicht immer gleich hochgradige Arterienstenose, kompletten Arterienverschluss oder Schock bedeuten: Ödeme und Fettgewebe erschweren die Tastung, atypische Gefäßverläufe kommen erstaunlich häufig vor, bei diabetischer Mediasklerose ist die Arterie hart und die Pulswelle deshalb häufig nicht tastbar.

Normalwerte der Pulsfrequenz:

- Neugeborene: 140 Schläge/Min.
- Kleinkinder: 2 Jahre: 120 Schläge/Min. 4 Jahre: 100 Schläge/Min.
- Kinder und Jugendliche: 10 Jahre: 90 Schläge/Min. 14 Jahre: 85 Schläge/Min.
- Erwachsene: 60–80 Schläge/Min.
- Hohes Lebensalter: 80–85 Schläge/Min.

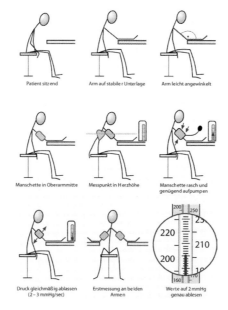

Abb. 1 Die wichtigsten Regeln der Blutdruckmessung am Oberarm. Aus: Midekke M: Arterielle Hypertonie; Stuttgart: Thieme; 2005.

Größere Arterien können mit dem Stethoskop abgehört werden. Reibe- oder Schabegeräusche weisen auf Einengungen des Arterienlumens hin. Diese Geräusche sind bei mittelgradigen Einengungen gut hörbar und nehmen bei starker Einengung ab. Bei Verschluss ist kein Geräusch zu hören. Ein zu fest aufgesetztes Stethoskop engt das Gefäß ein und kann eine Stenose vortäuschen (artifizielles Geräusch)!

Blutdruckmessung: Kunst der Genauigkeit

Das Blutdruckmessen (▶ **Abb. 1**) muss auch im größten Praxistrubel korrekt durchgeführt werden! Elektronische Blutdruckmessgeräte besitzen immer noch nicht die Zuverlässigkeit der manuellen Methode und sollten nur im Privathaushalt angewendet werden. Sehr wichtig ist auch die korrekte Manschettengröße! Vor der Blutdruckmessung soll sich der Patient – wenn es zeitlich irgend möglich ist – 15 Min. ausruhen, damit kein falsch hoher

Blutdruck gemessen wird. Während der Blutdruckmessung sitzt oder liegt er möglichst völlig entspannt. Nur **wiederholte Messungen** an verschiedenen Tagen und zu verschiedenen Tageszeiten erlauben ein zuverlässiges Urteil. Die WHO empfiehlt mindestens drei Messungen bei wenigstens zwei verschiedenen Gelegenheiten. Beachten Sie Praxishypertonie und -normotonie! (▶ **S. 16**)

Bei der Erstuntersuchung sollten Sie den Blutdruck an beiden Armen messen, danach immer am gleichen. Unterschiede über 20 mm/Hg weisen auf einseitige Verengung der A. subclavia hin. Ist der Puls bei 230 mmHg (**ggf. Notfall!**) immer noch tastbar, Manschette nicht mehr aufpumpen, da die weitere Druckerhöhung evtl. einen (Mikro-)Apoplex verursachen kann.

> **!** Bei Mastektomie, Lymphödem, Dialyse-Shunt, Hormon-Implantaten oder Lähmung darf am betroffenen Arm nicht gemessen werden.

Nur Langzeitmessung bringt Gewissheit

Menschen, die auf Stressreize vegetativ stark ansprechen, neigen zur Praxishypertonie. Die Praxisnormotonie tritt hingegen oft z. B. bei Personen auf, die am Arbeitsplatz hohen psychomentalen Belastungen ausgesetzt sind, meist mit hoher Verantwortung und geringem Entscheidungsspielraum. Der Aufenthalt in der Praxis ist für sie „die reinste Erholung".

Größere Sicherheit bringt dagegen die **Blutdruck-Langzeitmessung (ABDM)** über mind. 24 Stunden Alltagsbedingungen! Ein Messgerät hierfür kostet ca. 1100,- €; bei entsprechendem Praxisprofil könnte sich ggf. die Anschaffung lohnen. Doch Hausarzt oder Kardiologe haben diese Untersuchung bereits oft durchgeführt, wenn der Patient zu uns kommt.

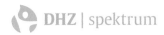
Tabelle 1 Empfehlungen der deutschen Hochdruckliga für Manschettenmaße

Oberarmumfang (cm)	Patient	Manschette: Breite × Mindestlänge (cm)
	Kleinkind	5 × 8
	Kind	8 × 13
< 33	Erwachsener	12–13 × 24
33–44	Erwachsener	15 × 30
> 41	Erwachsener	18 × 36

Die häufig von Patienten vorgenommene **Blutdruckselbstmessung (BDSM, ▸ S. 56)** ist eine sinnvolle Ergänzung, darf jedoch aufgrund der vielen Fehlermöglichkeiten und Ungenauigkeit der Geräte (trotz aller Prüfsiegel!) nicht überschätzt werden. Sie erfasst v. a. nicht gefährliche nächtliche Blutdruckanstiege, z. B. bei Hypervolämiesyndrom oder bei der Schlafapnoe.

Inspektion: Lehrbuchsymptome meist nur im Lehrbuch

Sehr offensichtliche Zeichen wie Zyanose, das blau-rotwangige „Mitralgesicht" bei Mitralstenose, Osler-Knötchen (punktuelle Blutungen bei Endokarditis), gar Trommelschlegelfinger oder Uhrglasnägel (z. B. bei Herzfehlern) tauchen in der HP-Praxis eher selten auf. Achten Sie jedoch auf periphere Ödeme, v. a. an Schienbeinen und Knöcheln, als Insuffizienzzeichen sowie Stauungen der Jugular- oder Unterzungenvenen bei Rechtsherzinsuffizienz (akut gestaute Halsvenen als Alarmzeichen!) und sichtbare Pulsationen.

Haben Sie ein Augenmerk auf die periphere arterielle und venöse Kreislaufsituation und achten Sie auf Blässe, Marmorierungen, Rötung, Zyanose, Hyperpigmentierungen, schlecht heilende Wunden, (Fuß-)Pilzinfektionen, Ulzera und Krampfadern.

Palpation und Perkussion

Immer, besonders aber bei scheinbar funktionellen Herzbeschwerden (▸ **S. 43–46**), sollten Rippen und Wirbelgelenke auf Fehlstellungen, Muskelverspannungen, Gelosen und Narben in den relevanten **Dermatomen** untersucht werden:

- C 1 und C 2 = Wirkung auf Herz-Kreislauf-Zentrum
- C 3, 4 und 8 sowie Th 1–4 = Wirkung auf die Aorta
- C 3 und 4 sowie C 8 bis Th 8 = Wirkung auf das Herz
- Th 9 bis L 3 = Wirkung auf die Nieren (renale Hypertonie über RAAS)

Die **Head-Zonen** des Herzens liegen auf der linken Seite in den Segmenten C 3–C 4 und Th 1–Th 6.

Leber und Milz (Vergrößerung? Stauung bei Rechtsherzinsuffizienz?), **Schienbeine und Knöchel** (Stauungsödeme?) werden palpiert.

Palpation des Thorax: Legen Sie Ihre Hände von kranial flach rechts und links neben das Brustbein des liegenden Patienten. Achten Sie auf Pulsationen – diese sind je nach Lokalisation Hinweise auf eine Hypertrophie bei Rechts- oder Linksherzinsuffizienz oder ein Aortenaneurysma. **Schwirren**, das sich wie der Hals einer schnurrenden Katze anfühlt, tritt bei Herzklappenfehlern oder Perikarditis auf.

Die **Perkussion** des Herzens (relative und absolute Herzdämpfung zur Feststellung der Herzgröße) ist aufgrund ihrer Ungenauigkeit heute obsolet.

Die **Perkussion des Bauchraumes** kann eine starke Lebervergrößerung, Aszites (bei Rechtsherzinsuffizienz) oder starke Flatulenz (wichtig bei Roemheld-Syndrom) offenbaren. Die **Perkussion der Lunge** gibt Hinweise auf Erkrankungen der Lunge und daraus folgende Herzerkrankungen (Rechtsherzinsuffizienz, z. B. bei Asthma, chron. Bronchitis, Emphysem, Fibrose).

Auskultation des Herzens

Die Auskultation des Herzens muss man **praktisch** erlernen. Tonträger geben dabei eine wertvolle Hilfestellung. Am gesunden Herzen lassen sich zwei Herztöne auskultieren:

- **1. Herzton (S_1):** Anspannungston = die Systole beginnt; Mitral- und Trikuspidalklappe schließen sich, Aorten- und Pulmonalklappe öffnen sich.
- **2. Herzton (S_2):** Klappenschlusston = Ende der Systole; „Zuschlagen" der Aorten- und der Pulmonalklappe

Ein **3. Herzton** kann bis zum 40. Lebensjahr physiologisch sein. Bei älteren Erwachsenen kann er – ebenso wie ein **vor**

dem S_1 hörbarer **4. Herzton** – auf zahlreiche Erkrankungen wie Mitral-/Trikuspidalinsuffizienz, Volumenbelastung des Herzens (z. B. bei Hyperthyreose, Anämie, Schwangerschaft), KHK, pulmonalen Hypertonus, Aorten- oder Pulmonalvitien, Pericarditis constrictiva oder Herzinsuffizienz hinweisen.

Man unterscheidet **drei Qualitäten von Herzgeräuschen:**

- Funktionelle Geräusche treten nur in der Systole auf und entstehen durch erhöhtes Herzzeitvolumen, z. B. bei Fieber, Anämie, Hyperthyreose.
- Akzidentelle (zufällige) Geräusche entstehen in der Systole durch Wechsel der Atmung, der Körperhaltung oder in der Jugend, sie haben keinen Krankheitswert.
- Organische Geräusche treten bei Herzklappenfehlern oder Septumdefekten auf.

Geräusche können in jeder Phase der Systole oder Diastole hörbar sein. Ein ansteigendes Geräusch wird Crescendo-, ein leiser werdendes Decrescendo-Geräusch genannt.

❗ Aufgrund der zeitlichen Zuordnung der Herzgeräusche kann oft bereits der Verdacht auf einen Herzklappenfehler geäußert werden: Herzgeräusche in der Systole (Systolikum) geben Hinweis auf eine Aorten- oder Pulmonalstenose bzw. eine Mitral- oder Trikuspidalinsuffizienz, Herzgeräusche in der Diastole (Diastolikum) auf eine Aorten- oder Pulmonalinsuffizienz bzw. eine Mitral- oder Trikuspidalstenose.

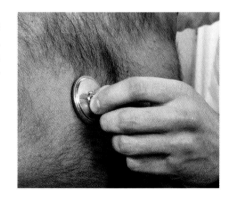

Abb. 2 Die Auskultation des Herzens, hier der Aortenklappe, sollte man v. a. praktisch erlernen. Aus: Lexikon der Krankheiten und Untersuchungen; Stuttgart: Thieme; 2006.

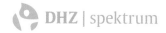

Palpation des Herzspitzenstoßes

Die Palpation des **Herzspitzenstoßes** gibt Hinweise auf Muskelkraft und Größe des Herzens. Er wird mit den Spitzen von Zeige- und Mittelfinger im 5. ICR medioklavikular links getastet. Liegt er lateral oder ist er breiter als 2 cm, ist das Herz evtl. hypertrophiert. Bei Schwangeren oder bei Zwerchfellhochstand kann der Herzspitzenstoß nach links oben verschoben, bei Fieber, Hyperthyreose oder Anämie aufgrund der höheren Amplitude „hebend" sein.

Bei der Palpation des Herzspitzenstoßes sollte man simultan den Radialispuls tasten bzw. beide vergleichend zählen. Bei einem Pulsdefizit kommen nicht alle Pulswellen in der Peripherie an (A. radialis < Herzspitzenstoß). Dies deutet meist auf ein Vorhofflimmern (**Notfall!**) oder zu geringes Schlagvolumen hin, aber auch auf Extrasystolen, schwere Hypotonie und arterielle Durchblutungsstörungen bis hin zum Verschluss des Gefäßes.

Tabelle 3 Zeitliche Zuordnung von Herzgeräuschen

Herzgeräusche (pathologisch) hörbar in der...	Aorten-klappe	Pulmonal-klappe	Mitral-klappe	Trikuspidal-klappe
Systole = systolisches Geräusch zwischen 1. und 2. Herzton („Tschsch-Bumm")	offen *Stenose*	offen *Stenose*	geschlossen *Insuffizienz*	geschlossen *Insuffizienz*
Diastole = diastolisches Geräusch zwischen 2. und 1. Herzton = („Bumm-Tschsch")	geschlossen *Insuffizienz*	geschlossen *Insuffizienz*	offen *Stenose*	offen *Stenose*
Auskultationspunkte	2. ICR rechts	2. ICR links	5. ICR links	4. ICR rechts

Immer schematisch vorgehen

Im Untersuchungszimmer muss es zur Auskultation still sein. Beginnen Sie am Erb-Punkt (▶ **Tab. 4**): Hier können Sie am besten alle Herztöne hören und so einen ersten Überblick über die Herzaktionen gewinnen. Fühlen Sie gleichzeitig den Puls des Patienten an der A. carotis – dort kommt die Blutdruckwelle unmittelbar nach S_1 an.

Lassen Sie sich Zeit! Vergleichen und bestimmen Sie den 1. und 2. Herzton. Untersuchen Sie den Patienten in verschiedenen Positionen (z. B. liegend auf dem Rücken, liegend in linker Seitenlage, sitzend mit tiefer Ausatmung). Achten Sie auf Spaltung, dann auf Geräusche (zuerst systolisch, dann diastolisch) und andere Phänomene. Entscheidend ist, dass Ihnen „Unnormales" auffällt – und nicht dessen exakte Interpretation, die viel Praxiserfahrung und zum Teil weitere Diagnostik erfordert. Erkennen kann schützen und retten – durch rechtzeitige Überweisung zum Kardiologen.

> **Achtung!** Die Auskultation der Lunge kann u. a. bei Herzinsuffizienz diagnoseweisend sein (Rasselgeräusche, Trachealatmen!).

Spezielles Labor bei Herzerkrankungen

Zur Labordiagnostik des Herzens gehören – je nach Symptomatik – einige Parameter, die auch für andere Organsysteme relevant sind, z. B. Hämatokrit, Mineralien, Bluteiweiße, Entzündungsparameter, Stoffwechsel- und Hormonprofile.

Wichtige differenzialdiagnostische Laborwerte:

- **Nierenfunktionsstörung:** Na, K und Kreatinin
- **Leberstauung** verursacht erhöhte GOT- und GPT-Werte.
- **Schilddrüsenparameter** (T3, T4, TSH) sollten v. a. bei Rhythmusstörungen wie Sinustachykardie und jeglicher Form von (angeblich?) funktionellen Herzsensationen bestimmt werden.

Wichtige herzspezifische Parameter:
Bei Dehnung und Druckbelastung des linken Ventrikels wird **BNP** (B-Typ natriuretisches Peptid) sezerniert, bei Vorhofprozessen **ANP** (atriales natriuretisches Peptid). Bei niedrigen **BNP-Werten** (< 100 pg/ml) ist eine **Herzinsuffizienz** als Ursache einer Dyspnoe äußerst unwahrscheinlich. Hohe BNP-Werte (> 500 pg/ml) sind dagegen ein starkes Indiz für eine kardiale Pumpschwäche. Dazwischen liegt eine diagnostische Grauzone.

Bei koronarer Herzerkrankung und Herzinfarkt(risiko):

- **Cholesterin** (Quotient LDL/HDL-Cholesterin)
- **LPa** (Lipoprotein a) zeigt genetisch determiniertes Arterioseroserisiko an.
- **Homocystein** zeigt ein erhöhtes Risiko für KHK, pAVK, Thrombosen an.
- **CRP** (Akute-Phase-Protein), als hs-CRP, äußerst sensitiv bei KHK

Laborparameter wie das Isoenzym CK-MB (Herzmuskeltyp der CK), Myoglobin sowie SGOT, LDH und Alpha-HBDH steigen zwar beim akuten Herzinfarkt an – doch nutzt uns dies nicht in der Praxis. Zum Nachweis von **Mikroinfarkten** bei Patienten mit Angina pectoris und in der **Infarkt-Nachsorge** leisten **cTnT** (kardiales Troponin T) und **cTnI** (Troponin I) gute Dienste. Dies gilt ebenso bei schwachen oder untypischen Symptomen, z. B. wenn ein Diabetiker berichtet, am Vormittag starke Blähungen und Schluckauf gehabt zu haben.

Troponine sind Eiweißkörper, die an der Muskelkontraktion im Herz beteiligt sind und durch den Infarkt im Blut freigesetzt werden. Schon 4–6 Stunden bis ca. 5–10 Tage nach dem Schmerzereignis erlauben einfache **Streifentests** (Vollblut auftropfen, Lösung aufträufeln, ablesen) **mit Sofortauswertung** eine zu 90 % sichere Infarktdiagnose! Zwanzig Teststreifen für Troponin I kosten ca. 42,- €, ein Test mit noch höherer Sensitivität ca. 130,- € pro 10 Testkarten. Eine CardiaCombo-Testkarte bietet gar einen simultanen Schnelltest für Myoglobin, CK-MB und Troponin I (z. B. www.gabmed.de, 10 Stück ca. 110,- €); hier deckt jedes dieser Proteine unterschiedliche Nachweiszeiten (von 2 Stunden bis 10 Tage) ab.

Achtung! Bei Verdacht auf Herzinfarkt darf der Test die sofortige Anforderung des Notarztes selbstredend nicht verzögern!

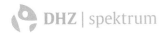

Tabelle 4 Wichtigste Auskultationspunkte des Herzens

Erb-Punkt	3. ICR parasternal links
Mitralklappe	5. ICR Medioklavikularlinie links
Trikuspidalklappe	4. ICR parasternal rechts
Aortenklappe	2. ICR parasternal rechts
Pulmonalklappe	2. ICR parasternal links

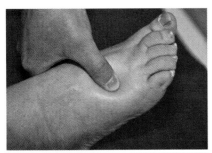
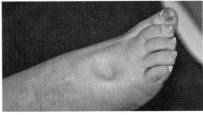

Abb. 3 Periphere Ödeme deuten auf Rechtsherzinsuffizienz hin. Aus: Lexikon der Krankheiten und Untersuchungen; Stuttgart: Thieme; 2006.

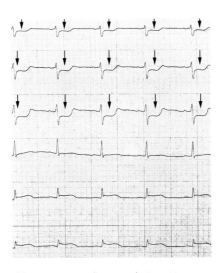

Abb. 4 EKG-Veränderung nach einem Herzinfarkt. Hier: ST-Strecken-Senkung in den EKG-Brustwandableitungen (s. Pfeile ↓).
Aus: Lexikon der Krankheiten und Untersuchungen; Stuttgart: Thieme; 2006.

Ganz schön zackig – Exkurs Elektrokardiogramm

Eine der wichtigsten Untersuchungen des Herzens ist das Elektrokardiogramm (EKG) – wenn es zum Praxisprofil passt, kann ein EKG-Gerät auch für den Heilpraktiker eine sehr lohnende Anschaffung sein und findet sich daher in immer mehr HP-Praxen wieder (**DHZ 6/2007, S. 56–58**). Heutzutage gibt es nicht nur Kurse und gute (interaktive) Selbstlernprogramme, oftmals interpretiert sogar eine Software die Werte nach internationalen Standards. Die Ableitung der Herzströme gibt Auskunft über Erregungsbildung und Reizleitung und somit über Herzrhythmus und Zustand des Myokards bei Verdacht auf KHK oder Infarkt. Bei der Auswertung eines EKGs wird überprüft, ob alle bei Gesunden regelmäßig wiederkehrenden Zacken, Wellen, Komplexe und Strecken normal aussehen und ob ihre Dauer im Normbereich liegt. So wie ein Foto von unterschiedlichen Seiten ein Objekt darstellen kann, stellt ein EKG durch die verschiedenen Ableitungen die „elektrischen Verhältnisse des Herzens" von verschiedenen Seiten dar.

Beim **Ruhe-EKG** liegt der Patient ruhig auf einer Liege. Beim **Langzeit-EKG** werden die Herzströme meist über 24 Stunden aufgezeichnet. Es dient v. a. zur Abklärung von Herzrhythmusstörungen. Bei einem **Belastungs-EKG** (*Ergometrie*) wird durch eine genau definierte Belastung (Fahrradfahren) ein erhöhter O_2-Verbrauch und dadurch ggf. EKG-Veränderungen provoziert. Belastungs-EKG's dürfen **grundsätzlich nur in Reanimationsbereitschaft** (Defibrillator und verschreibungspflichtige Notfallmedikamente griffbereit!) durchgeführt werden und sind deshalb **nicht** für die HP-Praxis geeignet.

@ Informationen im Internet

www.dgpr.de Deutsche Gesellschaft für Prävention und Rehabilitation von Herz-Kreislauf-Erkrankungen e. V. – z. B. Leitlinien, Studien, Adressen von Kliniken und Herzsportgruppen

www.herzstiftung.de Deutsche Herzstiftung, für Patienten und Ärzte, z. B. Broschüren, Beratung, Risikotest, Selbsthilfegruppen

www.hochdruckliga.info schulmedizinische Infos für Patienten und Ärzte, z. B. Leitlinien, Schaubilder für Patientengespräche und Vorträge

www.medizinfo.de/kardio/erkrhythmus.htm Infos und Links zu fast allen Themen rund um Herzerkrankungen

www.patientenleitlinien.de/Herzinsuffizienz/herzinsuffizienz.html sehr informative Seite für Betroffene der Uni Witten/Herdecke

www.uni-duisburg-essen.de/~tka0r0/inhalt/sound.html Herztöne und -geräusche zum Download

Literatur

[1] **Bierbach E:** Naturheilpraxis heute; München: Urban & Fischer; 2006.

[2] **Dahmer J:** Anamnese und Befund. Die symptomorientierte Patientenuntersuchung als Grundlage klinischer Diagnostik; Stuttgart: Thieme; 2006.

[3] **Cook-Sup S:** Praktische EKG-Deutung, 8. Aufl. Stuttgart: Thieme; 1998.

[4] **Gesenhues St, Ziesché R:** Praxisleitfaden Allgemeinmedizin; München: Urban & Fischer; 2003.

[5] **Holldack K, Gahl K:** Auskultation und Perkussion, Inspektion und Palpation (mit Audio-CD); Stuttgart: Thieme; 2005.

[6] **Lexikon der Krankheiten und Untersuchungen;** Stuttgart: Thieme; 2006.

[7] **Middeke:** Fakten. Arterielle Hypertonie; Stuttgart: Thieme; 2006.

[8] **Middeke M:** Arterielle Hypertonie. Stuttgart: Thieme; 2005.

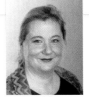

HP Elvira Bierbach
Kreuzstraße 32
33602 Bielefeld

Elvira Bierbach leitet seit 1992 eine Heilpraktikerschule in Bielefeld. Außerdem schreibt sie Fachbücher, gibt verschiedene Lehrbücher für Heilpraktiker(-anwärter) heraus und hält Vorträge. Seit 2001 ist sie Beiratsmitglied im „Bund Deutscher Heilpraktiker", seit 2006 die Hauptschriftleiterin der „Deutschen Heilpraktiker Zeitschrift".

E-Mail: e.bierbach@freenet.de

+++ Vielen Dank an die Kollegen Michael Herzog und Siegfried Kämper für ihre freundliche Beratung! +++

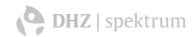
Histamin – unbekannter Auslöser für Kopfschmerzen

Für ein gemütliches Abendessen mit Freunden, bei Kerzenlicht und leckerem Fisch, Wein und Käse, zahlen manche Menschen einen hohen Preis: Heftige Kopfschmerzen und Unwohlsein sind nicht selten die Folge.

Oft werden solche Beschwerden dann dem Alkohol, ganz allgemein dem Stress oder dem Wetter zugeschrieben. Dafür gibt es jedoch häufig keine Belege. Bei der Suche nach weiteren möglichen Auslösern für Kopfschmerzen stießen Wissenschaftler schon vor Jahren auf biogene Amine [2, 3], insbesondere das Histamin. Eine dänische Studie untersuchte, inwieweit die Inhalation von Histamin bei Migränepatienten Kopfschmerzen auslösen kann. Dabei wurden dosisabhängige Symptome nicht nur bei den Migränepatienten gefunden, sondern auch bei der gesunden Vergleichsgruppe [1].

Was ist Histamin?

Histamin ist ein biogenes Amin, das bei der Decarboxylierung von Histidin entsteht. Es ist an vielen menschlichen Körperfunktionen beteiligt und wird deshalb regelmäßig vom Organismus produziert. Blut- und Gewebezellen speichern es in einer inaktiven Form und setzen es bei Bedarf aus den Mastzellen frei, zum Beispiel wenn Histamin im Körper auf Allergene trifft. Histamin hat verschiedene physiologische Wirkungen: Es senkt den Blutdruck, erweitert Gefäße etwa der Haut und Schleimhaut und führt zu einer Kontraktion der glatten Muskulatur der Atemwege und des Magen-Darm-Traktes. Negative Auswirkungen sind das Auslösen von Heuschnupfen, Asthma bronchiale und Urtikaria. Bei Medikamentenallergien und -unverträglichkeiten spielt es ebenfalls eine wichtige Rolle.

Neben der körpereigenen Produktion nehmen wir Histamin auch durch Nahrung auf. Es befindet sich in fast allen Lebensmitteln, vor allem in jenen, die einen durch Mikroorganismen oder Bakterien unterstützten Reifungsprozess durchlaufen – wie etwa Sauerkraut.

Besonders histaminhaltige Nahrungsmittel

Fisch (z. B. Thunfisch, Makrele, Sardelle, Fischkonserven)
Käse (z. B. Hartkäse, Emmentaler, Camembert, Roquefort, Brie)
Hartwurst (z. B. Dauerwurst, Salami, Rohschinken)
Gemüse (z. B. Sauerkraut, Spinat, Tomaten)
Alkohol (z. B. Rotwein, Sekt, Weißwein, Bier)

Auch diese Lebensmittel enthalten biogene Amine: Schokolade, Nüsse, Eier, Milch, Ananas, Papayas, Erdbeeren.

Gesundheitliche Beschwerden werden durch eine Überbelastung des Organismus mit Histamin ausgelöst. Hierbei spielt es keine Rolle, ob es aus der Nahrung oral aufgenommen, eingeatmet oder im Körper freigesetzt wurde. Aber auch fehlende Abbaumechanismen verursachen Beschwerden. In zu hohen Mengen kann Histamin bei allen Menschen schwere Krankheitszustände hervorrufen. Im Fall einer Histaminunverträglichkeit können schon geringe Mengen zu Beschwerden führen.

Abbaumechanismus für Histamin: DAO

Da sich der Körper deshalb wirksam vor dieser biologisch hochpotenten Substanz schützen muss, gibt es bereits im Darm eine erste Barriere: die Darmschleimhaut. Dort werden die biogenen Amine abgebaut. Das für die Zersetzung verantwortliche Enzym **Diaminoxidase** (DAO) wird von den Zellen der Darmschleimhaut, den Enterozyten, kontinuierlich produziert. Die DAO findet sich hauptsächlich im Dünndarm, in der Leber, den Nieren und in den weißen Blutkörperchen.

Beim gesunden Menschen wird die histaminreiche Nahrung also bereits im Darm weit gehend von Histamin befreit. Reste werden beim Durchtritt durch die Darmschleimhaut von der dort sitzenden DAO abgebaut. Ein wertvolles Co-Enzym ist übrigens das Vitamin B_6, wobei Menschen mit Histaminintoleranz (HIT) häufig erniedrigte Vitamin-B_6-Spiegel haben.

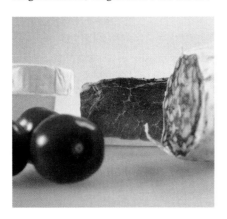
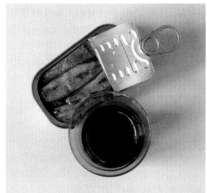

Abb. 1 und 2 Histaminhaltige Lebensmittel.

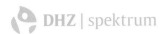
DAO ist ein empfindliches Enzym, das von anderen biogenen Aminen, Alkohol oder auch Medikamenten gehemmt werden kann. Auch bei entzündlichen Darmerkrankungen ist die Produktion vermindert.

> **Cave:** Viele Schmerzmittel können die DAO-Produktion blockieren oder die Freisetzung des Histamins aus den Mastzellen verstärken. Dies gilt auch für einige Schlaf- und Asthmamittel, Schleimlöser, Antihypertensiva und Antibiotika. Weisen Sie Ihre Kopfschmerz-Patienten unbedingt darauf hin!

Histaminintoleranz

Unter Histaminintoleranz (HIT) versteht man die Unverträglichkeit von mit der Nahrung aufgenommenem Histamin. Ursache kann ein Mangel an DAO oder ein Missverhältnis von DAO und Histamin sein. Folgende Symptome können eine Histaminunverträglichkeit begleiten:

- Kopfschmerzen (bei Frauen auch verstärkt vor der Periode)
- Tachykardie
- Extrasystolen
- Magen-Darm-Beschwerden mit Durchfällen
- Hypotonie
- Schwellungen der Augenlider
- Geweböedeme
- laufende Nase
- Hautrötungen und Hitzewallungen (Flushreaktionen)
- Schlafstörungen
- Erschöpfungszustände
- Gliederschmerzen.

Wahrscheinlich ist die Histaminintoleranz nicht angeboren, sondern erworben. Man schätzt, dass mindestens ein Prozent der Bevölkerung darunter leidet, wobei 80 % der Erkrankten weiblich sind und sich in der Altersgruppe um 40 Jahre befinden. Das legt einen Zusammenhang mit der Abnahme weiblicher Geschlechtshormone nahe.

Wie behandelt man eine Histaminunverträglichkeit?

Da es bisher keinen bzw. kaum Ersatz für das Enzym DAO gibt, ist eine histaminfreie Diät die Therapie der Wahl. Dabei ist zu beachten, dass der Histamingehalt mit zu-

nehmender Reifung oder Gärung der Nahrungsmittel steigt. Die wichtigste Regel ist also, Esswaren möglichst frisch zu verzehren.

+++ Es gibt in Österreich die so genannten Pelind-Kapseln vom Hersteller Pelpharm, die DAO aus Schweinenieren enthalten. Bezugsadresse in Deutschland: Firma Medi-line, Tel. 06341/87329. +++

Raten Sie Ihren Patienten mit einer Überempfindlichkeit:

- nur ganz frischen Fisch essen bzw. auf Fische und Schalentiere verzichten,
- Hartkäse, Rohwurst und rohen Schinken, Avocados, Nüsse, Beeren, Tomaten, Bananen möglichst meiden,
- Lebensmittel, denen bei der Herstellung Mikroorganismen zugesetzt werden, wie z. B. Bier und Sauerkraut, mit Vorsicht genießen,
- alkoholische Getränke nur sparsam konsumieren,
- mit dem Heilpraktiker oder Arzt abzuklären, ob eventuell die verordneten Medikamente den Regulationsmechanismus stören können.

Empfehlen Sie Ihren Patienten:

- Schleip, T.: Einkaufsführer Histamin-Intoleranz. Stuttgart: Trias Verlag; 2006
- Schleip, T.: Köstlich Essen bei Histamin-Intoleranz. Stuttgart: Trias Verlag; 2006
- Schleip, T.: Histamin-Intoleranz. Stuttgart: Trias Verlag; 2004

Nachweis des DAO-Spiegels

Seit kurzem gibt es die Möglichkeit, die Aktivität von DAO im Blut zu messen. Mithilfe eines ELISAs ist es möglich, die Konzentration von DAO routinemäßig in Vollblut, Serum oder Plasma nachzuweisen. Die Aktivität der DAO im Blut korreliert mit der Histaminabbaukapazität des Organismus und stellt somit einen geeigneten Marker für die Diagnostik der Histaminintoleranz und assoziierter Krankheitsbilder dar.

+++ Info: Diaminooxidase-ELISA, Firma Demeditec, Tel. 0431/719 22 60. Die Untersuchung kostet 27,98 €. +++

Zwei weitere Phänomene können die Symptomatik der HIT noch wesentlich verschlimmern: das Leaky-Gut-Syndrom und der Befall mit Helicobacter pylori.

Ein Leck im Darm – das Leaky-Gut-Syndrom

Beim Leaky-Gut-Syndrom lockern sich die Tight junctions zwischen den Mucosazellen und damit steigt die Permeabilität der Darmschleimhaut. Ursache können unter anderem sein: falsche Ernährung, Einnahme von Schmerzmitteln und Antibiotika, Dysbiose des Darmes oder auch psychischer Stress. Die nun durchlässige Darmschleimhaut entlässt Stoffe wie etwa allergieauslösende Antigene und Histamin in die Blutbahn, die normalerweise nicht dorthin gelangen.

Die Praxis hat gezeigt, dass die bisher bekannte Allergie vom Soforttyp eigentlich didaktisch in drei Gruppen eingeteilt werden muss:
a) klassische Soforttyp-Allergie durch spezifische IgE-Antikörper
b) Histaminintoleranz
c) Kombination aus a) und b).

Bei jeder dieser Gruppen kann das Leaky-Gut-Syndrom auftreten und noch einmal zu einer wesentlichen Verschlimmerung der Symptome führen. Labordiagnostisch lässt sich das Leaky-Gut-Syndrom über eine Erhöhung des Alpha-1-Antitrypsin-Spiegels im Stuhl erfassen. Eine Darmsanierung muss daher Bestandteil einer ganzheitlichen Kopfschmerztherapie und Allergiebehandlung sein [4].

Helicobacter pylori und Migräne

Auch ein Befall mit Helicobacter pylori wird häufig als Verursacher für Kopfschmerzen angenommen. Eine italienische Studie untersuchte 1998 die Folgen einer Eradikationstherapie an 225 Patienten mit primärer Migräne und einer Seroprävalenz von Helicobacter von 48. Bei 83 Prozent der Patienten mit erfolgreicher Helicobacter-Eradikation kam es in den nachfolgenden 24 Wochen zu einer signifikanten Besserung (77 %) der Migräne oder zu völliger Symptomfreiheit (23 %) [5], ein Ansatz also, der weiterverfolgt werden sollte. Lei-

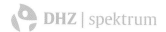
der wurde die Studie weder randomisiert noch doppelblind durchgeführt. Eine neuere Studie aus der Türkei zu diesem Thema konnte ebenfalls bei 75 Prozent der von den Keimen befreiten Patienten eine Besserung der Migräne nachweisen [6].

Schlussfolgerung

Jahrelange Medikamenteneinnahme und ein volkswirtschaftlicher Schaden in Milliardenhöhe sind Anlass genug, nach neuen Diagnose- und Therapiemethoden für Kopfschmerzen zu suchen. Wenn Sie in diesem Zusammenhang bei Ihren Patienten auch an die Möglichkeit einer HIT, einer Helicobacter-Infektion oder eines Leaky-Gut-Syndroms denken, verbessern Sie deutlich die Chancen auf einen Behandlungserfolg bei chronischen Kopfschmerzen.

 Literatur

[1] Lassen L.H., Heinig J.H., Oestergaard S., Olesen J.: Histamin inhalation is a specific but insensitive test for migraine. Cephalalgia 1996;16; 550–553.

[2] Jarisch R., Steinbrecher I.: Krankheitsbilder bei Histamin-Intoleranz (Kapitel 4.1 Kopfschmerzen). In: Jarisch R. (Hrsg): Histamin-Intoleranz, Histamin und Seekrankheit. Stuttgart und New York: Thieme Verlag; 2004: 54–57.

[3] Millichap J.G., Yee M.M.: The diet factor in pediatric and adolescent migraine. Pediatr. Neurol. 2003; 28 (1); 9–15.

[4] Liu Z., Li N., Neu J.: Tight junctions, leaky intestines and pediatric diseases. Acta Paediatr. 2005; 94 (4); 386–393.

[5] Gasbarrini A., de Luca A., Fiore G. et al.: Beneficial effects of Helicobacter pylori eradication on migraine. Hepato-Gastroenterol. 1998; (45); 765–770.

[6] Tunca A., Turkay C., Tekin O. et al.: Is Helicobacter pylori infection a risk factor for migraine? A case-control study. Acta Neurol. Belg. 2004 (Dec.); 104(4); 161–164.

 Internet-Tipps

Deutscher Allergie- und Asthmabund e. V. (DAAB) www.daab.de

Deutsche Gesellschaft für Ernährung e. V. www.dge.de

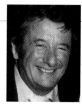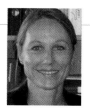

Dr. rer. nat. Reinhard Hauss ist seit 1979 in eigener naturheilkundlicher Praxis tätig und seit 1985 biologischer und technischer Leiter eines medizinisch-mikrobiologischen Labors in Eckernförde. Er ist Kommissionsmitglied am BGA in Berlin. Zahlreiche Fach- und Buchbeiträge sowie Vorträge im In- und Ausland.

Christiane Pies ist Diplom-Biologin, mit Schwerpunkt im Bereich der Immunologie und medizischen Mikrobiologie. Seit 1993 ltd. wissenschaftliche Mitarbeiterin im Labor Dres. Hauss, Vorträge und Veröffentlichungen zu serologischer Diagnostik, PCR-Technik und Gensonden-Analytik.

Dr. rer. nat. R. Hauss
Christiane Pies, Dipl. Biol.
Kieler Str. 71 · 24340 Eckernförde
E-Mail: laborinfo@t-online.de

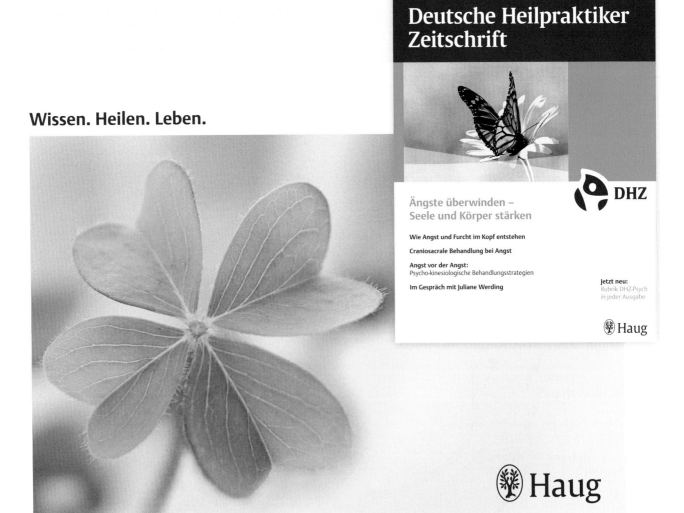

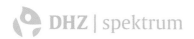
Befunderhebung aus dem Auge: Iridologie bei Herz-Kreislauf-Erkrankungen

Zur frühzeitigen Diagnose von Herz-Kreislauf-Erkrankungen kann die Iridologie einen wertvollen Beitrag leisten. Die sorgfältige Befunderhebung am Irismikroskop gibt nicht nur auf Konstitutionsmerkmale Hinweise, sondern auch auf Kausalfaktoren, Erkrankungsrisiko und Beschwerdebild. Experte und Heilpraktiker Willy Hauser beschreibt vier Fallbeispiele zur Iridologie bei Herz-Kreislauf-Erkrankungen aus der täglichen Praxis.

Fall 1: Herzinfarkt

Zum Zeitpunkt der Aufnahme fühlte sich der 50-jährige männliche Patient hundertprozentig gesund und leistungsfähig. Das Bild zeigt jedoch bereits eine massive Stoffwechselumwandlung (▶ **Abb. 1**). Einen wichtigen Hinweis darauf gibt der nahezu geschlossene Übersäuerungsring im peripheren Irisbereich (azidotische Barriere). Zum anderen lassen sich massive Einlagerungen von Lipoproteinen im conjunctival-skleralen Bereich erkennen.

Im Herzsektor links bei 3 Uhr besteht eine Abdunklung mit lakunärer Belastung. Sauerstoffmangel und Gefäßumwandlung sind in diesen Fällen häufig anzutreffen.

Bei solchen Erscheinungsbildern ist gezielte weiterführende Diagnostik dringend angezeigt, insbesondere:

- Lipoproteinstatus
- Homocysteinwert
- Übersäuerungsstatus (azidotische Einlagerungen in der Iris, Verlaufskontrolle durch regelmäßige pH-Messungen des Urins)
- CRP-Wert (Schleichende Entzündungen in den Mikrogefäßen der Koronarien führen zu Gefäßschädigungen und sind damit Kausalfaktoren für Herzinfarkt)

Der Patient, ein „Workaholic", wurde auf die Gefahrensituation hingewiesen, ließ sich jedoch nicht weiter behandeln oder zu einer Änderung seines Lebensstils bewegen. Tragischerweise kam das Risiko in diesem Fall zum Tragen: Einige Monate, nachdem die Irisaufnahme entstand, erlitt er einen tödlichen Herzinfarkt.

Berthold Kerns Theorie der Erythrozytenstarre

Eine sehr häufige Ursache für den Herzinfarkt besteht nach Dr. Berthold Kern (Internist, 1911–1995) in der sogenannten Erythrozytenstarre. Bei zunehmender Azidose verlieren die Erythrozyten immer mehr ihre Flexibilität, sodass sie zuletzt die Kapillaren nicht mehr passieren können. In bereits vorbelasteten Bereichen (siehe Abdunklung und lakunäre Belastung im Herzsektor, ▶ **Abb. 2+3**) kommt es dann zur Thrombenbildung bzw. Gefäßverschluss und damit zur Einleitung eines Herzinfarktes.

Fall 2: Kardiorenales Syndrom

Die Patientin war bereits nach dem 40. Lebensjahr chronisch krank. Beim Treppen- und bergauf Steigen litt sie unter Atemnot. Außerdem arbeiteten die Nieren ungenü-

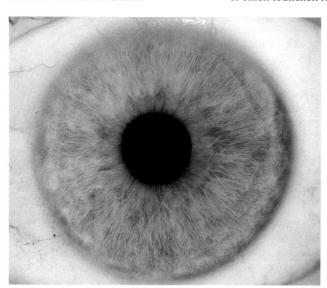

Abb. 1 Fall 1, Patient, 50 Jahre, Basiskonstitution lymphatisch, Individualkonstitution neurogen. Foto aus: © [3]

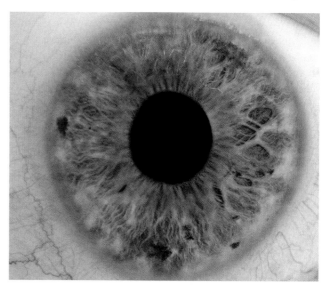

Abb. 2 Fall 2, Patientin, 43 Jahre, Lehrerin, Mischkonstitution mit zentraler Heterochromie. Foto aus: © [3]

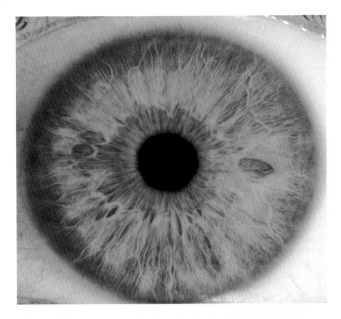

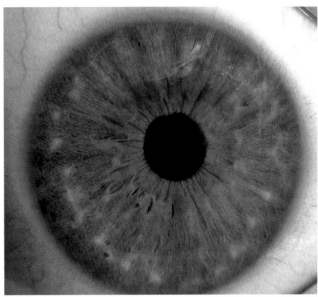

Abb. 3 Fall 3, Patientin, 42 Jahre, Konstitution lymphatisch, Individualkonstitution neurogen, Übersäuerungsdiathese. Foto aus: © [3]

Abb. 4 Fall 4, Patient, 18 Jahre, Konstitution lymphatisch, exsudative Diathese mit zentraler Heterochromie. Foto aus: © [3]

gend und sorgten für Schwellungen in den Beinen. Bei der Befunderhebung aus dem Auge interessierte vor allem die Familienanamnese. Dabei stellte sich heraus, dass der Vater bereits mehrfach einen Herzinfarkt erlitten hatte und infolge von Nierenversagen Dialysepatient geworden war.

Die Patientin selbst litt seit Jahren ebenfalls an einer frühen Herzinsuffizienz (NYHA II) mit verstärkter Ödembildung, insbesondere in den Beinen. Das Irisbild (▶ **Abb. 2**) zeigt überaus deutlich die genetische Belastung im Herzsektor (linke Iris 2:30–3:00 Uhr) sowie im Nierensektor (linke Iris 5:30 Uhr, ▶ **Abb. 2**). Hinzu kommen massive Einlagerungen in der peripheren Iriszone, die ebenfalls auf eine bestehende Belastung des Nierenstoffwechsels hinweisen. Das kardiorenale Syndrom ist iridologisch häufig anzutreffen und sollte immer schon sehr früh behandelt werden.

Besonders bewährt haben sich bei diesem Befund:
- Weißdorn hochdosiert (z. B. Bomacorin® Hevert)
- gezielte Elektrolyte und Mineralstoffe (z. B. Tromcardin® forte, Wörwag)
- komb. Aminosäuren-Pflanzenstoffe, L-Carnithin sowie L-Arginin (z. B. Cor plus®, LNP Landhaus Naturprodukte)
- phytotherapeutisch: Birkenblätter, Schachtelhalmkraut, Hauhechelwurzel und Wacholderbeeren (z. B. Nierentonikum® Nestmann).

! *Sehr frühe präventive Maßnahmen bei entsprechender genetischer Anlage sowie Familienanamnese ersparen den Betroffenen häufig einen Leidensweg.*

Fall 3: Thyreokardiales Syndrom

Bei der 42-jährigen Patientin finden sich auf der Querachse in der Topografie zwei bedeutende Zeichen (▶ **Abb. 3**). Einmal eine Herzlakune mit perivokaler Aufhellung und eine von der Milz aufsteigende Transversale. Beide Zeichen zusammen signalisieren Störungen im Bereich des Herzens. Zusätzlich finden wir im Bereich der Schilddrüse ebenfalls eine Lakune sowie eine verstärkte Pigmentation. In der Zusammenfassung erkennen wir einen Hinweis auf eine **thyreokardiale Funktionsstörung** mit zunehmender Herzinsuffizienz, verstärkt durch die generelle **mesenchymale Übersäuerung**. Die Dunkelfeldmikroskopie zeigte eine massive Verklumpung der Erythrozyten. Häufige Folge der thyreokardialen Funktionsstörung sind Herzrhythmusstörungen (v. a. in Form einer Tachykardie). Das Vorhandensein von Transversalen muss immer als Aktivierungs- oder Verschlimmerungszeichen betrachtet werden. Wichtigste naturheilkundliche Maßnahmen sind hierbei:
- Basische, möglichst vollwertige Kost zum Säureabbau, begleitend dazu Basensalze mit entsprechender pH-Urinkontrolle (z. B. Nemabas®,

Nestmann; Basentabs®, Pascoe).
- Bei Auftreten von Arrhythmien eignen sich in hervorragender Weise phytotherapeutische Substanzen wie Spartium und Crataegus sowie Gelsemium, z. B. Rythmopasc®, Pascoe (▶ **S. 43–46**).
- Bei schwankenden Werten (Laborkontrolle!) und Neigung zur Hyperthyreose eignen sich in besonderer Weise die Pflanzenstoffe Lycopus virg. (z. B. Lycopus® H, Nestmann). Auch das Schüßlersalz Nr. 2, Calcium phosphoricum, ist oft hilfreich.

! *Herzrhythmusstörungen, insbesondere Tachykardien, haben oftmals multifaktorielle Ursachen. Deshalb sollte neben der Abklärung der Schilddrüsenfunktion zusätzlich eine kardiologische Untersuchung beim Facharzt durchgeführt werden. Häufig sprechen jedoch die naturheilkundlichen Mittel bereits spontan und gut an.*

Fall 4: Myokarditis

Die Befunderhebung aus dem Auge erbrachte eine allergisch-rheumatische Grundanlage (Konstitution: lymphatisch, exsudative Diathese mit zentraler Heterochromie, ▶ **Abb. 4**). Im vorliegenden Fall zeigt die Iris unter anderem mehrere leuchtend helle Einlagerungen (Tophis) im peripheren Sektor.

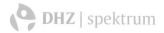

Die immunologische Situation war seit längerem nicht stabil. Im Labor ergab sich ein erhöhter Immunglobulin-E-Wert sowie ein erhöhter CRP-Wert (C-reaktives Protein). Wieder einmal hatte der Patient mit einer Halsentzündung zu tun, wollte jedoch nicht schon wieder Antibiotika nehmen.

Bei der Untersuchung zeigte sich das Vollbild einer Angina tonsillaris. Der junge Mann klagte über Atemnot bei körperlicher Belastung. In solchen Fällen ist natürlich umgehend eine Überweisung zum Kardiologen notwendig. Die entsprechende Untersuchung ergab die Diagnose einer Myokarditis.

 Cave! Virusinfektionen, allergische Erkrankungen und besonders rheumatisches Fieber sind häufige Auslöser der Myokarditis (▸ S. 19). Wichtigster anamnestischer Hinweis ist Kurzatmigkeit mit rascher Ermüdung bei Bewegung. In Verdachtsfällen Überweisung zum Facharzt!

Während der fachärztlichen Therapie empfiehlt sich begleitend die Anwendung von Schüßlersalzen. Dabei steht im Vordergrund die Nr. 3, Ferrum phosphoricum D 12, 3 × tgl. 4 Tbl. Leider hatte der Patient lange nach Abschluss der fachärztlichen Therapie immer noch mit Schmerzen im Brustbereich zu kämpfen. Hier zeigte ein homöopathisches Komplexmittel eine ausgezeichnete und lindernde Wirkung. Inhaltsstoffe sind dabei unter anderem Kalmia, Spigelia, Colchicum und Lachesis (z. B. Kalmia similiaplex® pascoe). Dieses Mittel sollte dann allerdings über längere Zeit regelmäßig eingenommen werden (2 × tgl. 15 Tr.). Dem Patienten ging es langfristig sehr gut.

Literatur

[1] Hauser W, Jahn C: Die Milz in der Iridologie; Gerlingen: Felke-Institut; 2005.

[2] Hauser W, Karl J, Stolz R: Informationen aus Struktur und Farbe; Gerlingen: Felke-Institut; 2004.

[3] Hauser W, Karl J, Stolz R: Methodik, Phänomene, Erkrankungen. Lehrbuch 2; Gerlingen: Felke-Institut; 2006.

[4] Jackson-Main P: Praktische Irisdiagnose; Zürich: Oesch; 2004.

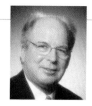

HP Willy Hauser
Heidestraße 3
71296 Heimsheim

HP Willy Hauser ist seit 1965 in eigener Praxis tätig. Im Jahr 1978 eröffnete er in Heimsheim eine große Naturheilpraxis mit angeschlossener Tagesklinik für Naturheilkunde und biologische Medizin. Als Gründer und wissenschaftlicher Leiter des Felke Instituts ist er seit Jahrzehnten als Referent in der Irisdiagnostik tätig. Seit 2002 ist er Vizepräsident des Deutschen Naturheilbundes.

E-Mail: info@naturheilpraxis-hauser.de

Fotos: © Felke Institut e.K., Gerlingen, www.felke-institut.de

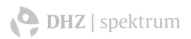

Unter die Lupe genommen: Augendiagnostik bei rezidivierenden kindlichen Infekten

Chronische Infektanfälligkeit zählt mittlerweile zu den häufigsten Problemen in der Kinderheilkunde. Und gerade bei Kindern stellt dieser Problemkreis besondere Anforderungen an den Therapeuten. Die Augendiagnose spielt dabei diagnostisch eine wichtige Rolle, denn sie ergänzt die zum Teil fehlende Schilderung der Beschwerden und die häufig schwer zu beurteilenden Beobachtungen der Eltern. Allerdings sind Kinder – auch in der Augendiagnose – keine kleinen Erwachsenen. Daher müssen einige Besonderheiten berücksichtigt werden, die sich anhand eines typischen Falles gut aufzeigen lassen.

Für die richtige Therapie müssen stets auch die Schwachstellen, Belastungen und damit die Konstitution des Patienten ermittelt werden. Hier spielt die Augen- oder Irisdiagnose eine besondere Rolle, denn sie lässt erstaunlich genaue Einschätzungen zu, wenn auch keine Diagnosen im herkömmlichen Sinne.

Vor mir sitzt ein sympathischer achtjähriger Patient, blond, blauäugig und blass. Eine leicht geschwollen wirkende Oberlippe und der sicher schon gewohnheitsmäßig offene Mund bestimmen den Gesichtsausdruck: Infolge der Dauerschwellung von Nasenwegen und Nasennebenhöhlen ist eine freie Nasenatmung für ihn kaum möglich. Mir fällt die dunkle und raue Haut an Knien und Ellenbogen auf. Die älteren Praktiker benutzen noch häufig den Begriff Skrofulose für dieses oft zu beobachtende Bild einer gestörten Gesundheit bei Kindern. Heute ist der Begriff der „Exsudativen" oder auch „Katarrhalischen Diathese" gebräuchlicher. Der Patient wirkt etwas pastös und übergewichtig. Trotzdem scheint ihn der Sessel, auf dem er sitzt, zu verschlucken. Und wahrscheinlich wäre das meinem kleinen neuen

Patienten sogar ganz recht. Mein Lächeln quittiert er mit einem Hilfe suchenden Blick zu seiner Mutter, einer resolut wirkenden Mittdreißigerin. Sie hat mir bei der Anmeldung gesagt, dass ihr „Kleiner" seit Jahren von einer Infektion zur anderen eilt, dass er stets nervös, fahrig und unkonzentriert ist, in der Schule nicht recht mitkommt und dass sie mit ihm schon bei verschiedenen Ärzten war.

Neben unruhigen Augen und dem viel zu häufigen Lidschlag fällt Herpes labialis in beiden Mundwinkeln auf, was sich jedoch links als Schokoladenrest entpuppt. Rechts handelt es sich aber wohl wirklich um die Kruste der abheilenden Herpesbläschen. Auf die Frage, ob er etwas trinken möchte, redet er zum ersten Mal und fragt nach einer Cola. Seine Mutter zischt etwas von „später, zuhause" und gibt ihm einen neuen Schokoriegel.

Vorteil der Digitalkamera: „Ein Foto wackelt nicht"

Die Augendiagnose funktioniert bei Kindern dieses Alters in der Regel schon recht gut. Nur das Stillhalten der Augen über längere Zeit macht noch Schwierigkeiten. Noch kleinere Kinder sind mit dem Sitzen am Augenmikroskop meist überfordert. Hier reicht dann aber auch eine leistungsstarke Lupe mit mindestens 4–6-facher Vergrößerung. Kaum Probleme gibt es für den Augendiagnostiker, der schnell und einfach über das Mikroskop Fotos mit der Digitalkamera schießen und diese dann sofort und in Ruhe auf dem Monitor seines Computers ansehen kann.

Der kleine Patient hat inzwischen Schokolade kauend den Stuhl vor dem Augenmikroskop erklommen. Zwischen der Beleibtheit des Stamms und den relativ dünnen Extremitäten besteht eine auffällige Diskrepanz. War hier Kortison im Spiel? Im Bronchialbereich (▶ **Abb. 3**) beider Iriden fallen mir wie erwartet deutliche Ab-

Ab welchem Alter treten Iriszeichen auf?

Über den Zeitpunkt der endgültigen Ausprägung aller genetisch angelegten Zeichen und Phänomene im Kinderauge wird immer wieder gestritten. Man kann jedoch sagen, dass die Augen mit etwa 5–7 Jahren bereits eine gute Aussagekraft haben. Aber selbst bei wesentlich jüngeren Kindern, ja sogar bei Neugeborenen – hier natürlich nur mit der allergrößten Vorsicht und Zurückhaltung – lohnt sich ein neugieriger Blick ins Auge. In der Iris zeigen sich die genetisch angelegte Konstitution, also die angeborene körperliche Verfassung, und andererseits Hinweise auf Diathesen, also die besondere Bereitschaft des Organismus zu bestimmten Reaktionen oder die Veranlagung zu bestimmten Krankheiten. Dass aber selbst bei den Allerjüngsten oft schon deutliche Hinweise auf Säureeinlagerungen oder andere toxische Belastungen zu erkennen sind, überrascht manchmal auch erfahrene Praktiker. Man muss sich dabei jedoch bewusst machen, dass das Leben bereits im Mutterleib beginnt und der Fetus den gleichen diätetischen und medikamentösen Einflüssen ausgesetzt ist wie die Mutter – und ebenso ihren seelischen und umweltbedingten Belastungen.

dunklungen auf, aber auch einige aufgehellte Fasern als Reiz- oder Entzündungszeichen. Viele feine, aber deutlich sichtbare Gefäße, die von der Sklera aus in den Irisbereich hineinwachsen, bestätigen meinen Verdacht einer ausgeprägten Allergiebereitschaft.

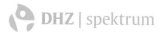

Die Mutter bejaht meine Vermutung, dass ihr Sohn schon mehrmals mit Kortison behandelt wurde – aufgrund seines langwierigen Asthmas. Der neue Kinderarzt habe ihm das aber weggenommen. Trotzdem, meint sie, würde sich das Asthma jetzt allmählich bessern. An Milchschorf kann sie sich bei ihrem Sohn nicht erinnern. Sie raucht, wie sich bereits durch den Tabakgeruch bemerkbar macht, etwa 40 Zigaretten am Tag, ihr Mann noch mehr. Der junge Patient wird in diesem Augenblick von einem Hustenanfall geschüttelt und atmet schwer.

Auch frühe Ernährungsfehler prägen die Zeichen im Auge – und die Gesundheit fürs Leben

Das Magenfeld (⊙ **Abb. 3**), die erste, direkt an die Pupille angrenzende zirkuläre Zone der Iris, ist stark aufgehellt (⊙ **Abb. 1 + 2**): Übersäuerung. Hier bestätigt sich wieder einmal Zucker als Säurelocker und -lieferant (Milchsäure als Stoffwechselprodukt!). In der partiell stark geweiteten Darmregion, die zweite an die Magenzone angrenzende zirkuläre Zone (⊙ **Abb. 3**) meines Patienten, sieht es auch nicht viel besser aus. Man spürt förmlich, wie es im Darm rumort. Der Krausenrand ist zerfasert (⊙ **Abb. 1 + 2**), was auf eine Dysbiose hindeutet. Aber hat es in diesem Verdauungstrakt jemals schon eine gesunde Keimflora gegeben? Konnte sich hier ein solides, gut reagierendes darmassoziiertes Immunsystem entwickeln? Die Mutter gibt an, sie habe ihren Sohn als Baby nur gut drei Wochen lang gestillt, weil der Kleine immer starke Blähungen bekommen und auch dauernd erbrochen habe.

Außerhalb der Magen-Darm-Krause, also in der 3. bis 6. Zone, zeigt die Iris eine schon recht auffällige lockere, aufgerissen wirkende Faserstruktur mit vielen Lakunen, Krypten und Defektzeichen (⊙ **Tab. 1, Abb. 1 + 2**). Vom Bindegewebsschwäche-Typ sprechen hier die einen, die anderen von der mesenchymal insuffizienten Diathese. In der Tat weist uns dieses Irisbild auf eine Schwächedisposition des gesamten Stützgerüstes (Bänder, Muskeln, Gelenke, Knochen) hin. Im Bindegewebe spielt sich jedoch der wesentliche Teil der Immunreaktion ab. Im vorliegenden Fall zeigt das Auge ein Areal, in dem man sich ein geordnetes Zusammenspiel einer schlagkräftigen Abwehr nicht vorstellen kann.

Tabelle 1 Einige Beispiele für makroskopisch erkennbare Iriszeichen.

Iriszeichen	Mögliche Bedeutung (jeweils für den zugeordneten Bereich)
Helle Linien	Entzündungszeichen, bei längeren bzw. gewellten Linien: Neuralgien
Dunkle Linien	Nervenschwäche des zugeordneten Organs
Tophi (wattebauschartige helle Flecken)	Organschwäche mit allgemeiner Neigung zu rheumatischen und katarrhalischen Erkrankungen
„Wolken" (helle, große, unscharfe Flecken)	Verschlackung, Bindegewebs-Belastung
Plaques (scharf begrenzte, deutlich erhabene Auflagerungen)	Stoffwechselstörung, Degeneration
Lakunen (bogenförmige Öffnungen der obersten Irisfaserschicht, wodurch meist ein dunkles, hell umrandetes Spitzoval entsteht)	Belastung mit Unter- und/oder Überfunktion; offene Lakunen deuten auf eine bestehende Erkrankung hin.
Krypten (kleine, scharf begrenzte, tief ausgestanzte, dunkle Flecken)	(durchgemachter) Gewebeumbau mit Funktionsverlust

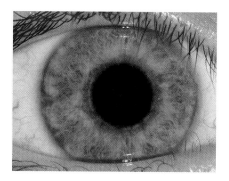 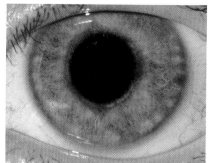

Abb. 1 und 2 In der Iris des Patienten finden sich eine Reihe von Hinweisen auf Infektanfälligkeit.
Fotos: © Marco Zupan

Die Radiären (von der Pupille zum Irisrand laufende Fasern) sind aufgerissen und verklebt (⊙ **Abb. 1 + 2**). Hier lassen sich viele durchlaufene Entzündungen sowie ein dauerndes Entzündungsgeschehen im Untergrund vermuten. In früheren Zeiten der Not und des Hungers war eine solche körperliche Verfassung oft die Basis für eine Tbc.

Diätfehler – Bewegungsmangel – fehlende Abhärtung

Im Bereich der 4. und 5. kleinen Zone (die Iris wird von innen nach außen in sechs Zonen bzw. Ringe aufgeteilt) befinden sich viele kleine Tophi, wattebauschartige, helle Flecken. Sie zeigen vorwiegend die Milchsäurebelastung als Folge des gestörten und überforderten Zuckerstoffwechsels an. Sie sind dezenter, weißer und kleiner als die viel größeren, meist mehr grün-gelb-gräulich erscheinenden Plaques bei Harnsäurebelastung.

Ganz typisch – und schon mit bloßem Auge zu erkennen – ist die Abdunklung der 6. kleinen Zone, früher Hautzone genannt (⊙ **Abb. 1 + 2**). Sie weist auf eine gestörte Mikrozirkulation hin, einen gestörten Stoffaustausch in der Peripherie im Bereich zwischen den kleinsten Gefäßen. In diesem Fall liegt vermutlich eine vegetativ bedingte Funktionsstörung vor. Leicht angedeutete Zirkulärfurchen in der 5. und 6. kleinen Zone bestärken den Verdacht. Ich erfahre, dass der Patient sich – wie sein Vater – sehr für Sport interessiert, allerdings nur im Fernsehen. Vom Sportunterricht wurde er aufgrund seiner dauernden Anfälligkeit weitgehend freigestellt.

In anderen Fällen sehen wir in der 6. kleinen Zone auch weißlich-gelbe Flocken. Sie werden als Schleimflocken bezeichnet und weisen auf eine Anfälligkeit der Schleimhäute für Infektionen und Entzündungen hin. Kleine und kleinste Reize genügen oft als Auslöser. Dabei sollten wir

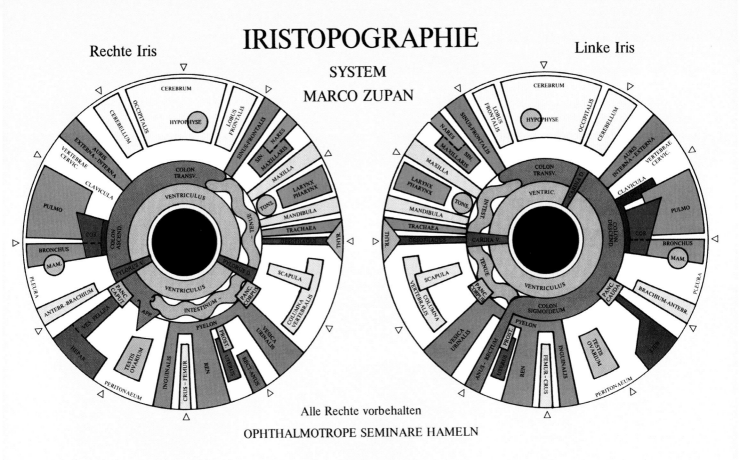

Abb. 3 Iristopographie, Übersicht © Marco Zupan

nicht nur an die Schleimhäute in den Atemwegen denken, sondern auch an die Darmschleimhaut und die serösen Gelenkhäute.

Auch gestörter Stoffwechsel und mangelnde Ausscheidung fördern die Infektanfälligkeit

Die Leber gehört nicht gerade zu den großen „Selbstdarstellern" im Auge. Bei meinem kleinen Patienten muss ich aber nicht lange suchen. Er zeigt zwar noch keine Leberpigmente, aber eine deutliche Abdunklung im rechten Auge zwischen 7 und 8 Uhr (◉ **Abb. 1 + 2**), sehr typisch für diese Diathese. Das spricht für Überlastung und für Sauerstoffmangel. Die dauernden Entzündungen belasten die Leber und überfordern ihre Entgiftungsfähigkeit, auch wenn noch keine Lebererkrankung im herkömmlichen Sinne vorliegt. Wie zur Bestätigung meiner Gedanken gähnt der kleine Patient aus vollem Halse. Seine Mutter bestätigt, dass ihr Kleiner ja immer so müde sei. Die Müdigkeit ist der Schmerz der Leber. Das gilt auch schon bei Kindern. Anstelle von intensiven und medikamentösen Therapien

genügt bei jungen Menschen aber meistens schon eine Verhaltens- und Diätänderung. Die Leber braucht hochwertige „Lebens"mittel, viel Sauerstoff, ausreichende Ruhezeiten und Wärme. Dies bedeutet: vollwertige Ernährung, viel frische Luft und genügend erholsamer Schlaf. Dies kann unterstützt werden durch Löwenzahn-Tee (morgens und abends je eine Tasse) oder Leberwickel (Wärmflasche oder warmen Heublumensack mit leicht feuchtem Zwischentuch über der Leber auflegen, 1–2 mal täglich für 15–30 Minuten).

Sowohl im rechten (bei 5.45 Uhr) als auch im linken Auge (6.15 Uhr, jeweils am Krausenrand anliegend), zeigt sich das Nierenfeld abgedunkelt (◉ **Abb. 1 + 2**), links mit deutlich heller Reizfaser, besonders im Bereich des Nierenbeckens. Hier zeigen sich also nicht nur Hinweise auf Leistungsschwäche, d.h. Entgiftungsstörung der Nieren, sondern auch auf deren erhöhte Entzündungsbereitschaft. Dies sollte unbedingt abgeklärt werden. Weitere Aufhellungen in Form von vermehrten Reizfasern weisen deutlich auf entzündliche Situati-

onen im Projektionsfeld der Harnblase (rechts bei 4.45, links bei 7.15 Uhr) und der Tonsillen (rechts bei 2.45 und links bei 9.15 Uhr, jeweils krausenrandständig) hin.

Tatsächlich löste bei dem Patienten bislang eine Infektion die nächste ab. Innerhalb eines halben Jahres waren dreimal die Blase betroffen, zweimal die Mandeln und einmal das Mittelohr, jeweils mit Antibiotikagabe. Kontrolluntersuchungen von Herz und Nieren fanden im Anschluss an die Infektionen trotz der möglichen Organschädigung durch Streptokokken-Antigene nicht statt.

Das Herz (rechts bei 9.15 und links bei 2.45 Uhr, jeweils am Krausenrand anliegend) zeigt sich im Auge des Patienten aber völlig unauffällig, ebenso wie der thyreoidale Bereich (rechts bei 3.00 und links bei 9.00 Uhr, jeweils vom Krausenrand etwas entfernt). Die Hypophyse (bei 12.00 Uhr) macht durch ein kleines, dunkles Defektzeichen noch sehr dezent auf sich aufmerksam.

Wie in vielen anderen Fällen kindlicher Infektanfälligkeit findet hier ein Kampf auf

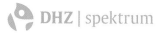

der Basis einer genetisch bedingten Dauerinfektion statt. Und erst wenn dieser Organismus dauerhaft durch eine konsequente gesunde Diätetik geschont und vor Schaden geschützt wird, wenn er stets durch Abhärtungsmaßnahmen und viel Bewegung an der frischen Luft gekräftigt wird und wenn die Ausscheidungsorgane und -wege durch reichliche Flüssigkeitszufuhr und geeignete physikalische Maßnahmen wie Bürstenmassagen, Wechselduschen oder Kneipp-Anwendungen in ihren Funktionen unterstützt werden, wird das Kind erfahren, wie sich Lebensqualität anfühlt. Und erst dann wird auch eine medikamentöse Therapie Wirkung zeigen: Hierzu eignen sich in diesem Fall beispielsweise die Phönix® Aufbau-Therapie, K 1000 T Tabletten von Hanosan, Schüßler-Salze und gezielte Mittel aus der Komplexmittel-Homöopathie. Sofern der Patient überzeugt werden kann, seine Ernährung und Lebensweise nachhaltig zu ändern, lässt sich in der Regel eine dauerhafte Besserung und Stabilisierung erreichen.

Keine andere Diagnoseform hätte so schnell und zuverlässig diesen umfassenden Einblick in den Zustand des Körpers, seine Belastungen, seine Schwächen, aber auch Ressourcen bieten können.

 Literaturtipps

Jackson-Main P: Praktische Irisdiagnose; Zürich: Oesch; 2004.

Zupan M: Augendiagnose Band 1. Grundlagen – Einführung; Hameln: Atelier-Verlag-Zupan; 2002.

Zupan M: Augendiagnose Band 2. Konstitutionen – Diathesen; Hameln: Atelier-Verlag-Zupan; 1998.

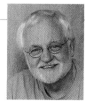

HP Marco Zupan
Ohsener Straße 4 A
31789 Hameln

Marco Zupan, Heilpraktiker, seit 1974 in eigener Praxis im Raum Hameln tätig. Langjähriger Dozent an verschiedenen Heilpraktikerschulen. Internationale Referententätigkeit. Fachautor zu berufsspezifischen Themen. Gründer der Institution „Naturheilseminare Hameln", in welcher Aus- und Fortbildungen zu den Themen Augendiagnose, Antlitz-, Hand- und Nageldiagnose und zu anderen semiotischen Merkmalen des Körpers und der Seele angeboten werden.

E-Mail: Atelier-Zupan@t-online.de

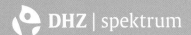
Schon wieder krank! Anamnese und körperliche Untersuchung des infektanfälligen Kindes

Manche Kinder scheinen ständig erkältet zu sein. Gerade erst hat die Nase aufgehört zu laufen, da geht es schon wieder los. Vor allem in den Herbst- und Wintermonaten folgt mitunter eine Atemwegsinfektion auf die andere. Viele Eltern machen sich deshalb große Sorgen und glauben, ihr Kind sei besonders infektanfällig. Aufgabe des Behandlers ist es dann, zu unterscheiden, was noch „normal" ist und was nicht. Und wann muss das Kind zum Arzt? Voraussetzung für diese Beurteilung sind die richtigen Diagnosekriterien sowie eine gezielte Anamnese und Untersuchung.

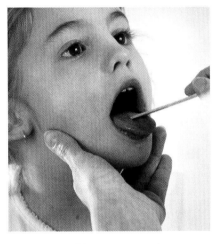

Abb. 1   Viele Infektionen zeigen sich im Mundraum. Foto: © mauritius images

Was ist noch „normal"? Physiologische und pathologische Infektanfälligkeit

Die sogenannte **Infektanfälligkeit** kann ein physiologischer Vorgang sein. Nach Kontakt mit einem Krankheitserreger und bei einer momentanen Empfänglichkeit laufen Abwehrvorgänge ab, die eine Immunität gegen eben diesen Erreger hinterlassen. Ein zweiter Kontakt mit diesem Keim bleibt dann meist ohne klinische Zeichen einer Erkrankung. Dieser Vorgang funktioniert – je nach Krankheitserreger – unterschiedlich gut. Im Laufe seines Lebens erreicht der Mensch eine zunehmend stabile Immunität gegen die üblichen Krankheiten.

Ein Kleinkind, auch sogar ein Schulkind, kann durchaus bis zu **acht Mal pro Jahr** einen Atemwegs- oder anderen Minor-Infekt (◉ **Tab. 1**) durchmachen. Diese Infekte sollten innerhalb von **7 – 14 Tagen** abgeheilt sein und keine Folgeschäden hinterlassen: Man spricht hier von der **physiologischen Infektanfälligkeit.** Erst wenn die Infekte nicht abheilen oder deutlich schwerer verlaufen, muss man den Verdacht auf eine chronische (Atemwegs-)

Erkrankung haben. Dann sind über die körperliche Untersuchung hinaus ggf. noch weitere Untersuchungen wichtig, z.B. Labor, Röntgen- und (Lungen-)Funktionsuntersuchungen. Auch **wiederkehrende** Blasen-, Darm- oder Hautinfektionen weisen auf eine Infektanfälligkeit hin, die einer weiteren Abklärung bedarf.

Eine erhöhte **Infektanfälligkeit** besteht dann, wenn

- die Erkrankungshäufigkeit über das normale Maß ansteigt
- die einzelnen Krankheitsphasen länger als vier Tage und die Erkrankungen selbst länger als 7 – 14 Tage dauern oder überdurchschnittlich schwer verlaufen
- sich das Kind zwischen den Infekten nicht richtig erholt, sodass seine Entwicklung beeinträchtig ist
- Mehrfachinfektionen mit dem gleichen Erreger stattfinden
- öfter im Zusammenhang mit Erkältungen bakterielle Infektionen, z.B. Sinusitis oder Otitis media, auftreten, die ggf. sogar antibiotisch behandelt werden müssen.

⚠ Beim weitaus größten Teil der Kinder handelt es sich um „physiologische Infektanfälligkeit", bei bei etwa einem Zehntel um pathologische Infektanfälligkeit infolge von Organ- oder Systemerkrankungen. Nur ein sehr geringer Bruchteil der Kinder leidet tatsächlich unter primären angeborenen oder erworbenen Immundefekten!

Dass auch sehr gesunde Kinder in der Regel öfter krank werden als Erwachsene, liegt vor allem am noch nicht ausgereiften kindlichen Immunsystem. Eine gewisse **Infektempfänglichkeit** ist „physiologisch"! Erst durch Kontakt mit den unterschiedlichsten Erregern bildet sich eine der Umgebung angepasste zelluläre und auch humorale (d.h. Antikörper-induzierte) Immunität aus, die das Kind später vor weiteren Infektionen schützen kann. So sind kleinere Infekte, die das Kind ab und zu durchmacht, eigentlich vor allem eines: **Training für die Abwehrkraft.**

Vom Immunzwerg zum Abwehrriesen – Entwicklung des Immunsystems

Die immunologische Abwehr des Neugeborenen beruht wesentlich auf mütterlichen **Antikörpern der Klasse IgG,** die über die Plazenta übertragen wurden – und damit auf passiver Immunität (Nestschutz). Im Alter von 3 – 12 Monaten kommt es zu niedrigen Antikörperspiegeln im kindlichen Blut. In dieser Phase spielt das **Stillen** eine wichtige Rolle: Abwehrzellen und Immunglobuline schützen vor Infekten und lehren die Immunabwehr. Mehr und mehr Antikörper werden nun durch Kontakt mit Infektionserregern vom Kind selbst gebildet, wobei die **meisten dieser Infektionen stumm** verlaufen. Die damit reifende spezifische Abwehr der B- und T-Lymphozyten schließt im Laufe der folgenden Jahre durch neue Infekte immer

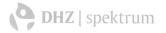

mehr Immunitätslücken. Infektionen **erweitern** also die **Kompetenz des Immunsystems** und bedürfen in den meisten Fällen keiner therapeutischen Unterstützung. Deshalb sollten übervorsichtige Eltern oder übereifrige Behandler nicht gleich die großen Geschütze zum therapeutischen Rundumschlag auffahren, sondern der kindlichen Abwehr möglichst viel Boden überlassen!

> ❗ Auch gesunde Kinder bekommen Infekte. Es gehören Erfahrung und Fingerspitzengefühl dazu, zu entscheiden, ab wann die Infektempfänglichkeit gesteigert ist, damit zur Abwehrschwäche (Infektanfälligkeit) wird und therapeutisch eingegriffen werden muss.

Pathologische Infektanfälligkeit

Eine pathologische Infektanfälligkeit besteht bei echten Immundefekten – diese können erworben oder (sehr selten) angeboren sein. Wenn betroffene Kinder in die Praxis gebracht werden, ist eine entsprechende Diagnose im Allgemeinen schon bekannt. Andernfalls gilt: Das Geheimnis des Erkennens liegt im „Daran-Denken". Im Zweifelsfall sollte bei allen ungewöhnlich verlaufenden Infektionen immer ein **Kinderarzt** konsultiert werden, der dann ggf. zum **pädiatrischen Immunologen** überweist.

Angeborene echte Immundefekte sind in der Praxis sehr selten und aufwändig zu diagnostizieren. Dazu zählen genetische Fehler in der Entwicklung der Immunzellen (B- oder T-Lymphozyten), Mangel oder Fehlen von Immunglobulinen (Hypo- oder

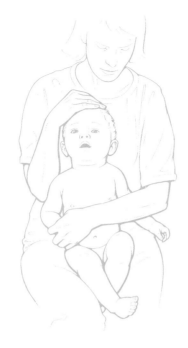

Abb. 2 Besonders bei kleinen Kindern bedarf es bei der Untersuchung der Mithilfe eines Elternteils. Aus: [7]

Aglobulinämie) oder eine Störung der Effektorsysteme (Komplement, Phagozyten). Die ebenfalls sehr seltenen **erworbenen Immundefekte** beruhen überwiegend auf bösartigen Erkrankungen (z.B. Leukämie, Ewing-Sarkom), Immunsuppression (z.B. nach Transplantation, Zytostatika, Radiatio), schweren Infektionskrankheiten oder Unfällen.

Weitaus häufiger begegnet man infektanfälligen Kindern mit einer **organischen Grunderkrankung** wie Asthma bronchiale, Mucoviszidose, chronisch-entzündliche Darmerkrankung (Morbus Crohn, Colitis ulcerosa), Fehlbildungen der ableitenden

Harnwege, Neurodermitis oder chronische Tubenbelüftungsstörung mit Otitiden, Schlafapnoe und Hörminderung.

Anamnese und Untersuchung bei Kindern

Gerade bei kleinen Patienten sollte eine freundliche, ruhige Atmosphäre, frei von Hektik herrschen. Das A und O ist Ehrlichkeit in der Kommunikation – nur so können Kinder und Eltern Vertrauen entwickeln. Wird etwas unangenehm sein oder schmerzen, muss es angekündigt und erklärt und darf nicht bagatellisiert werden. Eine altersgemäße Aufklärung über jede anstehende Maßnahme sollte selbstverständlich sein.

Größere Kinder können durchaus ohne die Eltern befragt werden (manchmal sehr hilfreich!), bei kleinen Kindern sollten Mama oder Papa reichlich Zuspruch und Trost spenden (◉ **Abb. 2**). Säuglinge und Kleinkinder müssen bei der Untersuchung vor Auskühlung geschützt werden, deshalb: ausreichend warmer Raum, nicht alle Kleidungsstücke auf einmal entfernen, Instrumente anwärmen! Unangenehme Untersuchungen sollten möglichst erst am Ende durchgeführt werden, damit das Kind nicht verkrampft.

Sehr wichtig ist dabei, kleinere Kinder sicher zu halten, auch zum Schutz vor Verletzungen bei „Ausweichmanövern", sofern das Kind sich vom Schoß der Eltern lösen lässt. Besondere „Tapferkeit" kann mit einem kleinen Spielzeug, Abziehbild oder Sticker belohnt werden (◉ **Abb. 2**).

Tabelle 1 Unterschiede zwischen physiologischer und pathologischer Infektanfälligkeit.

Eigenschaft der Infektionen	Physiologische Infektanfälligkeit	Pathologische Infektanfälligkeit
Häufigkeit	max. 8 Minor-Infektionen* pro Jahr bis zum Kleinkinderalter, danach seltener	≥ 8 Minor-Infektionen* pro Jahr bis zum Kleinkinderalter und darüber hinaus
Schweregrad	leicht, Minor-Infektionen*	teilweise schwer, Major-Infektionen**
Verlauf	akut	chronisch, rezidivierend
Residuen	nein	ja
Rezidiv mit demselben Erreger	nein	ja
Opportunistische Infektion	nein	ja

*   Minor-Infektion: z.B. grippale Infekte, Tonsillitis, akute Infekte der oberen Atemwege
**   Major-Infektion: Pneumonie, Sepsis, Meningitis, Zellgewebsentzündung, Osteomyelitis, septische Arthritis, Empyem, tiefe Viszeralabszesse (nicht zervikale Lymphknoten)

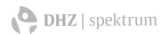

Anamnese und Untersuchung

Wichtige Anamnesefragen beim infektanfälligen Kind:

Momentanes Beschwerdebild: Wann und wie begann die Erkrankung (Prodromi?), wie stellt sie sich im Moment dar, was ist der Verdacht der Eltern?

Allgemeine Entwicklung des Kindes, wenn nicht schon bekannt, auch: Eckparameter wie Sitzen, Sprechen, Laufen, Gewicht, Größe, Ernährung. Wurde das Kind über mindestens 6 Monate voll gestillt? Kam es natürlich oder per Kaiserschnitt zur Welt?

Familienanamnese, soziale Situation: Hierzu zählt auch: Wie und mit wem läuft ein typischer Tag im Leben des Kindes ab?

Zurückliegende Erkrankungen: Häufigkeit, Schwere, Dauer, Manifestation? Gibt es beschwerdefreie Phasen oder wechselt nur die Intensität der Beschwerden?

Bisherige ärztliche (Dauer-)Therapien? Gleichgültig wie man diesen gegenüberstehen mag, deuten sie häufig auf eine chronische Erkrankung hin.

Äußere Rahmenbedingungen, z.B. Aufenthalt in Gemeinschaftseinrichtungen (Schule, Kindergarten, Tagesmutter etc.) und Wohnsituation. Es ist normal, dass ein bis zum 3. Lebensjahr behütetes Kind mit der ersten Kindergartensaison eine Reihe Infekte „kennen lernt". Sind beide Eltern berufstätig, und wird das Kind deshalb zwangsläufig schnell wieder am ersten fieberfreien Tag in die Kita gebracht?

Erkrankte im Umfeld, ggf. mit ähnlichen Symptomen (Familie, Kindergarten, Schule)?

Kleidung wettergemäß? Häufige Infekte können durchaus durch Unterkühlung bedingt sein, gerade bei Kindern unter 3 Jahren.

Besondere Vorkommnisse, z.B. (Auslands-)Reise, Klassenfahrt, erste Übernachtung ohne Eltern, Piercing, Teilnahme an einer Großveranstaltung oder Party?

Fieber: Beginn, Höhe, Verlauf, Häufung? Hat das Kind schon einmal Fieberkrämpfe gehabt? Als alleiniges Symptom ist mäßiges Fieber unter 3 Tagen meist harmlos (Virusinfekt).

Schmerzen, z.B. Kopf- und Gliederschmerzen, Bauchschmerzen, Knochenschmerzen? Im Alter von 5 Monaten bis 3 Jahren: Zahnungsschmerzen (erhöhen Infektanfälligkeit).

Appetit: Ernährungsweise im Alltag? Mahlzeiten ausgelassen? Cave bei Kleinkindern: Bereits eine ausgelassene Mahlzeit ist bei Säuglingen ein Warnzeichen. Bei größeren Kindern ist Appetitlosigkeit normal, sofern sie normalgewichtig sind. Trinkt das Kind genug? Cave: Exsikkosegefahr bei Fieber oder Diarrhöe, v.a. bei Säuglingen: Windelkontrolle!

Katarrhalische Symptome, z.B. Husten, Schnupfen, Heiserkeit, Halsschmerzen?

Gastrointestinale Symptome, z.B. Übelkeit, Erbrechen, Diarrhöe, Obstipation, Koliken?

Kreislauf: Schwindel, Ohnmacht?

Haut: Rötungen, Flecken, Pusteln, Juckreiz an Haut, Schleimhaut, Augenbindehäuten?

Kontakt mit Tieren, Bissverletzung (z.B. auch Zecken), Insektenstiche?

Impfungen, einschließlich Reaktionen darauf (unmittelbar bis einige Wochen danach)?

Bisherige Untersuchungen: Waren die Ergebnisse der U 1 bis U 9 beim Kinderarzt unauffällig?

Bisherige Selbstbehandlung und deren Resultat?

Körperliche Untersuchung bei Infekt oder Infektanfälligkeit

Körpergewicht und -größe altersgemäß?

Temperaturmessung, möglichst rektal, ggf. mit Ohrthermometer, hierbei Temperaturdifferenz der Messmethoden bedenken.

Inspektion von Mund- und Rachenraum: Rötung/Enanthem, Beläge (wenn ja, abstreifbar?), Tonsillen (▶ **Abb. 6**)? An Zahnungsprobleme denken!

Inspektion der Haut: Exantheme, Enantheme, Petechien, andere Effloreszenzen (▶ **Abb. 3 – 5**)? Optische Hinweise auf Kinderkrankheiten (▶ **Abb. 7**)? Wunden, Hämatome, Verletzungen, Abszesse. Exsikkosezeichen: Hauttrockenheit oder stehende Hautfalten bei Diarrhöe oder Fieber. Windelbereich: Wundsein, Soor?

Puls- und Blutdruckmessung (Manschettenbreite der Dicke des Kinderarmes anpassen!): Achtung – Kinder haben andere Normwerte!

Auskultation von Herz und Lunge (auch bei schreiendem Säugling durchführbar, ggf. erschwerte Beurteilung).

Perkussion der Nasennebenhöhlen bei älteren Kindern, auch im Stirnbereich; Provokation von Nebenhöhlenschmerzen durch Bücken.

Palpation der Trigeminus-Austrittspunkte (Palpationsschmerz z.B. bei Sinusitis, Hirndruck)

Inspektion der Ohren und Otoskopie, bei Verdacht auf Otitis (▶ **Abb. 8 + 9**) oder Mastoiditis (in diesem Fall immer umgehende Abklärung durch HNO-Arzt!) können auch Druckschmerz auf Tragus und Mastoid sowie das Ziehen an der Ohrmuschel die Diagnose erhärten.

Palpation aller Lymphknotenregionen: Konsistenz und Druckschmerzhaftigkeit, verschieblich?

Palpation von Leber (tastbar) und **Milz** (im Normalfall nicht tastbar).

Palpation des Bauches: Blähung, Druckschmerz, Hernien? Ggf. Appendizitiszeichen testen: McBurney-, Lanz-Punkt, Blumberg-Zeichen. Wichtig: Kleinere Kinder projizieren häufig Beschwerden in die Nabelgegend, auch wenn deren Ursache an anderer Stelle liegt (auch Otitis media!).

Untersuchung der Fontanelle (bei Kleinkindern): normal, eingesunken (Exsikkose), vorgewölbt (Meningitis, Hirndrucksteigerung).

Meningismuszeichen (Kernig, Brudzinski, Lasègue), unbedingt wichtig bei größeren Kindern mit Fieber und Kopfschmerzen! Im Zweifel, vor allem bei unklarer Bewusstseinslage (z.B. vermehrte Schläfrigkeit ohne adäquate Abwehr während der Untersuchung), das Kind umgehend dem Kinderarzt vorstellen!

Konstitution und Diathese prüfen.

Herd- und Störfeldsuche v.a. im Bereich von Darm/Appendix, Tonsillen, Nebenhöhlen, Polypen; evtl. auch schon an Narben und Zahnherde denken

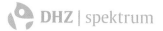

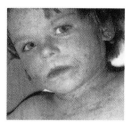

Abb. 3 Juckreiz mit Kratz-spuren steht bei Neurodermitis meist im Vordergrund (aus [5], S. 581).

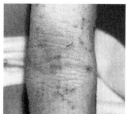

Abb. 4 Beugenekzem bei Neurodermitis (aus [5], S. 581)

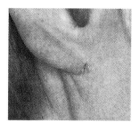

Abb. 5 Schmerzhafte Ein-risse am Ohrläppchen-Ansatz als Neurodermitiszeichen (aus [5], S. 581)

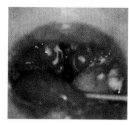

Abb. 6 Pseudomembranöse Tonsillenbeläge bei Mononu-kleose (aus [5], S. 299)

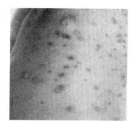

Abb. 7 „Sternkarte" bei Windpocken: Behandlungs-verbot für Heilpraktiker (aus [5], S. 295)

Wichtige Hinweise liefert schon der erste Eindruck des Kindes: Spielt es, kann es lachen (!), lässt es sich ablenken, zeigt es Interesse, schreit es, ist unzufrieden, gar aggressiv? Sitzt, läuft und spricht es altersgemäß? Oder ist es bettlägerig, evtl. apathisch? Ein zorniges Schreien ist besser als ein klagendes Wimmern. Meist gilt: Je dramatischer der Lärm, umso undramatischer der Zustand. Apathie ist hingegen ein Alarmzeichen! Häufig erhält man wichtige Informationen vom Kind allerdings erst, wenn spielerisch „das Eis gebrochen" ist. Es folgen wichtige Anamnesefragen (⊙ **Kasten Anamnese und Untersuchung**), je nach Alter an Kind oder Eltern. Die Gewichtung richtet sich dabei auch nach Anlass und „Auftrag".

Laboruntersuchungen bei Infekt oder Infektanfälligkeit

Bei Verdacht auf einen Harnwegsinfekt kann eine **Urinuntersuchung** mit Stick-Test (z.B. Combur® 9) schnell durchgeführt werden. Doch Vorsicht! Dieser kann auch falsch negative Ergebnisse liefern, v.a. bei Leukozyturie. Bei Säuglingen kann der Urin ggf. über anklebbare Urinbeutel gewonnen werden.

Ist der Zustand des Kindes stabil, kann zur weiteren Diagnostik ein Blutbild erstellt werden – eine entsprechende Logistik mit Befundung am selben oder spätestens nächsten Tag vorausgesetzt. Für die **Blutabnahme** gilt: je kleiner das Kind, desto schwieriger und desto mehr Erfahrung wird dabei vorausgesetzt! Hilfreiche Untersuchungen bei Infektanfälligkeit sind v.a. BSG und CRP (C-reaktives Protein, auch: Akutphasenprotein – ein normaler CRP-Wert macht eine bakterielle Infektion unwahrscheinlich) sowie Differenzialblutbild und Eisen-Spiegel. So besteht bei infektanfälligen Kindern oft eine Anämie

oder ein Eisenmangel. Grobe Leitlinie: Leukozytose spricht für bakterielle, Leukopenie für virale Infekte und Eosinophilie eher für Parasiten oder Allergie.

Unerlässlich ist neben der richtigen Interpretation der Blutwerte die korrekte Angabe labor- und altersspezifischer Normwertschwankungen durch das Labor. Ein Test für Erwachsene kann nicht automatisch für Kinder genutzt werden. Mitunter bieten kommerzielle Labors sehr aufwändige und teure Untersuchungen an (Immun-Screening, Immunprofil), deren Kosten-Nutzen-Relation gut abgewogen werden muss. Immunologische laborchemische Abklärungen sollten – schon aus Kostengründen – vom Kinder- oder Facharzt vorgenommen werden. Gerade bei infektanfälligen Kindern kann auch die Stuhldiagnostik richtungsweisend sein.

Eine Frage der Konstitution – Lymphatisches Blau-Äugelein und Atopie-Kratzbürstchen

Es gibt zwei Typen von „Dauer-Rotznäschen", denen wir mit unseren Methoden sehr gut helfen können – und sollten: Kinder, deren physiologische Infektempfänglichkeit pathologisch gesteigert ist, weil

- entweder ihre Lebensführung und diverse Umwelteinflüsse ihre Abwehrkraft reduzieren
- oder sie anlagebedingt (lymphatische Konstitution, Atopiker) zu Infekten neigen.

Diese Kinder sind tatsächlich infektanfällig. Ist die Abwehrkraft aufgrund von Umwelteinflüssen und Lebensführung reduziert, bringt v.a. die Ordnungstherapie Harmonie in den irritierten und überforderten Organismus des Kindes. Bei lymphatischer Konstitution und atopischer Diathese stehen naturheilkundliche The-

rapien zur Stabilisierung des Immunsystems im Vordergrund.

Ein Kind mit **lymphatischer Konstitution** hat blaue bis blaugraue Augen, helle Haut, meist blonde Haare. Beim „Blau-Äugelein" liegt nach Aschner konstitutionsbedingt eine Empfindlichkeit der Haut, der Schleimhäute und des Nervensystems vor. Es zeigt eine überschießende Lymph- und Drüsenfunktion und neigt zu Infekten aller Art, die oft heftiger ablaufen als bei anderen Konstitutionstypen, einschließlich Tonsillitis, Appendizitis, Lymphknotenschwellungen und Polypenbildung. Wenn Kinder mit lymphatischer Konstitution zu

> **Achtung –**
> **Infektionsschutzgesetz!**
>
> Viele (Kinder-)Krankheiten dürfen nach § 24 IfSG nicht vom Heilpraktiker behandelt werden. Dazu zählen unter anderem mikrobiell bedingte Lebensmittelvergiftung und akut infektiöse Gastroenteritis bei Erkrankung von jeweils zwei oder mehr Personen (mit epidemischem Zusammenhang), Impetigo contagiosa, Keuchhusten, Masern, Mumps, Röteln, Scabies, Scharlach und sonstige Streptococcus-pyogenes-Infektionen sowie Windpocken (⊙ **Abb. 7**). Heilpraktiker müssen nach § 6 IfSG darüber hinaus einige Krankheiten bereits bei Verdacht melden, darunter auch Masern, Meningokokken-Meningitis sowie mikrobiell bedingte Lebensmittelvergiftung und akut infektiöse Gastroenteritis bei zwei oder mehr Personen. Bei Zweifeln sollten Sie immer einen Blick ins Infektionsschutzgesetz werfen.

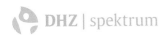

oft unter Infekten leiden, brauchen sie v. a. tonisierende und roborierende Therapien und natürlich Lymphmittel.

Eine **Atopie** ist die vererbte Neigung zu Milchschorf/Neurodermitis (atopische Dermatitis **Abb. 3 – 5**), Heuschnupfen, allergischem Asthma oder Nesselsucht. Betroffene Kinder sind oft deutlich anfälliger für Infekte. Daher sind immunmodulierende, das Abwehrsystem harmonisierende Maßnahmen angeraten. Therapeutische Reize dürfen nicht zu stark sein, um keine überschießenden Reaktionen zu provozieren.

Vorsicht! Bei folgenden Alarmzeichen müssen Sie das Kind sofort – je nach Zustand – zum Kinderarzt oder in ein Krankenhaus überweisen:

- Schonhaltung des Kopfes, Opisthotonus, Meningismuszeichen oder gespannte Fontanelle, Lichtscheu, Berührungsempfindlichkeit, Wimmern (als Zeichen von Meningitis/Enzephalitis)
- Apathie, Schläfrigkeit, Somnolenz, starrer oder „wegschwimmender" Blick, seltener Lidschlag, eingesunken-halonierte Augen, stehende Hautfalten, trockene Zunge, v. a. als Exsikkosezeichen
- Fieber in bedrohlicher Höhe (individuell verschieden) mit Therapieresistenz
- Säugling hat mehr als zwei Mahlzeiten ausgelassen, zeigt Verhaltensauffälligkeit (pathologische Müdigkeit oder Berührungsempfindlichkeit) mit Therapieresistenz
- Interkostale Einziehungen, Speichelfluss bei kloßiger Sprache, beschleunigte Atemfrequenz, blaue Lippen (Verdacht z.B. auf Epiglottitis, Pneumonie, Krupp)
- Petechien (nicht wegdrückbare punktförmige Hauteinblutungen), z.B. als Sepsiszeichen
- Krampfanfall, (erstmalig aufgetretene) Fieberkrämpfe
- Marmorierte, zyanotische oder blassgraue Haut als Schock- oder Sepsiszeichen
- Verdacht auf eine Infektionskrankheit nach IfSG, ggf. Meldepflicht beachten

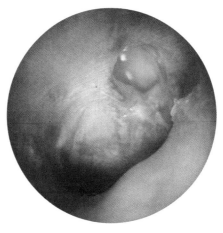
Abb. 8 Chronische Otitis media (rechts) mit epitympanaler Perforation (aus [7], S. 953)

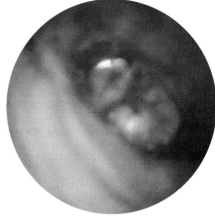
Abb. 9 Zentrale Trommelfellperforation links (aus [7], 953)

Literatur

[1] **Bierbach E:** Naturheilpraxis heute; München: Urban & Fischer; 2006.

[2] **Dahmer J:** Anamnese und Befund; Stuttgart: Thieme; 2006.

[3] **Gesenhues S, Ziesché R:** Praxisleitfaden Allgemeinmedizin; München: Urban & Fischer; 2003.

[4] **Hoehl M, Dürr G:** Ich werde untersucht, aber wie? Kindern Untersuchungen erklären; Stuttgart: Thieme; 2005.

[5] **Niessen KH:** Pädiatrie; Stuttgart: Thieme; 2001.

[6] **Renz-Polster H, Menche N, Schäffler A:** Gesundheit für Kinder; München: Kösel; 2004.

[7] **Sitzmann FC:** Pädiatrie. Duale Reihe; Stuttgart: Thieme; 2002.

[8] **Wahn V, Seger R:** Pädiatrische Allergologie und Immunologie; München: Urban & Fischer; 2004.

@ Internet-Tipps

www.immundefekt.de (Charité informiert über Immundefekte)

www.rki.de (Robert-Koch-Institut, Infos über Infektionskrankheiten, Infektionsschutz)

www.uni-leipzig.de/_kikli/lehre/vorlesung. immundefekte.pdf (DD Immundefekte)

Information bei Immundefekt

ImmunDefektCentrum der Charité, Augustenburger Platz 1, Mittelallee 8, D-13353 Berlin, Tel. 030/ 450 56 64 17

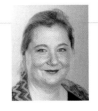

HP Elvira Bierbach
Kreuzstraße 32 · 33602 Bielefeld
E-mail: e.bierbach@freenet.de

Dr. med. Christian Schellenberg
Menzelstraße 6 · 14467 Potsdam
E-Mail: mail@praxis-schellenberg.de

Elvira Bierbach leitet seit 1992 eine Heilpraktikerschule in Bielefeld. Außerdem schreibt sie Fachbücher, gibt verschiedene Lehrbücher für Heilpraktiker(-anwärter) heraus und hält Vorträge. Seit 2001 ist sie Beiratsmitglied im „Bund Deutscher Heilpraktiker", seit 2006 Hauptschriftleiterin der „Deutschen Heilpraktiker Zeitschrift".

Dr. med. Christian Schellenberg ist Heilpraktiker sowie Facharzt für Kinder- und Jugendmedizin, Akupunktur und Notfallmedizin. Seit 2003 nach mehrjähriger klinischer Tätigkeit niedergelassen in eigener Praxis in Potsdam mit Schwerpunkt Ganzheitliche Kinderheilkunde, Regulationsdiagnostik, Mikrobiologische Therapie.

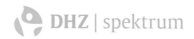
Pro & Contra: Tumordiagnostik in der Iris – Interview mit Heilpraktiker Siegfried Kämper

Regelmäßig wird davon berichtet, dass gute Irisdiagnostiker Tumorzeichen in der Iris entdecken und den Patienten durch die rechtzeitige Krebsdiagnose das Leben retten. Doch selbst namhafte Irisdiagnostiker stehen diesen Behauptungen sehr kritisch gegenüber. DHZ-Redakteur Christian Zehenter sprach mit Heilpraktiker Siegfried Kämper über das Für und Wider der Irisdiagnostik in der Onkologie.

Herr Kämper, die Diagnose von Krebs oder Krebsvorstufen in der Iris findet immer noch großen Zuspruch und häufige Anwendung, wird jedoch öffentlich stark kritisiert, zum Teil auch tabuisiert. Kann man über die Iris Tumoren diagnostizieren?

Nein – und diese Behauptung schadet dem Ansehen der Irisdiagnostiker. Dass ich in meiner Praxis grundsätzlich bei jedem Patienten die Iriden digital fotografiere und ein Basisrezept aus den Zeichen und der Anamnese generiere, ist sicherlich vielen Lesern bekannt. Ich kann auf dieser Grundlage jedoch keine Diagnose im medizinischen Sinne ableiten. Sehr verärgert bin

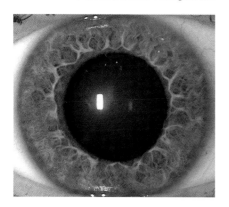

Abb. 2 Iris einer Mamma-Ca-Patientin mit inoperablen Nieren-Tumoren. Sie zeigt iridologisch eine allgemeine Gewebeschwäche, eine auffallend weite Pupille (Sympatikotonus), aber kein sog. CA-Zeichen nach der veralteten Nomenklatur.

ich gleichzeitig, wenn ich in *Ökotest* über die Nutzlosigkeit der Irisdiagnose lesen muss, weil ein Kollege sich dazu hat hinreißen lassen, 110 Unbekannten in die Augen zu schauen: Er will bei drei von ihnen einen Krebs erkannt haben, obschon 68 Krebspatienten dabei waren (Ökotest 12/2005).

Auch in anderen Tests konnten Therapeuten ihre diagnostischen Versprechen nicht halten.

Und nicht erst seit gestern. Selbst Pastor Felke hatte sich im berühmten Felke-Prozess 1909 überreden lassen, an 20 vermummten Personen klinische Diagnosen aus dem Auge lesen zu wollen – was nicht gelang. In Vorträgen sagte er später: „… *aus diesem Grunde* (um klinische Diagnosen zu erkennen) habe ich noch *nie* in die Augen gesehen…"

Von ihm stammt ja auch die Prämisse „Das Rezept aus dem Auge" – im Gegensatz zu „Die Diagnose aus dem Auge".

Was hat es aber dann mit den Karzinom-Zeichen der Iris auf sich?

Diese Zeichen **können** tatsächlich auftreten. Ich selbst habe jedoch eine stattliche Sammlung von Iriden krebskranker Patienten, die nicht ein einziges Ca-Zeichen nach Kriege, Schnabel usw. hatten. Ich nutze hingegen die Konstitution, die Disposition und die Diathesen, um eine gute personotrope Verordnung vornehmen zu können. Dabei ist mir die Erfahrung von Pastor Felke und seinem Meisterschüler Zähres sehr hilfreich. Dr. Harald Kämper hat schon vor Jahren die Vermutung geäußert, dass die Zeichen in der Iris doch auch als Reaktion verstanden werden könnten.

❗ Gerade die Reaktionsstarre, also das Fehlen von Zeichen und Pigmenten, müsste dem erfahrenen Iridologen auffallen.

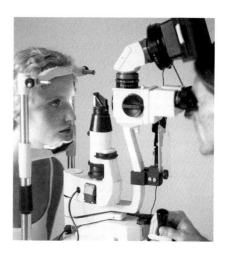

Abb. 1 Kann man anhand von Iriszeichen Krebs diagnostizieren? Foto: © Mauritius

Auch der bekannte Kollege und Iridologe Willy Hauser machte die gleiche Erfahrung, hat schon sehr früh den Begriff Iris*diagnose* verlassen und lehrt die ophtalmotrope Phänomenologie.

Gibt die „Irisdiagnose" also eher Hinweise auf die Therapie als auf die Krankheitsursache?

So können Sie es ausdrücken. Iriszeichen sind sehr hilfreich, wenn es darum geht, Reaktionsweisen des Patienten verstehen zu wollen. Diese Zeichen können uns sehr schnell zu homöopathischen Komplexmitteln führen, die diesem Patienten wahrscheinlich sehr viel besser helfen werden als ein Komplexmittel, das wir nur aus einem Kompendium nach der Indikationsliste ausgesucht hätten. Übrigens habe ich auch sehr viele Aufnahmen von Iriden, bei denen alle Krebszeichen zu erkennen sind, die in der alten Literatur als Ca-Zeichen oder Ca-Latenz u.ä. beschrieben werden – und zwar von Patienten, die über 90 sind und sich bester Gesundheit erfreuen. Ich vermute, weil sie für ihre spezielle Konstitution angemessen lebten und leben.

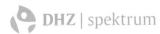

Wie stehen Ihre Kollegen zur Krebsdiagnose aus dem Auge?

Die meisten namhaften Kenner der Irisdiagnose distanzieren sich klar davon und sehen in solchen Äußerungen einen Missbrauch der modernen ophtalmotrophen Befunderhebung. Noch immer kursiert allerdings die Behauptung, man könne Krebs in der Iris erkennen: So schreibt ein häufig referierender Kollege in einer Verbandszeitschrift:

„Eine Tumorgabel (*Gefäßaufspaltung in der Sklera, A.d.R.*), auch Traumagabel genannt, ist der Iris von außen im Lebersektor angelagert und bedeutet, ein Leber- oder Gallenblasentumor ist möglicherweise vorhanden. (…) Jede offene Lakune bedeutet drohendes Organversagen. (…) Keilzeichen: Todeszeichen (…) Abflachung des Limbus in einem Lebersektor lassen auf schwerwiegende Lebererkrankungen schließen. Es besteht die Gefahr eines Leber-Ca."

Der Kollege war auf Anfrage jedoch leider nicht bereit, seine Einstellung über die Zuverlässigkeit solcher angstinduzierender Aussagen hier mit uns zu diskutieren und konkret darzustellen.

Welche Botschaft haben Sie an die DHZ-Leser?

Wer Irisdiagnose anwendet, darf keinesfalls Befunde aus dem Auge mit klinischen Diagnosebegriffen umschreiben. Der Internationale Diagnoseschlüssel (ICD 10-Code) definiert Krankheitsbegriffe, wie sie nur durch eine klinische Untersuchung verifiziert werden können. Bleiben wir bei den iridologischen Begriffen wie z.B. Disposition, Diathese, Stauungszeichen, Flusszeichen, Wisch, Silberfaden, Lakune (▶ DHZ 4/2006, S. 20–23, DHZ 5/2006, S. 18–23). Wenn wir daraus sorgfältig eine individuelle Rezeptur ableiten, machen wir gute Arbeit. Krebs aus dem Auge lesen zu wollen, grenzt für mich an Scharlatanerie – alte Bücher dürfen nicht einfach zitiert werden, wenn sich unsere Erkenntnisse und Erfahrungen weiterentwickelt haben. Ich bin sicher, Angerer, Kriege, Schnabel, Deck – um nur einige zu nennen – würden heute die Iriszeichen und deren Bedeutung entsprechend anders beschreiben.

Herr Kämper, ich danke Ihnen herzlich für dieses Gespräch.

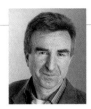

HP Siegfried Kämper
Am Stadtgarten 2
45883 Gelsenkirchen

Siegfried Kämper ist seit 1985 in eigener HP-Praxis in Gelsenkirchen niedergelassen. Seine Therapie- und Interessensschwerpunkte sind: Mikrobiologische Therapie, Ozontherapie, Chiropraktik, Heilhypnose, Versicherungs- und Abrechnungsfragen, Qualitätssicherung/Qualitätsmanagement, Arznei- und Medizinprodukterecht. Seit 1987 ist er im Vorstand der Heilpraktikergesellschaft für Ozontherapie e.V., seit 1992 Vizepräsident des BDH. Er ist Mitglied der Arzneimittel- sowie der Gutachter- und Gebührenkommission der deutschen Heilpraktikerverbände. Seit 2006 ist er Schriftleiter der DHZ.

E-Mail: praxis@kaemper.info

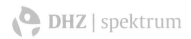
Kinesiologie – erfolgreiches diagnostisches Verfahren in der Naturheilpraxis

Welcher Mineralstoff fehlt meinem Patienten? Welches Nahrungsergänzungsmittel, welches Phytotherapeutikum braucht er zur Zeit? Wo muss die Therapie ansetzen, an der Leber oder den Nieren? Sollte ich erst ausleiten, dann aufbauen – oder umgekehrt? Bei diesen und unzähligen anderen Fragen kann der kinesiologische Muskeltest schnell, einfach und kostengünstig zur Feinabstimmung von Diagnose und Therapie eingesetzt werden. Er kann helfen, bislang verborgene Krankheitsursachen aufzuspüren, sich für sinnvolle Therapiemaßnahmen zu entscheiden oder – individuell auf jeden Patienten zugeschnitten – Medikamente und Dosierungen auszuwählen.

Kinesiologie – was ist das?

Unter dem Begriff Kinesiologie versteht man eine körpereigene Feed-back-Methode (Muskeltest), mit deren Hilfe die unterschiedlichsten Störungen der körperlichen Organ- und Energiezustände analysiert und durch zahlreiche Korrekturmethoden harmonisiert werden können.

Im Mittelpunkt der Kinesiologie steht der **Muskeltest,** welcher jedoch nur ca. 10 % des kinesiologischen Spektrums darstellt, während ca. 90 % auf die Korrekturmethoden entfallen, die wirksam Organ- und Energiezustände analysieren und harmonisieren können.

In vielen Bereichen der Medizin kann die Kinesiologie die Arbeit des Behandlers erleichtern und verbessern. Die mit der Kinesiologie kombinierten Verfahren sind vielfältig. Dazu zählen: Akupunktur, Massage der Chapman-Reflexzonen, Muskelmanipulationen, Klassische Homöopathie, Bach-Blütenessenzen, Biochemie nach Dr. Schüßler oder auch die orthomolekulare Medizin.

Der Muskeltest

Der Muskeltest ist in erster Linie ein **diagnostisches Instrument.** Verschiedene Arten von Muskelrezeptoren reagieren wie ein Seismograph auf Reize unterschiedlichster Art. Sie informieren das Gehirn über die Länge, Spannung und Kontraktion der einzelnen Muskeln sowie über die Stellung der Gelenke, über alle Lage- und Spannungsveränderungen des Körpers und eine Vielzahl anderer Aktionen und Zustände, die für unsere Bewegungsabläufe und die Körperhaltung wichtig sind und diese in Balance halten. Diese physiologischen Abläufe machen sich die Kinesiologen zunutze.

Der Begründer der Kinesiologie, **George Goodheart,** fand heraus, dass sich der Muskeltonus in Richtung Hypo- oder Hypertonus verändert, wenn der Organismus einem Stressor ausgesetzt wird. Diese Stressoren können z. B. Fehlfunktionen von Muskeln und Gelenken, Ernährungsfehler, Allergene, Umweltbelastungen oder emotionale Probleme sein. Auf der anderen Seite signalisiert die Reaktion des Muskels auch die erforderliche Therapie. Bei Berührung bestimmter Zonen oder beim Auflegen bestimmter Substanzen kann der Muskel nämlich wieder mit seinem normalen Tonus reagieren.

Im Prinzip kann jeder Muskel, der schmerzfrei zu testen ist und dem Druck des Behandlers standhält, als **Indikatormuskel** zum Testen verwendet werden. Er wird als „Indikator" bezeichnet, da er im neutralen Zustand eindeutig auf den Reiz reagiert. Hierfür besonders gut geeignet ist der vordere Anteil des Delta-Muskels, der **M. deltoideus anterior,** der sowohl beim liegenden als auch beim stehenden Patienten gut zu testen ist. Vor dem eigentlichen Testvorgang wird der Muskel auf seinen Spannungszustand überprüft. Beim Muskeltest gibt es drei verschiedene Arten der Muskelreaktionen (▶ **Abb. 1**).

Der normotone Muskel

Man spricht von einem **normotonen** Muskel, wenn durch die Aktivierung des Spindelfasermechanismus der Muskeltonus für nur wenige Sekunden reduziert wird und

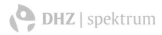

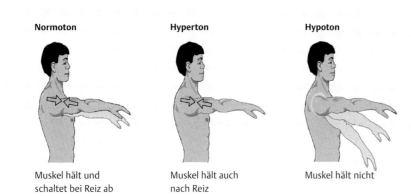

Normoton	Hyperton	Hypoton
Muskel hält und schaltet bei Reiz ab	Muskel hält auch nach Reiz	Muskel hält nicht

Abb. 1 Reaktionsformen des Testmuskels.

der Muskel dann dem Testdruck des Therapeuten wieder standhält. Das heißt, der Muskel reagiert stark auf den Druck, kann sich dann jedoch wieder entspannen. Dieser Mechanismus kann durch leichtes Zusammenkneifen des Muskelbauches im Faserverlauf ausgelöst werden. Bei positivem Ergebnis, also nur kurzzeitigem Nachlassen des Muskeltonus, ist der Indikatormuskel zur weiteren Testdiagnose geeignet.

Der hypertone Muskel

Reagiert der getestete Muskel nicht auf die Aktivierung des Spindelfasermechanismus, liegt ein **hypertoner** bzw. „überstarker" Muskelzustand vor. Der Muskel hält zwar, kann sich aber nicht mehr entspannen. Er muss dann zuerst durch eine Muskelentspannungstechnik von seinem Hypertonus befreit werden.

Der hypotone Muskel

Kann der Muskel dem Testdruck schon zu Beginn nicht standhalten, spricht man von einem **hypotonen** bzw. „schwachen" Muskel. In diesem Zustand ist der Muskel zur weiteren Testung ebenfalls nicht sofort einsetzbar, sondern muss durch geeignete Muskelstärkungstechniken, wie z. B. durch die Massage von Reflexpunkten, in den Zustand eines normotonen Muskels versetzt werden.

Das Testverfahren

Der Arm wird im Stehen mit nach hinten weisender Handfläche bzw. im Liegen mit nach unten zeigender Handfläche gestreckt in einem Winkel von ca. 45° vor dem Körper gehalten. Der Therapeut drückt nun mit max. 1 kg Druck ca. eine Sekunde lang auf den Unterarm oberhalb des Handge-

lenks, um den Arm nach unten zu bewegen.

Die Kinesiologie in der naturheilkundlichen Praxis

Die Kinesiologie lässt sich wunderbar in der naturheilkundlichen Praxis integrieren. Sie ermöglicht es, die ganzheitlichen Diagnostik- und Therapiemaßnahmen zu strukturieren und optimal zu nutzen (Beispiele siehe oben).

Ablauf einer Erstkonsultation

Der Ablauf einer Erstkonsultation (▶ Abb. 2) im Rahmen der Kinesiologie sieht in meiner Praxis folgendermaßen aus:

- Nach einer ausführlichen Anamneseerhebung erfolgt eine Irisdiagnose, um die Reaktionsweise des Patienten und seine Konstitution zu erfassen.
- Darauf werden mit Hilfe der Kinesiologie der Indikatormuskel überprüft und die Testbereitschaft des Muskels analysiert. Es folgen die eventuell notwendigen Korrekturen bei Wassermangel, „Switching" (Lateralitätsstörungen) oder dem oben beschriebenen Hyper- bzw. Hypotonus. Ein besonderes Augenmerk wird bereits hier auf vorliegende „Sabotageprogramme" in Bezug auf die Gesundheitsbereitschaft des Patienten gelegt und, falls notwendig, sofort korrigiert. So kann sich z. B. bei chronisch kranken Patienten ein negatives Testergebnis (nein) zeigen bei der Aussage „Ich möchte gesund werden".
- Im nächsten Schritt wird die Regulationsfähigkeit des Körpers überprüft und ggf. mittels passender Medika-

mente oder kinesiologischer Korrekturen herbeigeführt. Ohne eine ausreichende Regulation verpuffen sonst wirksame Therapiemaßnahmen. Mithilfe der Kinesiologie kann auch die Ursache einer mangelnden Regulationsfähigkeit des Organismus identifiziert werden, also das Problem mit der höchsten Behandlungs-Priorität. Diese „Keimzelle der Krankheit" zu erkennen, stellt wichtige therapeutische Weichen. Besteht z. B. eine Entgiftungsschwäche der Leber, ist hier der therapeutische Hebel anzusetzen.

- Danach erst wird die Feindiagnostik gesundheitlicher Störungen über weitergehende kinesiologische Muskeltestungen in Form eines Screening-Verfahrens durchgeführt. Medizinisch-biologische Checklisten können das Ablaufverfahren vereinfachen. So lassen sich die 10 häufigsten Störungen schnell mithilfe von Modi (Handstellungen) überprüfen (siehe [1]). Weitere Differenzierungen können mithilfe von Testampullen (siehe unten) durchgeführt werden.
- Nach Beendigung der diagnostischen Phase werden mithilfe des Muskeltests die geeigneten Therapieschritte einschließlich der medikamentösen Therapie erarbeitet.

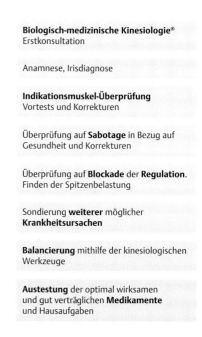

Biologisch-medizinische Kinesiologie®
Erstkonsultation

Anamnese, Irisdiagnose

Indikationsmuskel-Überprüfung
Vortests und Korrekturen

Überprüfung auf **Sabotage** in Bezug auf Gesundheit und Korrekturen

Überprüfung auf **Blockade** der **Regulation**.
Finden der Spitzenbelastung

Sondierung **weiterer** möglicher **Krankheitsursachen**

Balancierung mithilfe der kinesiologischen Werkzeuge

Austestung der optimal wirksamen und gut verträglichen **Medikamente** und Hausaufgaben

Abb. 2 Ablauf der kinesiologischen Sitzung.

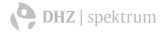

Glossar

Die Biologisch-medizinische Kinesiologie©

Begründer: Günter Dobler, Baden-Württemberg/Deutschland

Definition: Es handelt sich um eine auf die Bedürfnisse in der Naturheilpraxis ausgerichtete spezielle Kinesiologierichtung, um die bio-medizinischen Diagnostik- und Therapiemaßnahmen zu strukturieren und zu optimieren. Dieses offene System verwendet alle in der täglichen Praxis bewährten Therapiemethoden der Ganzheitsmedizin.

Methode/Vorgehen: Mit Hilfe des Muskeltestes werden die möglichen Diagnose- und Therapieverfahren gefunden, indem eine Feinabstimmung der Krankheitsursache und die für den jeweiligen Patienten wirkungsvollsten Therapieschritte in das Behandlungsschema eingesetzt werden.

Edu-Kinestetik/Brain Gym

Begründer: Dr. Paul Dennison, Kalifornien/USA

Definition: Unter Einbeziehung sowohl heilpädagogischer Kenntnisse als auch kinesiologischer Methoden sollen das Lernen erleichtert und spezielle Lernschwierigkeiten beseitigt werden.

Methode/Vorgehen: Die für das Lernen notwendigen Bewegungsgrundlagen werden aufgezeigt und getestet und korrigiert. Zum Beispiel müssen der freie Fluss der Augenbewegung, die Hand-Augen-Koordination und die Fähigkeit, bei sich bewegenden Augen die Lesezeile halten zu können, ausgetestet werden, da gerade diese Grundfunktionen im Lernprozess besonders gefordert werden. Mit geeigneten Übungen und Bewegungsbalancen werden dann diese zentralen Gehirnfunktionen auf ein ganzheitliches Lernen im Gehirn ausgerichtet.

Neural-Kinesiologie

Begründer: Dr. Dietrich Klinghardt, Washington/USA und Chiropraktikerin Louisa Williams, Kalifornien/USA.

Definition: Speziell für die Bedürfnisse der medizinischen Praxis entwickeltes diagnostisches System, auf klinischen Erfahrungen aufbaute Hypothese: Kinesiologie stellt in Kombination mit neurologischen und orthopädischen Standardtests ein feines Instrument der manuellen Diagnostik dar und bietet ergänzend die Neuraltherapie als effektive Behandlungsmethode an.

Methode/Vorgehen: Mithilfe des Muskeltests kann der Praktiker das primäre Störfeld beim Patienten auffinden, die spezifische Auswirkung auf Organsysteme feststellen und durch gezielte Therapiemaßnahmen behandeln.

Psycho-Kinesiologie

Begründer: Dr. Dietrich Klinghardt, Washington/USA

Definition: Besonders wirkungsvolle Methode der Kinesiologie zur Auflösung von emotionalen Blockaden, setzt v. a. bei psychosomatischen Beschwerden an und stellt eine sinnvolle Therapie unterschiedlichster psychischer Beschwerden oder Erkrankungen dar.

Methode/Vorgehen: Kern der Psychokinesiologie ist das Aufdecken belastender „Glaubenssätze" und das Herstellen befreiender „Glaubenssätze" beim Patienten. Zusätzlich werden seelische Störungen durch die Klopf-Akupressurmethode und die Augenbewegungsmethode in Verbindung mit Farbbrillen entkoppelt.

Touch for Health

Begründer: John F. Thie, Kalifornien/USA

Definition: Lehrprogramm für Laien und Selbstanwender im Bereich der Selbsthilfe, Gesundheitsvorsorge und Persönlichkeitsbildung, gute theoretische und praktische Basisausbildung der Kinesiologie.

Methode/Vorgehen: In sich geschlossenes System von Muskeltests und Energiebalance, wobei jeder Muskel einem Meridian zugeordnet ist und so getestet und entsprechend bei Bedarf gestärkt werden kann.

Testung von Medikamenten durch den Indikatorveränderungstest

Bei dieser Vorgehensweise weist eine Veränderung des Tonus des Indikatormuskels auf das richtige Medikament, also z. B. auf den richtigen Mineralstoff. Es ist eine **hypotone Muskelreaktion** zu beobachten.

Auf die oben beschriebene Weise lassen sich schnell aus einer größeren Menge von Medikamenten, die sich z. B. in einem **Testsatz** befinden, die benötigten Mittel herausfinden. Dabei geht man beispielsweise bei der Suche nach den derzeit notwendigen Mineralstoffen oder Medikamenten wie folgt vor:

- **Gesamttest:** Man legt z. B. den gesamten Mineralstoff-Testsatz auf den Körper des Patienten und testet mit Hilfe des Muskeltests. Erfolgt eine Veränderung des Indikatormuskels, weist das darauf hin, dass sich einer oder mehrere der vom Patienten benötigten Mineralstoffe in dem Testsatz befinden. Bleibt der Muskel in einem normotonen Zustand, so enthält der Testsatz kein geeignetes Mittel.
- **Reiheneinzeltest:** Nach einem positiven Testergebnis beim Gesamttest werden nun jeweils die einzelnen Reihen des Testsatzes getestet, bis sich der Indikatormuskel wiederum verändert.
- **Einzelmedikamententest:** Schließlich werden die einzelnen Mineralstoffe einer Reihe getestet, bis die Veränderung des Testmuskels auf das geeignete Medikament hinweist.

Auf diese Weise können Sie in wenigen Minuten aus mehreren hunderten von Mineralstoffen und Medikamenten die für den Patienten wirkungsvollsten Mittel herausfinden (▸ **Abb. 3**).

Ab der zweiten Konsultation wird der Schwerpunkt jeweils auf spezielle kinesiologische Korrekturen gelegt:

- im strukturellen Bereich z. B. Wirbelkörper, Beckenfehler, Kiefergelenk, Kraniosakralsystem, Darmklappen
- im ökologischen Bereich z. B. Allergielöschung, Nebennieren
- im emotionalen Bereich z. B. Stressauflösung mit Farben, Affirmationen, Augenbewegungen
- im energetischen Bereich z. B. „14 muscle balance", Akupressur, Stellreflexe, Schrittkorrektur und begleitende Naturheilmittel

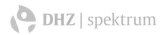
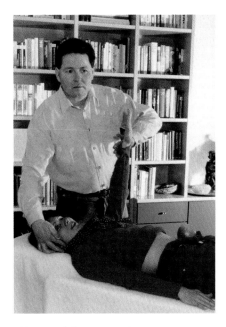

Abb. 3 Muskelgruppentest bei einer Allergietestung.

Prinzipiell nehme ich mir für jede Konsultation eines Patienten 60 Minuten Zeit, um einen umfassenden Gesamteindruck zu erhalten und in Ruhe die geeignete Therapie zu finden.

Austesten statt ausprobieren!

Bei der Auswahl von Therapie und Medikation müssen wir dank dieser Methode nicht mehr nur auf unsere Intuition und Erfahrung vertrauen oder gar verschiedene Wege „ausprobieren". Durch die Kinesiologie erhält jeder Therapeut ein umfangreiches Instrument für Diagnostik und Therapie und kann somit die Gesundheits-

störungen seiner Patienten besser erfassen und diese gezielter und erfolgreicher behandeln.

Abbildungen: © G. Dobler

 Literatur

[1] Dobler G: Kinesiologie in der Naturheilpraxis. 2. Aufl., München: Elsevier; 2004.

[2] Dobler G: Gesundheit maßgeschneidert mit dem Muskeltest. 1. Aufl., Kirchzarten: VAK Verlag; 2001.

[3] Rossaint AL: Medizinische Kinesiologie, Physio-Energetik und Ganzheitliche (Zahn-) Heilkunde. Kirchzarten: VAK Verlag; 2005.

 Empfehlen Sie Ihren Patienten

LaTourell M, Courtenay A: Was ist angewandte Kinesiologie? 6. Aufl., Kirchzarten: VAK Verlag; 2003.

@ Internet-Tipps

Deutsche Gesellschaft für angewandte Kinesiologie: www.DGAK.de

Institut für angewandte Kinesiologie: www.IAK.de

Wenn Sie mehr über die vom Autor entwickelte Methode der Biologisch-medizinischen Kinesiologie erfahren möchten, finden Sie weiterführende Informationen unter www.bio-med-kinesiologie.de

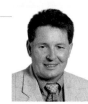

Günter Dobler
Maienweg 6
89160 Dornstadt

Seit 1977 Heilpraktiker, intensive Zusatzausbildung in systemisch- lösungsorientierter Therapie, umfangreiche kinesiologische Ausbildungen bei: Dr. John Thie, Dr. Scott, Dr. med. Bruce Dewe aus Neuseeland, Applied Physiology bei Richard Utt, Neural- und Psychokinesiologie bei Dr. Klinghardt und Energy Psychology bei Dr. Gallo. Fachbuchautor und Referent.

E-Mail: Dobler.Heilpraktiker@T-online.de

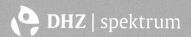
Leitsymptom Kopfschmerz – Die Differenzialdiagnose

Kopfschmerzen sind eine der häufigsten Gesundheitsstörungen in der Bevölkerung: Ca. 70 % der Bundesbürger leiden zeitweise und ca. 20 % chronisch unter Kopfschmerzen. Es werden mehr als 100 verschiedene Kopfschmerzformen unterschieden – eine diagnostische Herausforderung für jeden Heilpraktiker. Die DHZ gibt Ihnen einen Überblick über die wichtigsten Ursachen.

Dem Praxisalltag angepasst, unterscheiden wir zur Orientierung vier Gruppen von Kopfschmerzen:

- die „üblichen Verdächtigen" – Spannungskopfschmerz, Migräne und Schmerzmittelkopfschmerz
- die Gesichtsneuralgien und spezielle Kopfschmerzformen
- die sekundären Kopfschmerzen mit organischen Ursachen
- die sehr seltenen, aber gefährlichen Ursachen von Kopfschmerzen.

Die „üblichen Verdächtigen"

Über 90 % der Kopfschmerzpatienten leiden

- entweder unter Spannungskopfschmerz
- oder unter Migräne
- oder unter Kopfschmerzen, die durch die Einnahme von Schmerzmitteln entstehen.

Beweisende Befunde wie Veränderungen im CCT, des EKG oder im Blutlabor gibt es bei keiner dieser drei chronisch auftretenden Kopfschmerzarten. Im weiteren Sinne gehören noch der Kombinationskopfschmerz, ein Mischbild aus Migräne und Spannungskopfschmerz, und der Konversionskopfschmerz ohne somatische Ursache als Ausdruck eines (evtl. unbewussten) seelischen Konflikts in diese Gruppe. Gerade diese Patienten kommen – oft nach jahrelanger Odyssee – in die Heilpraktikerpraxis. Naturheilkundliche Diagnoseverfahren können oft bislang nicht erkannten Ursachen oder (Mit-)Auslösern auf die Spur kommen. Hier die Differenzialdiagnose der „üblichen Verdächtigen":

Der Spannungskopfschmerz

Dies ist die häufigste Kopfschmerzursache – entsprechend rasch wird oft die Diagnose gestellt. Doch was kennzeichnet den Kopfschmerz vom Spannungstyp? Der Schmerz ist dumpf-drückend, nicht pulsierend, betrifft den ganzen Kopf, ist aber häufig stärker am Oberkopf ausgeprägt oder als Ring um den Kopf oder im Nacken spürbar (▸ **Abb. 1**). Vegetative Begleitsymptome wie Licht- oder Lärmempfindlichkeit, Appetitlosigkeit oder Erbrechen sind höchstens ansatzweise vorhanden. Körperliche Belastung verstärkt den Schmerz nicht. Die Attacken dauern unbehandelt meist zwischen 30 Minuten und 12 Stunden. Die Schmerzen gelten als chronisch, wenn sie an mindestens 15 Tagen im Monat über einen Zeitraum von mehr als 6 Monaten auftreten.

Über die Ursachen ist bislang wenig bekannt. Eine erhöhte Anspannung und Druckempfindlichkeit von Kopf- oder Halsmuskeln oder Auffälligkeiten der Halswirbelsäule finden sich nur bei einem Teil der Patienten (▸ **Abb. 2**) Auch besteht häufig kein Zusammenhang zwischen dem Grad dieser Veränderungen und dem Ausmaß

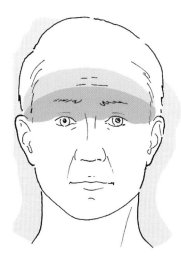
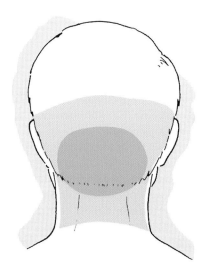
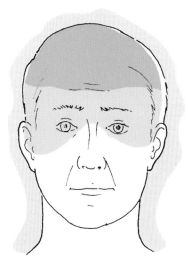

Abb. 1 Kopfschmerz vom Spannungstyp (aus [2], S. 62)

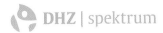

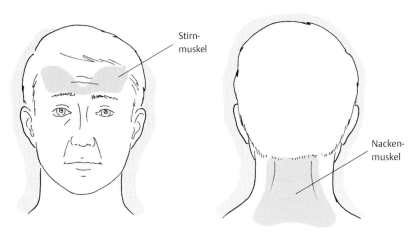

Abb. 2 Kopfschmerz vom Spannungstyp. Druckempfindliche Kopf- und Halsmuskeln (aus [2], S.63).

der Kopfschmerzen. Vaskuläre Ursachen scheinen bei manchen Patienten eine Rolle zu spielen, vor allem beim morgendlich auftretenden Spannungskopfschmerz der Schnarcher. Allerdings spricht man heute nicht mehr ausdrücklich vom „vaskulären", sondern nur noch vom „Spannungskopfschmerz".

Einige Studien (z. B. Jensen 1999, Bendtsen 2000) legen die Vermutung nahe, dass die zentrale Schmerzschwelle zumindest bei der chronischen Verlaufsform aufgrund gestörter Schmerzkontrollmechanismen im Hirnstamm erniedrigt ist und dadurch normalerweise nicht schmerzhafte Impulse zu Kopfschmerzen führen. Auslöser für den Spannungskopfschmerz gibt es viele – Ihr Patient wird sie Ihnen in der Regel schildern können. Geradezu klassische Auslöser sind z. B. Stress, Angst, Depression, Fehlhaltungen bei der Arbeit,

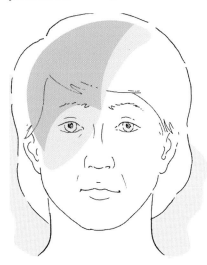

Abb. 3 Migräne-Schmerzzonen (aus [2], S. 28).

Funktionsstörungen des Kauapparates oder die Menstruation.

Die Migräne

Das Hauptsymptom der Migräne sind wiederkehrende Kopfschmerzattacken, die zwischen vier und 72 Stunden anhalten. Bei über der Hälfte der Patienten schmerzt nur eine Kopfseite, der Schmerz kann jedoch während einer Attacke oder von Anfall zu Anfall die Seite wechseln (Abb. 3).

Typischerweise ist er pulsierend-pochend oder bohrend, von mittlerer bis hoher Intensität und wird bei körperlicher Aktivität stärker. Dass die Schmerzen häufig im Nacken beginnen, muss nicht bedeuten, dass die Halswirbelsäule die Ursache ist! Etwa ein Drittel der Patienten beobachtet Stunden oder am Tag vor dem Anfall Müdigkeit, Überaktivität oder Reizbarkeit, Neigung zum Grübeln, Süßhunger, Ödeme an Händen und Füßen und ähnliche Symptome. Bei manchen Patienten geht den Schmerzanfällen gar eine Aura voraus, die für die „klassische" Migräne typisch ist und sich äußert in Sehstörungen wie Blitze, Flimmern, Doppeltsehen, Sprachstörungen, Sensibilitätsstörungen oder Lähmungserscheinungen.

Auch bei der Migräne ist die Entstehung des Schmerzes noch nicht geklärt. Erbfaktoren, eine besondere Reizempfindlichkeit und Stoffwechselanomalien im Gehirn mit Durchblutungsstörungen in der Hirnrinde spielen wahrscheinlich eine Rolle.

Hinreichend bekannt hingegen – besonders Ihrem Patienten – sind die zahlreichen Trigger. Dies sind vor allem hormonelle

Schwankungen (Eisprung, Menstruation), Stress, Entspannung und ein geänderter Schlaf-Wach-Rhythmus (Feierabend oder Wochenend-Migräne), Alkohol- und Koffeinkonsum, Hunger, optische Reize (Kino, Fernsehen, Diskothekenlicht) und auch bestimmte Nahrungsmittel, z. B. Käse, Schokolade oder Zitrusfrüchte. Oft beendet Schlafen die Attacke – oder löst sie erst aus.

Migräne-Aura ohne Kopfschmerz

Bei einigen Patienten treten die eigentlichen Migräneschmerzen mit höherem Lebensalter in den Hintergrund und es zeigt sich nur noch die Aura. Die neurologischen Begleit- und Ausfallserscheinungen treten also ohne einen nachfolgenden Kopfschmerz auf. Bei einer Migräne-Aura ohne Schmerz sollte immer abgeklärt werden, ob nicht andere Krankheitsursachen (z. B. Tumor, Neuritis) vorliegen.

Kopfschmerz und Migräne bei Kindern

Jedes zweite Schulkind leidet zumindest gelegentlich an Kopfschmerzen. Einer Studie der Universität Göttingen zufolge waren rund 50 % aller Kinder zwischen sieben und 14 Jahren innerhalb eines halben Jahres mindestens einmal betroffen. Etwa ein Viertel in dieser Altersgruppe leidet regelmäßig unter Spannungskopfschmerz, der – genau wie bei Erwachsenen – vor allem durch Überlastung entsteht. Überhaupt sind die Kopfschmerzursachen bei Erwachsenen und Kindern häufig gleich, doch es gibt einige Besonderheiten. So machen bestimmte chemische Zusätze in Lebensmitteln Kinder anfälliger für Schmer-

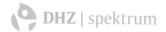

Spannungskopfschmerz und Migräne im Vergleich

Symptom	Spannungskopfschmerz	Migräne
Häufigkeit	ca. 30 % der Bevölkerung	ca. 10 % der Bevölkerung
Schmerzlokalisation	beidseitig, ganzer Kopf, Betonung oft auf Oberkopf, manchmal wie ein Ring um den Kopf oder im Nacken Schmerzbeginn oft im Nacken	meist nur eine Kopfseite, betroffene Seite kann wechseln, auch beidseitiger oder frontaler Schmerz kommen vor,
Typische Ursachen und Auslöser (siehe auch S.14)	– Stress, Sorgen, Angst, Depression – Fehlhaltungen, z.B. am PC, Beschleunigungstrauma, Funktionsstörungen des Kauapparates – Menstruation, Wetterumschwung, Föhn, Kälte – Leaky-Gut-Syndrom, Histaminintoleranz – Nahrungsmittelunverträglichkeiten und -allergien – Umwelt- und Genussgifte – Zahnmaterialien, Störfelder/Herderkrankungen, Elektrosmog	– Stress, Überforderung, aber auch Schlaf, Wochenende, Entspannung und geänderter Schlaf-Wach-Rhythmus – Eisprung, Menstruation – Alkohol-/Koffeinkonsum, Hunger, optische Reize – Nahrungsmittelunverträglichkeiten und -allergien – Darmdysbiose/Leaky-Gut-Syndrom, Helicobacter pylori – Störfelder/Herderkrankungen, Elektrosmog
Schmerzdauer	ca. 30 Minuten bis 12 Stunden	ca. 4 bis 72 Stunden
Schmerzcharakter	dumpf-drückend, nicht pulsierend	pulsierend, pochend, bohrend
Schmerzintensität	leicht bis mittelschwer	mittel bis sehr hoch
Vegetative Begleitsymptome	nur sehr selten und dann nur gering vorhanden	typisch sind Übelkeit, Erbrechen, Licht-, Lärm-, Reizempfindlichkeit
Körperliche Aktivität	verändert den Schmerz nicht	verstärkt den Schmerz
Arbeitsfähigkeit	ist kaum beeinträchtigt	ist schwer beeinträchtigt, oft Arbeitsunfähigkeit
Neurologische Begleitsymptome Untersuchungsbefunde	sind nicht vorhanden keine organisch neurologischen Befunde – nur Anamnese	Aura mit neurologischen Symptomen bei ca. 10–30 % der Betroffenen, meist Sehstörungen keine organisch neurologischen Befunde – nur Anamnese

zen. Auch der zunehmende Konsum von Limonade, die Zuckerersatzstoffe oder Koffein enthält, erhöht die Schmerzempfindlichkeit. Auf Farb-, Aroma- und Konservierungsstoffe reagieren Kinder besonders empfindlich – Kopfschmerzen sind eine häufige Reaktion des kindlichen Körpers. Reizüberforderung, Schlaf- und Bewegungsmangel tun ein Übriges.

Etwa 2–5 % der Kinder leiden bereits an Migräne. Stress ist auch bei Kindern der häufigste Auslöser für eine Migräneattacke. Anders als bei Erwachsenen dauern die Attacken meist nicht so lange an, jedoch schmerzt oft der ganze Kopf. Andere Begleiterscheinungen, besonders Bauchschmerzen und (heftiges) Erbrechen, können stark ausgeprägt sein. Häufig macht sich Migräne bei Kindern durch ein verändertes Verhalten bemerkbar. Sie unterbrechen das Spielen, ziehen sich zurück und suchen Ruhe. Die Migräne tritt meist ohne Aura auf. Wenn diese jedoch besteht, wissen die Kinder, dass es sich dabei um eine Täuschung handelt.

Bei sehr kleinen Kopfschmerzpatienten, die obendrein verhaltensauffällig sind, sollten Sie an ein KISS-Syndrom (Kopfgelenk-induzierte Symmetrie-Störung) denken, bei Kindern im Vorschul- und Schulalter an ein KIDD-Syndrom (Kopfgelenk-induzierte Dysgnosie/Dyspraxie). Diese können viele unterschiedliche Symptome hervorrufen, besonders aber auch Kopfschmerzen (www.kisssyndrom.de).

Klären Sie Eltern darüber auf, dass sie – wenn die Gabe eines schulmedizinischen Schmerzmittels unbedingt nötig erscheint – ihrem Kind keinesfalls das vermeintlich harmlose Aspirin, sondern allenfalls Paracetamol geben sollten; es besteht sonst die Gefahr des lebensgefährlichen Reye-Syndroms!

Abdominelle Migräne bei Kindern

Manche Kinder leiden regelmäßig unter diffusen Bauchschmerzattacken, die alleine schon die Lebensqualität der Kinder und ihre Aktivitäten beeinträchtigen können. In der Differenzialdiagnose zum „Mathearbeits-Bauchweh" geht diese so genannte abdominelle Migräne mit mindestens zwei weiteren Symptomen wie Blässe, Appetitlosigkeit, Übelkeit und Erbrechen einher, dauert mindestens eine Stunde an und verschwindet zwischen den Attacken vollständig. Forscher um G. Russell in Aberdeen unterstützen die These, dass sich aus der abdominellen Migräne im Laufe der Jahre häufig eine klassische Migräne entwickelt.

Der Schmerzmittelkopfschmerz

Alle Kopfschmerz-Medikamente können selbst Kopfschmerzen verursachen, wenn sie zu oft, zu lange oder zu hoch dosiert eingenommen werden. Dies äußert sich meist als Dauerkopfschmerz, der häufig schon morgens besteht (▶ **Abb. 4**). Deshalb sollten Patienten Schmerzmittel höchstens an zehn Tagen im Monat und maximal drei Tage hintereinander einnehmen. Mindestens 20 Tage im Monat müs-

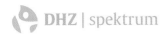

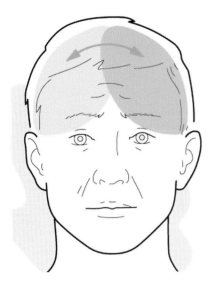

Abb. 4 Schmerzmittelkopfschmerz (aus [2], S. 109).

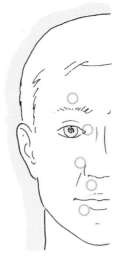

Abb. 5 Schmerzausstrahlung bei Trigeminus-neuralgie (aus [2], S. 130).

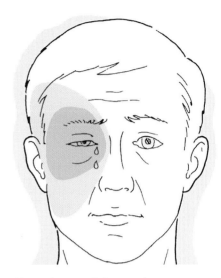

Abb. 6 Cluster-Kopfschmerz. Schmerzzonen (aus [2], S. 75).

sen also schmerzmittelfrei sein, rezeptpflichtige Mittel und Niedrigstdosierungen eingerechnet. Der Schmerzmittelkopfschmerz ist nur durch den Entzug der eingenommenen Präparate zu behandeln! Dabei tritt häufig ein typischer **Entzugskopfschmerz** auf, der etwa drei bis höchstens zehn Tage anhält und oft begleitet wird von vegetativen Symptomen wie Schwindel, Übelkeit, Schlaflosigkeit oder innerer Unruhe.

Beim langsamen Absetzen der Medikamente sollte der Patient psychisch unterstützt und mit heilpraktikertypischen Verfahren (z. B. Neuraltherapie, Akupunktur, Homöopathie, Ausleitungsverfahren, Phytotherapie, Reflexzonentherapie) begleitet werden. In schweren Fällen ist für den Entzug ein stationärer Aufenthalt erforderlich.

▶ **Bei Dauerkopfschmerz sollten Sie an schmerzmittelinduzierten Kopfschmerz denken. Dieser kann bereits entstehen, wenn der Patient an mehr als zehn Tagen im Monat schulmedizinische Schmerz- oder Migränemittel einnimmt.**

Oft übersehen, doch praxis-relevant: kopfschmerzauslösende Medikamente

Folgende Medikamente sollten Sie als mögliche (Mit-)Verursacher von Kopfschmerzen in Betracht ziehen: Analgetika, Antiarrhythmika, Antirheumatika, Barbiturate, Benzodiazepine, Bromocriptin, Carbamazepin, Diuretika, Gestagene, Glukokortikoide, Griseofulvin, Herzglykoside, Kalziumantagonisten, Lipidsenker, Metroni-

dazol, Muskelrelaxanzien, Nitrate, Östrogene, Ovulationshemmer, Pentoxifyllin, Phenytoin, Rifampicin, Sekalealkaloide, Theophyllin.

Die Gesichtsneuralgien und spezielle Kopfschmerzformen

Neuralgien

Auch bei den oft so überaus schmerzhaften Gesichtsneuralgien wird die Diagnose meist aufgrund der typischen Symptome gestellt. Dies sind blitzartig einschießende, extrem heftige, stechende und elektrisierende Schmerzen im Versorgungsgebiet eines oder mehrerer Trigeminusäste (▶ **Abb. 5**). Neuralgien anderer Hirnnerven (vor allem Glossopharyngeus-, Intermedius-, Supraorbitalis-, Okzipitalis-, Nasoziliaris- und Laryngeus-superior-Neuralgie) sind sehr selten. Die Attacken können spontan auftreten oder durch Trigger wie Berühren, Kauen, Sprechen, Schlucken, Kälte oder Wind ausgelöst werden. In manchen Fällen können Nervenkompressionen (z. B. durch Gefäße oder Tumoren) kernspintomographisch oder auch bei einer Operation nachgewiesen werden.

Trigemino-autonome Kopfschmerzen

Kopfschmerzsyndrome dieser Gruppe haben zwei Eigenschaften gemeinsam: Die Schmerzattacken sind typischerweise recht kurz, und es gibt autonome Begleitsymptome meist der Augen (z. B. Tränenfluss, Lidschwellung, Gefäßzeichnung der Konjunktiven, Miosis) oder der Nase (z. B. Nasensekretion, nasale Kongestion), die auf eine Überaktivität des Parasympathikus hindeuten. In diese Gruppe gehören z. B. der episodische oder chronische Cluster-Kopfschmerz (Horton-Syndrom) (▶ **Abb. 6**), der nachts auftretende „Schlaf-Kopfschmerz" (Hypnic Headache), der dauerhafte Halbseitenkopfschmerz (Hemicrania continua) sowie die seltene chronisch paroxysmale Hemikranie (CPH) und das noch seltenere SUNCT-Syndrom.

Fünf Schritte zur Diagnose

- Ist der Kopfschmerz akut oder chronisch bzw. erstmalig auftretend oder schon lange bekannt? Gibt es bereits Diagnosen und Untersuchungsergebnisse?
- Sind die Symptome typisch für Spannungskopfschmerz, Migräne, Schmerzmittelkopfschmerz, Neuralgien oder trigemino-autonome Kopfschmerzen?
- Gibt es Hinweise auf eine bedrohliche Kopfschmerzsituation, die eine Überweisung zum Facharzt bzw. in die Klinik erfordert?

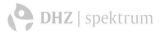

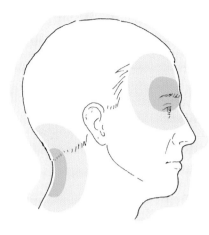

Abb. 7 Halswirbelsäulenkopfschmerz (aus [2], S. 121).

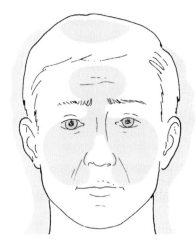

Abb. 8 Kopfschmerz bei Infektionen der Nasennebenhöhlen (aus [2], S. 126).

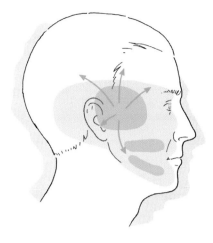

Abb. 9 Schmerz bei Fehlfunktion des Kauapparates (aus [2], S. 127).

- Ausführliche Anamnese und klinische Untersuchung mit differenzialdiagnostischen Überlegungen
- Ergänzung der bisherigen Ergebnisse durch heilpraktikertypische Diagnostik.

Den organischen Ursachen auf der Spur

Kopfschmerzen mit organischen, klinisch feststellbaren Ursachen, so genannte sekundäre Kopfschmerzen, treten nicht sehr häufig auf. Umso wichtiger ist es, sie in diagnostische Überlegungen einzubeziehen, vor allem wenn der Patient noch nicht (gründlich genug) „durchuntersucht" wurde oder wenn besondere Verdachtsmomente vorliegen. Wichtige Hinweise ergeben sich aus der Anamnese und der körperlichen Untersuchung:

- **HWS-bedingt,** z. B. pseudoradikuläres HWS-Syndrom, nach Beschleunigungstrauma, Kinnhaken, Intubation (bei Narkose), Schlafen auf falscher Nackenrolle, Statikprobleme, KISS-/KIDD-Syndrom, Morbus Bechterew, Fibromyalgie, Polyarthritis, Fehlhaltungen durch das Gewicht sehr langer Haare (▸ **Abb. 7**) ▸ Anamnese, Inspektion, Untersuchung der HWS, Palpation der Schulter- und Nackenmuskulatur
- **HNO-Erkrankungen** (chronisch oder akut), z. B. Sinusitis, seltener Otitis media, Mastoiditis (▸ **Abb. 8**) ▸ Anamnese, Otoskopie, Palpation (NAP, Mastoid)

- **Zahn- und Kiefererkrankungen,** z. B. craniomandibuläre Dysfunktion (CMD), Bissfehlstellungen, Wurzeleiterung (▸ **Abb. 9**) ▸ Überweisung zum ganzheitlich orientierten Zahnarzt, Kieferorthopäden oder Osteopathen
- **Blutdruck:** Hypertonie, maligner Hypertonus, hypertensive Krise, Phäochromozytom, Hypotonie ▸ Blutdruck-/Pulsmessung, Anamnese, Überweisung zum Kardiologen
- **Anämie, Polyglobulie** ▸ Blutbild, MCH, MCV, MCHC, Serumeisen
- **Nierenerkrankungen** (vor allem chronische Pyelonephritis, nephrotisches Syndrom), Dialysekopfschmerz ▸ Anamnese, Nierendiagnostik, vor allem Stick, Blutwerte, Kreatinin-Clearance, evtl. Sonographie, MRT beim Nephrologen
- **Lebererkrankungen** (z. B. mit Hyperbilirubinämie), Magen-Darm-Erkrankungen (z. B. Morbus Crohn, Colitis ulcerosa), Zöliakie ▸ Anamnese, Leberpalpation, Blutlabor, insbesondere Leberwerte (GOT, GPT, γ-GT, GLDH)
- **Mangelerscheinungen,** Allergien und Unverträglichkeiten (z. B. Nahrungsmittel, Glutamat, Chemikalien, Lösungsmittel, Abgase) ▸ Anamnese, Ernährungs- und Kopfschmerzprotokoll, Karenztests, Bluttest auf Antikörper, Kontrolle von Aminosäuren
und Vitaminen (z. B. Reduktion von Methionin, Taurin, Vitamin B_6, Vitamin B_1)

- **hormonelle Dysregulation,** prämenstruelles Syndrom ▸ Zykluskalender und Kopfschmerzprotokoll vergleichen, ggf. Hormonstatus (auch an Schilddrüsenhormone fT3/fT4 denken)
- **Augenerkrankungen:** falsche Brille, Sehfehler (Kurz-/Weitsichtigkeit), Glaukom (akut/chronisch) ▸ augenärztliche Untersuchung
- **Schlaf-Apnoe-Syndrom** ▸ Tagesmüdigkeit? Schnarchen mit Atemaussetzern? Hypertonie? Überweisung ins Schlaflabor
- **Hypoglykämie** anfallsartig oder andauernd ▸ Diabetesdiagnostik (Stick, Blutwert, oraler Glukosetoleranztest), versuchsweise Ernährungsumstellung mit völligem Verzicht auf kurzkettige Kohlenhydrate (Besserung?)
- **Infektionskrankheiten,** z. B. Influenza, Borreliose, FSME, Hepatitis ▸ Anamnese, Fieber, weitere typische Symptome
- **Intoxikationen** durch Alkohol, Rauschmittel, Nikotin, zahlreiche Medikamente, Quecksilber, PCB, bei Schmerzmittelkopfschmerz ▸ Anamnese
- **Morbus Addison** ▸ Anamnese (z. B. Müdigkeit, gastrointestinale Beschwerden, Hyperpigmentation von Haut/Schleimhäuten, Hypotension, Salzhunger)
- **Hyperkalzämie**, Hypokalzämie ▸ Blutkalziumwerte
- **Knochenveränderungen,** z. B. Osteomyelitis, Morbus Paget ▸ Anamnese, Untersuchung, CCT

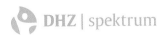
- Kollagenosen, Vaskulitiden, rheumatoide Arthritis, Wegener-Granulomatose ▸ Anamnese, Antikörperuntersuchung, Rheumafaktor
- Höhenkopfschmerz, Wetterumschwung, Föhn, Sonnenstich, Hitzschlag ▸ Anamnese

Das Schmerztagebuch

Zur besseren Diagnostik und zur Therapiekontrolle können Sie Ihre Patienten ein Schmerztagebuch führen lassen. Jedoch kann das Beobachten der eigenen Schmerzen das Schmerzerleben selbst verändern. Damit sensible Patienten sich nicht zu sehr auf ihre Schmerzen konzentrieren, sollten die Protokolle nur über einen relevanten Zeitraum von etwa zwei bis vier Wochen geführt werden. Auf eine angemessene Tagebuch-Pause kann dann wiederum eine Protokollphase folgen, deren Vergleich mit vorausgegangenen Tagebucheinträgen oft nützliche Erkenntnisse liefert.

Alarmsymptom Kopfschmerz – die gefährlichen Ursachen

Manchmal können Kopfschmerzen Ausdruck schwerwiegender Erkrankungen sein, bei denen sofort gehandelt werden und der Patient zum Arzt bzw. direkt in die Klinik überwiesen werden muss. Hierfür besonders relevante Symptome sind:

- ungewohnter, erstmalig aufgetretener Kopfschmerz
- zunehmend intensive Kopfschmerzen
- explosionsartiger, akut aufgetretener Kopfschmerz
- Dauerkopfschmerz mit steigender Häufung oder Intensität
- streng lokalisierter, seitenkonstanter Kopfschmerz
- Begleitsymptome wie Erbrechen (außer bei Migräne), neurologische Ausfälle, hohes Fieber, Krämpfe, Bewusstseinstrübung, Wesensveränderung.

Glücklicherweise kommen diese Fälle im Praxisalltag (hoffentlich!) nicht vor, dennoch – hier zur Wiederholung und Erinnerung an die Zeit der Prüfungsvorbereitung – eine Übersicht der bedrohlichsten Kopfschmerzursachen:

- schlagartig einsetzende Kopfschmerzen: Subarachnoidalblutung, Glaukomanfall (einseitig), Dissektions-Kopfschmerz, Apoplex, Schädel-Hirn-Trauma (Anamnese!)
- Kopfschmerzentwicklung über Minuten bis Stunden: hypertensiver Notfall, Sinusvenenthrombose, Meningitis, Enzephalitis
- Kopfschmerzen entwickeln sich über Tage bis Wochen: subdurales oder epidurales Hämatom, Gehirntumor, Arteriitis temporalis, Hirnabszess, Hirnödem, Veränderungen des Liquordrucks (z.B. Pseudotumor cerebri, Liquorunterdrucksyndrom, Liquorzirkulationsstörungen).

Schulmedizinische Medikation

Die meisten Ihrer Kopfschmerzpatienten haben schon regelmäßig frei verkäufliche Schmerzmittel aus der Apotheke eingenommen, viele bekommen die Medikamente vom Hausarzt verschrieben. So sieht die schulmedizinische Therapie aus bei:

- **episodischem Spannungskopfschmerz:** Als Mittel erster Wahl gelten Acetylsalizylsäure und Paracetamol, als Mittel zweiter Wahl Ibuprofen, Metamizol, Naproxen oder Wirkstoffkombinationen von Acetylsalizylsäure/Paracetamol/Coffein.
- **chronischem Spannungskopfschmerz:** Als Mittel erster Wahl gelten die trizyklischen Antidepressiva Amitriptylin oder Imipramin; als Mittel zweiter Wahl Amitriptylinoxid, Doxepin, Clomipramin, Mianserin und Maprotilin.
- **HWS-bedingten Kopfschmerzen:** Analgetika plus Muskelrelaxanzien wie Tetrazepam (z.B. Musaril), bei Schwindel plus Dimenhydrat (z.B. Vomex A); bei längerem Verlauf plus trizyklische Antidepressiva, außerdem nichtsteroidale Antirheumatika wie Ibuprofen, Paracetamol, Diclofenac (z.B. Voltaren).
- **Migräne:** Akut werden Analgetika (Acetylsalizylsäure, Diclofenac, Ibuprofen, Metamizol, Naproxen, Paracetamol), Triptane (Almotriptan, Eletriptan, Frovatriptan, Rizatriptan, Sumatriptan, Naratriptan, Zolmitriptan) oder Mutterkornalkaloide (Ergotamintartrat) sowie Antiemetika (Domperidon, Metoclopramid) verordnet. Bei besonders häufigen oder schweren Migrä-

neattacken werden zur Vorbeugung Medikamente wie Betarezeptorenblocker (z.B. Metoprolol, Propanolol und Bisoprolol), der Kalziumantagonist Flunarizin, nichtsteroidale Antirheumatika oder das neue Präparat Topamax Migräne (Topiramat) eingesetzt.

- **Gesichtsneuralgien:** Die erste Wahl ist Carbamazepin, zweite Wahl sind Phenytoin und Baclofen.

Literatur

[1] Diener H-C (Hrsg.): Kopfschmerzen. Stuttgart: Thieme; 2003 (Grundlagenwerk zu schulmedizinischen Aspekten von Kopfschmerz und Migräne aus der Referenz-Reihe Neurologie)

[2] Peikert A: Kopfschmerzen, Migräne, Neuralgien – Der große TRIAS-Ratgeber. 3. Aufl. Stuttgart: Thieme; 2003 (Ratgeber, der Patienten sehr verständlich über ihre Erkrankung und vor allem die schulmedizinischen Therapien aufklärt, die Naturheilkunde wird kurz abgehandelt)

Weiterführende Links

www.dmkg.de
www.forum-schmerz.de/web/schmerzcontent/de/kopfschmerzen.htm
www.kopfschmerzen.de
www.stiftung-kopfschmerz.de
www.migraeneliga-deutschland.de

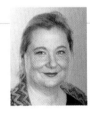

Elvira Bierbach
Kreuzstraße 32
33602 Bielefeld

HP Elvira Bierbach leitet seit 1992 eine Heilpraktikerschule in Bielefeld. Außerdem schreibt sie Fachbücher, gibt verschiedene Lehrbücher für Heilpraktiker (-anwärter) heraus und hält Vorträge. Seit 2001 ist sie Beiratsmitglied im „Bund Deutscher Heilpraktiker" und seit 2006 die Hauptschriftleiterin der „Deutschen Heilpraktiker Zeitschrift".

E-Mail: e.bierbach@freenet.de

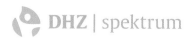
Kopfschmerz und Migräne – Diagnostische Strategien in der Naturheilpraxis

Die Diagnosestellung verschiedener Kopfschmerzarten und der Migräne ist im Grunde genommen relativ einfach und klar: oftmals ergibt sie sich schon aus dem Symptombild und einer guten Schmerzanamnese. Doch besonders wichtig für eine optimale und Erfolg versprechende Therapie ist nicht nur die Diagnose, sondern vor allem das Auffinden der genauen Ursache.

Um eine Grundlage für ein effizientes therapeutisches Vorgehen zu schaffen, ist schon fast das Gespür eines Sherlock Holmes notwendig. Eine beinahe unüberschaubare Menge an Faktoren gilt es zu berücksichtigen. Die nachfolgende Anleitung ist hierfür eine Hilfestellung – wenn auch ohne Anspruch auf Vollständigkeit. Sie zeigt, welche Diagnoseverfahren und Therapieansätze sich in meiner Praxis bewährt haben.

Nach den allgemein üblichen Diagnoseschritten wie Anamnese, Inspektion, Palpation, Perkussion, Auskultation und Funktionsprüfungen sind folgende naturheilkundliche Methoden zur „Ursachenermittlung" besonders viel versprechend:

- Laborparametrik
- Iridologie
- Dunkelfeldmikroskopie
- Traditionelle Chinesische Medizin
- Das Vertebrale Reaktionssystem (VRS)
- Reflexzonen

und viele andere mehr ...

Klinische Laboruntersuchungen – Kopfschmerzrelevante Parameter

Migräne und Kopfschmerzen sind nicht durch Laborparameter ermittelbar, doch können Laboruntersuchungen Ursachen endogener und exogener Art wie **Anämie** und **Polyglobulie** (BB, MCH, MCV, MCHC) oder **Intoxikationen** darstellen. Gerade **Belastungen mit Schwermetallen** (v. a. Quecksilber!) und **Vergiftungen mit PCB** (polychlorierte Biphenyle) können sehr resistente Kopfschmerzen auslösen.

Außerdem sollte laborchemisch eine **Infektion** ausgeschlossen werden (BB, BSG, CRP, ggf. Antikörpernachweis, Antigene). Oft wird vergessen, dass eine **Hyperbilirubinämie** migräneartigen Kopfschmerz auslösen kann.

Auch die histaminvermittelten Kopfschmerzen können durch **Allergietests** und IgE-Erhöhungen im Blut nachgewiesen werden. Doch nicht nur die typischen Laborparameter sollten berücksichtigt werden. Die Untersuchung von **Aminosäuren und Vitaminen** kann sehr aufschlussreich sein. Oftmals kann hier eine Reduktion von Methionin, Taurin, Vitamin B_6, Vitamin B_1 und anderen gefunden werden, die durch Substitution der reduzierten Substanzen (oral oder parenteral) relativ leicht ausgeglichen werden können. Da der Darm häufig einen der wichtigsten Kopfschmerzverursacher im Organismus darstellen kann, sollten dessen Funktionen auf zweierlei Wegen abgeklärt werden: Zum einen hat sich das nutrigene Belastungsprofil zum Ausschluss einer **IgG_4-vermittelten Unverträglichkeit** von Nahrungsmitteln (z. B. durch LaborMed, Wiesbaden) gut bewährt. Zum anderen kann die Untersuchung einer Stuhlprobe sehr hilfreich sein (z. B. Labor Enterosan, Bad Bocklet). Hierdurch können nicht nur **Dysbiosen**, sondern auch der Immunstatus des Darmes sowie mögliche Fehlfunktionen der Darmschleimhaut und der Verdauungsdrüsen (Pankreas, Galle, Leber) ermittelt werden.

Iridologie – Blickpunkt Konstitution und Diathese

Der Iridologie ist es nicht möglich, Kopfschmerzen oder Migräne eindeutig und klar zu diagnostizieren. Ausnahmen hiervon bilden akute Kopfschmerzzustände. Hier kann man vor allem durch die Pupillenreaktionen deutliche Hinweise auf ein zerebrales Schmerzsyndrom erhalten. Existiert z. B. eine einseitige Mydriasis (Weitpupille) mit einer deutlichen Reaktionsarmut, so deutet dies entweder auf ein akutes Schädel-Hirn-Trauma oder auf ein Kopfschmerzsyndrom hin. Eine „Kopfschmerz-Iris" gibt es nicht.

Doch bietet die Iridologie – was keine andere Diagnosemethode kann – einen direkten Einblick in das Mesenchym eines Menschen. Vor allem genetische Dispositionen und Diathesen, also die Bereitschaft des Organismus an einer bestimmten Stelle (Organ) einzubrechen (Locus minoris resistentiae), kann gut beurteilt werden. Somit gibt es oftmals zahlreiche wertvolle Anzeichen für die mögliche Ursache des Schmerzes. Es ist folglich möglich, die involvierten Systeme des Organismus und seine entsprechende Bereitschaft zu Schmerzen im Gesamten zu ermitteln.

Grundsätzlich kann jeder Mensch zum Kopfschmerz-Patienten werden. Innerhalb der Iridologie kann kein Grundkonstitutionstyp (lymphatisch, hämatogen oder Mischtyp) als besonders schmerzorientiert herausgestellt werden. Erst die Diathesen und Dispositionen geben typische iridologische Hinweiszeichen auf häufig auftretende Kopfschmerzen. Diese sind unter anderem:

Neurogene Disposition: ein besonders fein strukturiertes Irisstroma mit zahlreichen radiär verlaufenden Fasern (Radiären) kennzeichnet diesen Typus. Der Träger einer neurogenen Disposition spricht in der Regel sehr gut und schnell auf sanftere naturheilkundliche Verfahren an.

Zirkuläre Furchenbildung als Zeichen einer vegetativ-spastischen Disposition deutet auf genetisch determinierte Probleme im Magnesium-Kalzium-Haushalt hin. Zeigt ein Kopfschmerzpatient diese kreisrunden Einziehungen im Ziliarfeld, so sollte die gesamte Therapie mit Magnesi-

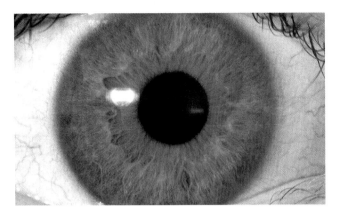

Abb. 1 Rechtes Auge. Lakune mit Reizfaser bei 5 ¾ Uhr spricht für eine genetische Nierenbelastung. Kontrolle der Nierenwerte in Bezug auf die Migräne ist also unerlässlich. Foto: © Claus Jahn

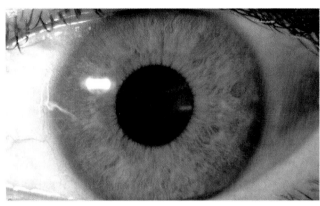

Abb. 2 Linkes Auge einer 32-jährigen Migränepatientin. Lymphatisch-neurogene Konstitution. Pupillenentrundung spricht für Wirbelsäulenprobleme. Pigmentimprägnation von 10 bis 2 Uhr spricht u. U. für zerebrale Stoffwechselstörungen. Foto: © Claus Jahn

um und/oder Kalzium begleitet werden (z. B. als biochemisches Mittel Nr. 7 bzw. Nr. 2 von Nestmann).

Radiäre Furchenbildung ist ebenfalls ein Anzeichen einer vegetativ-spastischen Disposition: Die vom Pupillenrand in das Ziliarfeld der Iris reichenden Furchen (Einziehungen) deuten häufig auf Durchblutungsstörungen aufgrund von Gefäßverkrampfungen hin. Eine Gefäß entspannende Therapie bringt bei Migräne Patienten oft Erleichterung. Vitamin-E-Präparate (z. B. Vitamin-E-400 mg, Wörwag) tragen zur Gefäßentspannung bei. Auch Secale-cornutum- (z. B. Secale corn. Spl®, Pascoe) oder Rutinum-Präparate (z. B. Rutinum Synergon Nr. 3b®, Kattwiga) sollten hier eingesetzt werden.

Pigmentationen, z. B. gelbliche bis grünlich-gelbliche Einlagerungen in oder auf das Irisstroma (10 – 2 Uhr), deuten häufig auf Störungen im zerebralen Proteinstoffwechsel hin (▶ **Abb 2**). Aminosäuren-Präparate (z. B. Cerebro Kps.®, Landhaus-Naturprodukte) zusammen mit einem Stoffwechselmittel (Cicuta virosa Synergon Nr. 124®, Kattwiga) können hilfreich sein.

„Organzeichen": Zeigen sich Veränderungen im Irisstroma oder Pigmenteinlagerungen in bestimmten Bereichen, so kann häufig ein Bezug zwischen diesem Organ und der Kopfschmerzsituation hergestellt werden. Eine Behandlung mit entsprechenden organbezogenen Arzneien ist dann immer notwendig (▶ **Abb 1**).

Lebertee bei Leberbelastung nach Josef Karl bestehend aus:

Fol. Boldo 20.0, Rad. C. Hb. Taraxaci 50.0, Rhiz. Curcumae 15.0, Fol. Menth. Pip. 15.0, Rad. Chichorii 15.0, Flor. Lavendulae 10.0

Nierenmittel bei Nierenzeichen:

z. B. Nierentonikum Nestmann

Zusammen mit den konstitutionellen Hinweisen ist es so möglich, entweder eine weiterführende Diagnostik anzustreben oder sofort, gewissermaßen „aus dem Auge heraus" einen therapeutisch Erfolg versprechenden Weg einzuschlagen.

Dunkelfeldmikroskopie – Der Ist-Zustand wird im Dunkelfeld erhellt

So wie die Iridologie Hinweise auf die konstitutionellen Faktoren des Menschen ermöglicht, so gibt das Dunkelfeldbild direkte Auskunft über seinen Ist-Zustand.

Auch durch die dunkelfeldmikroskopische Untersuchung ist es nicht möglich, einem Patienten sofort „auf den Kopf hin" zu sagen, ob er unter Kopfschmerzen leidet oder nicht. Doch auch durch dieses Verfahren kann man die möglichen Ursachen weiter „einkreisen".

Neben möglichen bakteriellen und mykotischen Belastungen zeigen sich vor allem Durchblutungsstörungen und subazide Zustände im Dunkelfeldbild sehr früh.

Besonders deutlich werden diese z. B. durch die so genannte „Geldrollen"-Bildung dargestellt. Auch Filitbildungen und Fibrinnetze deuten auf eine Durchblutungserschwernis hin.

Eine Therapie mit entsprechenden, den Säure-Basen-Haushalt regulierenden Präparaten ist hier häufig notwendig (z. B. Baso-Syx Syxyl®). Isopathische Therapeutika (Sanum-Präparate) sollten entsprechend des Dunkelfeldbildes gewählt werden. Oftmals zeigen sich Präparate wie das Mucokehl® (Sanum), das Latensin® (Sanum) oder das Quentakehl® (Sanum) als wirkungsversprechend.

Die Dunkelfelduntersuchung unterstützt außerdem die Störfelddiagnostik (siehe unten).

Störfelddiagnostik – Was stört den Therapieerfolg?

Frustrierend für Patient und Behandler ist es, wenn die bewährtesten Therapien ohne Erfolg bleiben. Besteht eine solche Therapieresistenz in der Anamnese oder im Behandlungsverlauf, so sind häufig ein Störfeld oder ein Herdgeschehen schuld daran. Zudem können Störfelder selbst kopfschmerz- oder migräneauslösend sein!

Die Störfeldsuche kann sich leider mitunter relativ schwierig gestalten. Es sollten alle Narben auf Empfindungsveränderungen überprüft werden. Finden sich hier dysästhetische Narben-Kolloide, so kann durch die intrakutane Injektion von Procain 1 % (z. B. von Loges) eine so genannte Narbenentstörung erreicht werden.

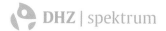

Im Dunkeln nach dem Störfeld suchen

In der dunkelfeldmikroskopischen Untersuchung zeigen sich bei Störfeldbelastungen häufig so genannte Nuggets (goldgelblich schimmernde Proteinansammlungen). Auch Anzeichen von Leptotrichia buccalis können auf einen Herd hindeuten. Sind diese vorhanden, ist in der Regel ein bakterieller Herd die Ursache und muss entsprechend gesucht werden. Innere Herde und Störfelder jedoch können meist nur durch **Provokation** ermittelt werden. Eine Möglichkeit zur provokativen Aktivierung stellen z. B. die Spenglersan Kolloide D oder Dx® (Meckel) dar. Auch die intramuskuläre Injektion von 5–7 ml nativem Eigenblut oder die Gabe von Utilin® S (säurefest, Sanum) können zu einer Herdprovokation führen.

! Cave: Wird eine solche Provokation durchgeführt, muss unter Umständen mit sehr starken Reaktionen des Patienten gerechnet werden. Dies kann neben Fieber, Zahnschmerzen oder einer aktivierten Sinusitis durchaus auch eine akute Appendizitis bedeuten. Eine gute Aufklärung (mit Dokumentation) und besondere Sorgfalt während Diagnose, Behandlung und Überwachung des Patienten sind also absolut notwendig!

Zahnherde können oft gut durch die Elektroakupunktur nach Voll aufgefunden werden. Diese müssen jedoch von einem Zahnmediziner saniert werden.

Traditionelle Chinesische Medizin – Vier Meridiane und vier Kopfschmerzarten

Die TCM bietet ein komplettes System zum Auffinden und Beseitigen von Kopfschmerzen und Migräne an. Grob können vier Migränearten eingeteilt werden:

- **Blasenmigräne:** Schmerzbeginn im nasalen Orbitalwinkel, meist mit der gesamten Wirbelsäule in Kontakt stehend,
- **Nierenmigräne:** Schmerzbeginn hinter den Augen, meist mit den Ausleitungssystemen verknüpft,
- **Gallenmigräne:** Schmerzbeginn im Nacken, meist mit der Leber-Galle-Funktion verbunden,
- **Magenmigräne:** Schmerzbeginn im Stirnbereich, meist mit gastrointestinalen Symptomen.

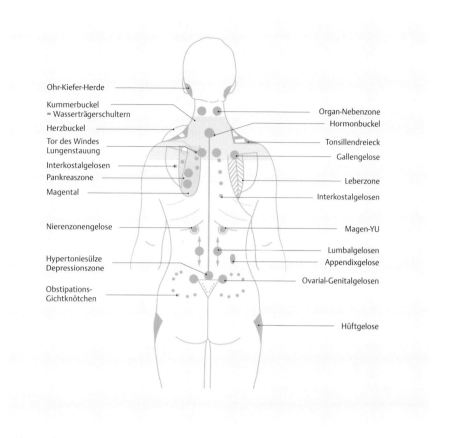

Abb. 3 Schröpfzonen nach Abele. Aus: Abele J: Schröpfkopfbehandlung. 7. Aufl. Stuttgart: Haug; 2003.

Das Vertebrale Reaktionssystem (VRS) – vernetzt über die Wirbelsäule

Das Vertebrale Reaktionssystem (VRS) setzt sich aus allen mit der Wirbelsäule verbundenen Strukturen zusammen, also aus Knochen, Muskeln, Sehnen, Bändern, Blutgefäßen, Rückenmark etc. Nahezu jede Reaktion des Organismus zeigt sich früher oder später in einer Veränderung eines dieser Anteile des VRS. Fast alle Kopfschmerz- und Migräne-Patienten weisen eine Blockade der HWS, vornehmlich des Atlas-Axis-Gelenkes, auf.

Doch die gesamte Gangkette (vom Fußgelenk bis zum Atlas) kann gestört sein. Blockaden einzelner Wirbel, der Rippengelenke oder des Iliosakralgelenks führen ebenfalls häufig zu Kopfschmerz und Migräne. Auch das Kiefergelenk darf nicht vergessen werden! Verspannungen der Mm. masseter oder Fehlbisse (z. B. Zahnfrühkontakte) können zu massiven Verspannungen der HWS führen und somit migränetriggernd funktionieren. Das VRS reagiert jedoch auch auf viszerale Reize. Sind innerorganische Störungen vorhanden, wird das VRS ständig mitgereizt, was

zu Myogelosen oder Blockaden im entsprechenden Segment führen kann (Segmentdiagnostik nach Huneke).

Als therapeutische Konsequenz erfolgt hier entweder eine sanfte Mobilisationstherapie (z. B. Wirbeltherapie nach Dorn oder Osteopathie) oder Massagen. Auch paravertebrale Injektionsserien, z. B. mit Procain 1 % i.c. + Spondylose-Injektopas® (Pascoe) können hilfreich sein.

Reflexzonen als Verräter der Ursachen

Bereits einfache Untersuchungen der bekannten Fuß-, Ohr-, Gesichts- oder Rückenreflexzonen können die Diagnostik der möglichen Ursachen mit wenig Aufwand weiter präzisieren.

Besonders effektiv ist häufig die Untersuchung der Schröpfzonen nach Abele. Schon bei einer kurzen Inspektion des Rückens können Myogelosen und Hautveränderungen (auch Pigmentationen) auffallen. Zahlreiche Nävi (Leberflecken) z. B. zeigen die Beteiligung von Leber und/oder Galle mit an. Myogelosen im Bereich der Schulterblätter geben, wenn sie linksseitig auftreten, einen Hinweis auf eine Pankreas-

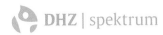
Beteiligung und rechtsseitig wiederum auf die Leber. Eine „gequollene" Region rings um den Prominens (C 7) deutet meist auf einen hormonellen Einfluss auf die Kopfschmerz- oder Migräne-Situation hin.

Es gibt so viele Möglichkeiten ...

... die tatsächlichen Ursachen von Migräne und Kopfschmerzen zu ermitteln. Das Wichtigste überhaupt bei der Ursachensuche ist, nicht den Mut zu verlieren und geduldig eine Möglichkeit nach der anderen auszuschöpfen. Manchmal jedoch kann auch eine Ausschlusstherapie Erfolg versprechend sein. Vor allem dann, wenn der Patient sich weitere (teure) Untersuchungen nicht leisten kann. Bei einer Ausschlusstherapie wird der Verdacht therapiert. Kommt z.B. eine Intoxikation als Verursacher für die Kopfschmerzen infrage und ist eine Untersuchung auf alle potenziellen Toxine für den Patienten nicht durchführbar, so kann durch die Gabe einer so genannten „Entgiftungskombination" [Leber-, Nieren- und Lymphmittel, z.B.

Quassia® Spl (Pascoe), Juniperus® Spl (Pascoe) und Lymphdiaral® (Pascoe)] die Entgiftung einfach angeregt werden. Hat die Therapie Erfolg, so lag man mit dem Verdacht richtig. Hat sie keinen Erfolg, so muss nach anderen Ursachen gesucht werden. Es könnte auch eine Therapieblockade vorliegen, die vorher beseitigt werden muss.

 Weitere Literaturtipps

Abele U: Aschner-Fibel. 13. Aufl. Stuttgart: Haug; 1996 (Ausleitungsverfahren)

Bleker M: Blutuntersuchung im Dunkelfeld. Hoya: Semmelweis-Institut; 1997 (Dunkelfeldmikroskopie)

Hauser W, Stolz R, Karl J: Informationen aus Struktur und Farbe. 2. Aufl. Gerlingen: Felke Institut; 2004 (Iridologie)

Jahn C: Herdbelastungen und Störfelder der Kopfregion. 1. Aufl. Beuren: Grauer Verlag; 2001 (Störfelddiagnostik)

Stux G.: Akupunktur. Lehrbuch und Atlas. 6. Aufl. Heidelberg/Berlin: Springer; 2003

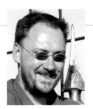

Claus Jahn
Kirchstraße 59
72622 Nürtingen

HP Claus Jahn ist seit 9 Jahren in eigener Naturheilpraxis niedergelassen. Er arbeitet als freier Mitarbeiter in einem iridologischen Lehr- und Forschungsinstitut, dem Felke-Institut (Gerlingen). Neben seinen Praxis- und seinen Vortragstätigkeiten hat er zahlreiche Veröffentlichungen verfasst; unter anderem ein Buch zur Kopfschmerz- und Migränediagnostik.

E-Mail: c.jahn@naturheilpraxis-jahn.de

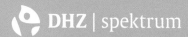
Labordiagnostik bei Lebererkrankungen

Die „Leberenzyme" ALT und AST sind die bekanntesten Laborparameter bei Lebererkrankungen, denn sie zeigen den Leberzellschaden an. Für die Beurteilung der Leberfunktion stehen aber nicht die „Leberwerte" im Vordergrund, sondern Substrat-, Protein- und Gerinnungsuntersuchungen. Auch für den Heilpraktiker sind schulmedizinische Laborwerte wichtig und müssen korrekt interpretiert werden. Dr. Volkmann gibt Ihnen einen Überblick über die klinisch-chemische Diagnostik bei Lebererkrankungen.

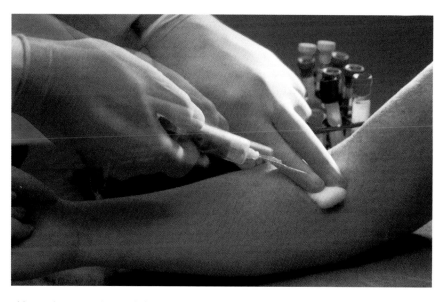

Abb. 1 Blutuntersuchungen helfen, bei Verdacht auf Leberfunktionsstörungen bzw. -erkrankungen schnell die Ursache und das Ausmaß zu ermitteln. Foto: © Dynamic Graphics

Die Leber wird als „chemische Fabrik" des menschlichen Körpers bezeichnet, denn sie erfüllt wesentliche Aufgaben des Stoffwechsels. Sie trägt durch biochemische Umwandlungsprozesse zur Entgiftung und Ausscheidung toxischer Produkte in den Darm bei. Gleichzeitig ist sie aber auch das wesentliche Organ der Eiweißsynthese, in dem Serumproteine wie Albumin und Lipoproteine, aber auch die Gerinnungsfaktoren entstehen. Viele dieser Prozesse spiegeln sich im **Blut** wider, sodass das klinisch-chemische Labor eine große Bedeutung in der Diagnostik der Erkrankungen dieses Organs besitzt. Die Untersuchung von Stuhl und Urin spielt dabei nur eine untergeordnete Rolle.

In der Basisdiagnostik kann zunächst das **Ausmaß** einer möglichen **Zellzerstörung** abgeschätzt werden und man kann die durch die Schädigung vorrangig betroffenen Funktionen eingrenzen. Diese unterscheiden sich nicht nur je nach Erkrankung, sondern auch individuell. Die Kenntnis des Schädigungsmusters ist für die Behandlung, Verlaufskontrolle und Prognose der Patienten von besonderem Gewicht.

Eine unklare Erhöhung der **Leberenzyme** gehört zu den häufigsten Differenzialdiagnosen. Ist sie nicht durch eine be-

kannte Erkrankung erklärt, muss nach der Ursache gesucht werden.

Akute/chronische Lebererkrankungen

Lebererkrankungen können je nach Umfang und Geschwindigkeit der Zellzerstörung plötzlich einsetzen und sehr dramatisch verlaufen. Typischer ist jedoch ein schleichender Beginn mit unspezifischen Symptomen wie Abgeschlagenheit und Leistungsschwäche, die meist erst in Spätphasen der Erkrankung auftreten. Ein wichtiges Leitsymptom ist ferner der sog. **Ikterus**, die Gelbfärbung von Haut und Skleren durch vermehrt im Blut zirkulierendes **Bilirubin**.

Leberenzyme

Bei Verdacht auf eine **akute Lebererkrankung** ist zunächst der Nachweis **zellulärer Enzyme** im Serum als Spiegelbild der akuten Gewebsschädigung von Bedeutung. Hierzu stehen die sog. **Transaminasen** zur Verfügung. Es handelt sich dabei um die im

Inneren der Leberzelle lokalisierten Enzyme **Glutamat-Oxalacetat-Transaminase** (**GOT**, im neueren Sprachgebrauch auch **AST** genannt für **Aspartat-Aminotransferase**) sowie die **Glutamat-Pyruvat-Transaminase** (**GPT**, im neueren Sprachgebrauch auch **ALT** genannt für **Alanin-Aminotransferase**). Grenzwertige Transaminasenerhöhungen sind häufig und sollten zunächst kontrolliert werden, denn ihnen können auch harmlose Ursachen wie körperliche Anstrengung zugrunde liegen. Bei einer akuten Leberentzündung werden Transaminasen dagegen in großem Ausmaß ins Blut freigesetzt. Die ALT ist dabei der wichtigere, weil weitgehend leberspezifische Parameter, während AST beispielsweise auch in Muskelgewebe in diagnostisch relevanter Menge vorkommt. Die AST ist aber insofern aussagekräftig, als sie vorwiegend in Mitochondrien lokalisiert ist und besonders bei schwereren Leberschäden freigesetzt wird, die zur Nekrose, also dem Untergang von Leberzellen führen. Der Quotient AST/ALT („De Ritis Quotient") wird als orientierendes Maß für die Schwere eines Leberschadens verwendet. Steigt die AST relativ stärker als die ALT (De Ritis Quotient > 0,7), spricht dies für einen schwerer ausgeprägten, nekrotischen Leberzellschaden – oder eben für ein muskuläres Problem. In diesem Zusammenhang ist auch das Enzym **GLDH (Glutamat-Dehydrogenase)** zu erwähnen, das sehr leberspezifisch und ausschließlich in den Mitochondrien lokalisiert ist und ebenfalls zur Abschätzung eines Leberzellschadens herangezogen werden kann. Die relativ geringen im Serum nachweisbaren Mengen und die Verfügbarkeit anderer Parameter haben die Bedeutung der GLDH jedoch stark eingeschränkt. Für die **LDH (Laktat-Dehydrogenase)** gilt das Umgekehrte: Sie ist gut messbar, aber nahezu in allen Organen in relevanter Menge enthalten und differenzialdiagnostisch wenig hilfreich.

Was ist durch andere Enzyme erkennbar?

Die in der Membran der Leberzelle lokalisierten Enzyme **GGT (Gamma-GlutamylTransferase)** und **AP (Alkalische Phos-** phatase) werden bereits bei Störungen des Galleabflusses freigesetzt und daher auch als „Stauungsenzyme" bezeichnet. Die früher in diesem Zusammenhang ebenfalls bestimmte LAP (Leucin-Arylamidase) gilt heute als verzichtbar. Die AP ist neben der Leber auch in Knochen, Darm und der Plazenta in relevanter Konzentration enthalten, sodass sich für die Verwendung in der Erstdiagnostik ein 2. Parameter zur Absicherung empfiehlt. Die GGT ist leberspezifisch und kann durch verschiedene Substanzen wie Alkohol, verschiedene Medikamente und Xenobiotika induziert, d. h. in der Synthese gesteigert werden. Sie kann in diesem Fall als Frühmarker eine Belastung mit diesen Substanzen anzeigen, noch bevor das Lebergewebe Schaden nimmt. **Vollblut, Serum** und **Heparinblut** sind geeignete Materialien für die Bestimmung der Leberenzyme (◉ **Tab. 1**).

Bilirubin

Neben den „Stauungsenzymen" AP und GGT ist der Wert des Bilirubins im Serum ein wichtiges Maß einer möglichen Exkretionsstörung. Bei manifestem Ikterus ist ein Anstieg auf über 2 mg/dL, also etwa das Doppelte der Norm, anzunehmen. Bilirubin ist besonders empfindlich gegen UV-Licht, deshalb sollte hier die Lichtexposition der Proben möglichst gering gehalten und Nachbestimmungen aus Untersuchungsmaterialien vom Vortag nicht durchgeführt werden. Eine Differenzierung des Bilirubins in die ursprüngliche, „unkonjugierte" Form (aus messtechnischen Gründen auch „indirektes Bilirubin" genannt) und in der Leber gebildeten Form, bei der das Bilirubin mit Glukuronsäure zur Ausscheidung konjugiert wird („direktes Bilirubin"), kann Aufschluss geben über die Art des vorliegenden Exkretionsproblems: Während bei einer Störung des Galleabflusses überwiegend bereits verstoffwechseltes, **direktes Bilirubin** nachgewiesen wird, sind bei einer Leberfunktionsstörung beide Komponenten in unterschiedlichem Ausmaß zu finden. Das Bilirubin ist ein **Abbauprodukt des Hämoglobins**. Insofern ist bei einem vermehrten Untergang von Erythrozyten (**Hämolyse**) und einem damit verbundenen massiven Anfall von Hämoglobin ganz überwiegend **indirektes Bilirubin** nachzu-

Tab. 1 Laboruntersuchungen zur Charakterisierung von Leberschäden.

Labortest	Testkriterium	Material	Methode	Referenzbereich (Erwachsene)	Bemerkung
GPT	Zellintegrität	1 ml Serum, Heparinplasma	Photometrie	W: bis 35 U/l M: bis 50 U/l	leberspezifisch, marginale Erhöhungen häufig harmlos
GOT	Zellintegrität	1 ml Serum, Heparinplasma	Photometrie	W: bis 35 U/l M: bis 50 U/l	vorwiegend mitochondrial lokalisiert, marginale Erhöhungen häufig harmlos
GGT	Cholestase	1 ml Serum, Heparinplasma	Photometrie	W: bis 40 U/l M: bis 60 U/l	bei vermehrtem Alkohol- und Barbituratkonsum isoliert erhöht
AP	Cholestase	1 ml Serum, Heparinplasma	Photometrie	W: bis 55–105 U/l M: bis 40–130 U/l	auch bei Knochenerkrankungen und einigen Tumoren erhöht
Bilirubin	Entgiftung/Exkretion	1 ml Serum	Photometrie	W/M: 0,1–1,2 mg/dl	UV-empfindlich
Ammoniak	Entgiftung	1 ml EDTA-Plasma, tiefgefroren	Photometrie	W/M: 27–90 µg/dl	direkt Plasma gewinnen und einfrieren
CHE	Synthese	1 ml Serum	Photometrie	W/M: 4–13 kU/l	empfindlicher Indikator für Synthesestörung
TPZ („Quick")	Synthese	1 ml Citratplasma	Aktivitätsbestimmung	W/M: 70–130 %	Bestimmung aus Citratblut spätestens 4 Stunden nach Abnahme
Albumin	Synthese	1 ml Serum	Photometrie	W/M: 35–53 g/l (bis 60. LJ)	Verminderung trägt zur Entstehung von Aszites bei
AFP	Gewebeneubildung	1 ml Serum	Immunoassay	W/M: < 10 µg/l	bei chronischen Lebererkrankungen oft leicht erhöht

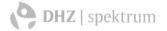

weisen, da auch eine intakte Leber hier oft mit der Verstoffwechselung überfordert ist, glukuronidiertes Bilirubin aber effizient sezerniert wird. Insofern kann die Differenzierung eines erhöhten Bilirubinwerts auch zum Ausschluss einer Lebererkrankung hilfreich sein.

Eine 2. Situation mit einem isoliert erhöhten Bilirubinwert ohne Leberschaden ist der sog. **Morbus Gilbert/Meulengracht**. Hierbei handelt es sich um eine harmlose erbliche Störung der Bilirubinkonjugation durch Defekt im Uridin-diphosphat-glycosyltransferase 1 Gen (UGT1A1), die meist schon in

jüngerem Lebensalter auffällt, da sie zu einem Ikterus besonders bei Fasten oder starker körperlicher oder psychischer Belastung führt. Sie muss aber abgegrenzt werden von anderen erblichen Störungen des Bilirubinstoffwechsels, die mit z. T. ernsten klinischen Konsequenzen einhergehen.

Tab. 2 Durch Blutuntersuchungen erkennbare Ursachen von Lebererkrankungen (Auswahl).

Ätiologie	Erkrankung	Labortest	Material	Methode	Bemerkung
Infektiös	virale Hepatitis	Hepatitis A	Serum, 1 ml	Serologie/Direktnachweis (PCR)	keine Chronifizierung; Übertragung fäkal-oral
	virale Hepatitis	HBV	Serum, 1 ml	Serologie/Direktnachweis (PCR)	serumassoziiert, in Asien/Afrika vielfach bei Geburt übertragen
	virale Hepatitis	HCV	Serum, 1 ml	Serologie/Direktnachweis (PCR)	serumassoziiert, häufig primär chronisch
	virale Hepatitis	HEV	Serum, 1 ml	Serologie/Direktnachweis (PCR)	keine Chronifizierung; Übertragung fäkal-oral, in Europa selten
	Begleithepatitis	EBV, CMV, HSV, VZV	Serum, 1 ml	Serologie/Direktnachweis (PCR)	Diagnostik meist als Komplikation der Grunderkrankung
	baktierielle Entzündung, Abszess/ Empyem	verschiedene Erreger	Blut, Biopsie	Kultur	im Vergleich zur Virushepatitis selten
	parasitäre Erkrankung	Echinococcus spp.	Serum (1 ml), Zystenasp.	Serologie/Direktnachweis (PCR)	Zystenpunktion kann zur Streuung führen
Metabolisch	hereditäre Hämochromatose (Eisenspeicherkrankheit)	Ferritin, Transferrinsättigung, HFE-Gen u. a.	Serum, 1 ml EDTA-Blut, 1 ml	Immunoassay Gen. Untersuchung	vermehrte Hautpigmentierung und Diabetes mellitus möglich
	Morbus Wilson (Kupferspeicherkrankheit)	Coeruloplasmin, Kupfer i. U. Wilson-Genunters.	Serum, 1 ml EDTA-Blut, 1 ml	Immunoassay Gen. Untersuchung	neurologisch-psychiatrische Manifestationen möglich
	erblicher Proteinase-Inhibitor (α1-Antitrypsinmangel)	α1-Antitrypsin-Konzentration im Serum, – Genotypisierung	Serum, 1 ml EDTA-Blut, 1 ml	Immunoassay Gen. Untersuchung	auch Lungenemphysem möglich
Neoplastisch	primäres Leberzellkarzinom	AFP	Serum, 1 ml	Immunoassay	meist auf dem Boden chronischer Lebererkrankungen
	Metastasen intestinaler Tumoren (Adeno-Ca.)	CEA	Serum, 1 ml	Immunoassay	in Europa häufiger als primäres Leberzellkarzinom
	Carciniod	Serotonin i. S., 5-HIES	Serum, 1 ml Sammel-Urin (24 Std.)	HPLC	ggfs. „Flush-Symptomatik"
Immunologisch	primär biliäre Cirrhose (PBC)	Autoantikörper: Anti-mitochondriale Antikörper (AMA)	Serum, 1 ml	indirekte Immunfluoreszenz, Western Blot	überwiegend Frauen betr., häufig primär chronisch
	autoimmune Hepatitis	Autoantikörper: antinukleäre Antikörper (ANA), Leber-Niere-Mikrosomen-Antikörper (LKM 1–3), lösliches Leberantigen Antikörper (SLA/LP), Asialoglykoprotein-Rezeptor-Antikörper (ASGPR)	Serum, 1 ml	indirekte Immunfluoreszenz, ELISA	überwiegend Frauen betr., häufig primär chronisch

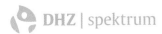

Ammonium

Neben dem Bilirubin ist auch das **Ammonium (Ammoniak)** ein wichtiger Parameter der Exkretions- bzw. Entgiftungsfunktion der Leber. Ammonium wird als Stoffwechselprodukt im Rahmen der **Nahrungsmittelaufnahme** und mikrobieller Prozesse hauptsächlich im Kolon gebildet, fällt aber auch beim Proteinabbau an. Es wird in der Leber zu **Harnstoff** umgewandelt und über die Niere ausgeschieden. Kann dies nicht in ausreichendem Maße geschehen, trägt es durch Übertritt in das zentrale Nervensystem zur sog. hepatischen Enzephalopathie bei. Das ist eine zunehmende Bewusstseinstrübung, die im Rahmen von fortschreitenden Lebererkrankungen auftreten kann. Ein orientierendes Maß hierfür ist der Ammoniakspiegel, der aus EDTA-Plasma enzymatisch bestimmt werden kann. Wichtig ist dabei ein sofortiges Zentrifugieren des EDTA-Blutes nach Entnahme und Einfrieren des Plasmas, um nachträgliche Erhöhungen des Ammoniaks in der Probe durch die Plasmaaktivität der GGT zu vermeiden. Die Halbwertzeit und Messgenauigkeit aller dieser Parameter liegen in einem Bereich, der Veränderungen von Tag zu Tag erkennen lässt. Die Referenzwerte können je nach Methode bzw. Testhersteller leicht variieren.

Chronische Lebererkrankungen

Chronisch aggressive Erkrankungen der Leber sind durch einen schleichenden Verlust von Leberzellen und zunehmenden Ersatz durch Bindegewebe charakterisiert, der über eine Fibrosierung zum Endstadium der „Leberzirrhose" führt. Auch für die Fibrosierung gibt es Laborparameter, die aber, wie das Prokollagen-III-Peptid, nur für spezielle Fragestellungen Anwendung finden. Es dominiert vielmehr der Nachweis des Funktionsverlusts. Neben den Exkretionsmarkern sind in diesem Zusammenhang die Parameter besonders wichtig, die die **Synthesefunktion** der Leber wi-

derspiegeln, wie das **Serum-Albumin** als wesentliches Bluteiweiß einerseits und die **Thromboplastinzeit („Quick-Wert")** als Maß der Aktivität des plasmatischen, „extrinsischen" Gerinnungssystems andererseits. Die Bedeutung des Bilirubins, des Albumins und der Thromboplastinzeit wird verdeutlicht, wenn man die **Stadieneinteilung der Leberzirrhose** nach Child-Pugh betrachtet: Gemeinsam mit den klinischen Faktoren einer hepatischen Enzephalopathie und des Vorhandenseins von Aszites („Bauchwasser") erlauben diese 3 Laborparameter eine international anerkannte Einteilung der Leberzirrhosen gleich welchen Ursprungs nach **Schweregrad, Prognose** und **Risiko** für evtl. notwendige operative Eingriffe wie eine Tumoroperation oder Organtransplantation. Ein empfindlicher Parameter der Syntheseaktivität der Leber ist die (Pseudo-)Cholinesteraseaktivität im Serum, wobei dieses Enzym jedoch keine direkte physiologische und damit auch eine geringere klinische Bedeutung hat.

Marker für Leberzelltumoren

Abschließend sei neben der Zerstörung auch die Neubildung von Lebergewebe kurz erwähnt. Es kann sich dabei um regenerierendes Gewebe nach Leberoperationen oder bei chronischen Lebererkrankungen handeln, sowie aber auch um – leider zumeist **maligne – Tumoren**. Diese entstehen in der Regel auf dem Boden **chronischer Lebergewebsschädigungen**. Spezifischster Laborparameter ist hier das α-Fetoprotein (AFP), das physiologisch in der fetalen Leber als eine Art Vorform des Albumins gebildet wird, aber auch bei Neubildungen von Lebergewebe im Erwachsenenalter vermehrt nachweisbar ist. Das AFP ist bei vielen Patienten mit chronischen Lebererkrankungen erhöht. Extrem hohe Werte oder ein plötzlicher Anstieg in der Verlaufskontrolle sind jedoch deutliche Warnzeichen für einen Leber-

zelltumor. Auch beim Hepatoblastom und Keimzelltumoren wird der Marker erhöht gefunden.

Ist nach diesen Kriterien ein Leberschaden diagnostiziert, ist auch zur ursächlichen Klärung die Blutuntersuchung von hoher Bedeutung. Es stehen zahlreiche Verfahren zur Verfügung, die durch **bildgebende Verfahren** und **histopathologische Beurteilung von Gewebeproben** ergänzt werden. Allerdings bergen Organpunktionen für Patienten mit Lebererkrankungen besondere Risiken, insbesondere bei einer Beeinträchtigung des Gerinnungssystems durch die Erkrankung. Damit öffnet sich ein 2., weites Feld der Labordiagnostik der Lebererkrankungen aus dem Blut. Tabelle 2 zeigt eine Auswahl wichtiger Parameter.

 ### Weiterführende Literatur

[1] **Thomas L.** Labor und Diagnose. Frankfurt/Main: TH Books; 2007

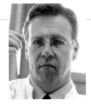

PD Dr. med. Martin Volkmann M.A.
Kriegsstraße 99
76133 Karlsruhe

Dr. Volkmann studierte Humanmedizin und Philosophie; Facharztanerkennung und Venia Legendi für Laboratoriumsmedizin; Zusatzbezeichnung „Bluttransfusionswesen" sowie Anerkennung als Klinischer Chemiker. Er ist in der Leitung des MVZ Labor Prof. Seelig in Karlsruhe tätig, das für seine immunologische Expertise und molekulargenetische Diagnostik bekannt ist.

E-Mail: volkmann@seelig.de

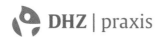
Irisdiagnostik bei Erkrankungen des Leber-Gallen-Systems

Augen auf – das ist das Motto! Denn bei Erkrankungen des Leber-Gallen-Systems können Sie in der Iris Ihrer Patienten hilfreiche diagnostische Hinweise nutzen. Dr. rer. nat. Edith Göttsche veranschaulicht Ihnen anhand von Patientenbeispielen und Irisfotografien einige typische Details: von A wie Abdunklungen bis W wie Waben.

Herr Z. (61 Jahre) hat einen langen Leidensweg hinter sich. Jetzt sitzt er erschöpft in meiner Praxis. Er leidet seit vielen Jahren an Verdauungsstörungen mit unterschiedlicher Symptomatik: unregelmäßiger Stuhlgang, Obstipation, Schweißausbrüche mit anschließender körperlicher Erschöpfung, nachts profuses Schwitzen.

Die Diagnostik beinhaltet auch den Blick in das Auge. Ich sehe eine **erweiterte Darmkrause** mit **vielen Lakunen**, die Magen-Region ist abgrenzbar. Auffällig ist die **geschlossene Herz-Lakune bei 15'** und der **aufgehellte Milzsektor**. In der Sklera finde ich **Ablagerungen** und reichlich Skleragefäße, die eine schlechte Gefäßsituation anzeigen. Die Konstitution ist biliär (▶ **Abb. 1**).

Zirkuläre Topografie

Für das Verständnis von Topografie des Verdauungstrakts ist die zirkuläre Einteilung der Iris in 3 große Zonen grundlegend:

- Assimilationszone
- Dissimilationszone
- Eliminationszone

Die 1. Zone ist die **Assimilationszone**. Sie beschreibt die Aufnahme- und Angleichungszone und liegt direkt um die Pupille, innerhalb der Darmkrause. Die Weite sollte ca. ⅓ des Ziliarfeld-Durchmessers betragen. Sie wird auch als **Magen-Darm-Zone** bezeichnet. Die 2. große Zone ist die **Dissimilationszone** als Transport- und Umwand-

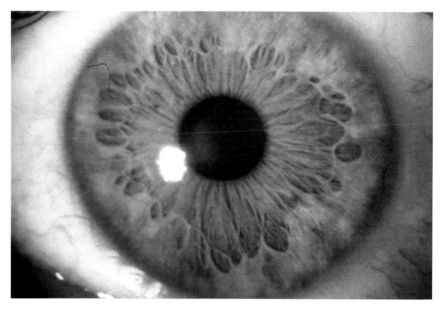

Abb. 1 Biliäre Konstitution: linkes Auge. Foto: © Uslarer Kreis e.V.

lungszone. Sie schließt sich direkt an die Darmkrause an. Ihre Weite sollte ebenfalls ca. ⅓ des Ziliarfeld-Durchmessers betragen. Die 3. große Zone bezeichnet man als **Eliminationszone**. Sie ist die Reflexzone für die Verwertungs- und Ausscheidungszone. Es ist das äußere Drittel des Ziliarfelds.

Aus dieser Einteilung ergibt sich auch der direkte Bezug zu den Abläufen der Verdauung. Hier spiegelt sich wider, wie ein Körper mit den aufzuschließenden Nahrungsmitteln umgeht. Man kann direkt aus Weite, Färbung und Struktur der Assimilationszone und des Übergangs in die Umwandlungszone die Situation im Stoffwechsel beurteilen.

Topografie des Leber-Galle-Sektors

Die **Leber**, die **Gallengänge** und die **Gallenblase** werden im rechten Auge abgebildet. Der Sektor befindet sich im Regelfall zwischen 35' und 38', wobei durchaus eine Aufweitung v. a. für den Bereich der Leber von 33'– 43' möglich ist.

Auf dem Leber-Sektor, der direkt am Limbus (Irisrand) liegt, finden sich nie Lakunen, Hellungen sind selten. Meistens zeigen sich bei Funktionseinschränkung

---

Symptome bei Erkrankungen des Leber-Gallen-Systems

- Verdauungsstörungen: Diarrhö oder Verstopfung, Reizdarm-Syndrom, unklare Oberbauchschmerzen, Meteorismus, Flatulenz
- hormonelle Störungen
- Störungen der Blutgerinnung
- Störung der Durchblutung
- Bildung von Katarakt
- Kopfschmerzen
- Hautjucken
- Haarausfall
- Hämorrhoiden
- Krampfadern

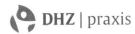

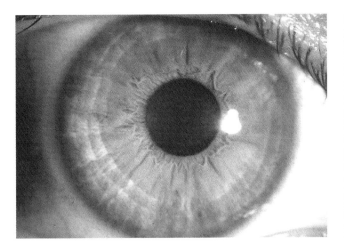

Abb. 2 Biliäre Konstitution mit zentraler Heterochromie ist die Basis-Zeichnung für das empfindliche Leber-Gallen-System. Foto: © Uslarer Kreis e.V.

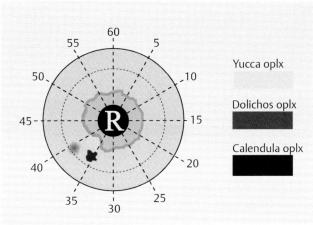

Abb. 3 Hepatogene Pigmente: Yucca, Dolichos, Calendula. Foto: © Uslarer Kreis e.V.

Abdunklungen, Pigmente, aberante Radiären bzw. Transversalen. Leitgefäße der Sklera weisen gelegentlich auf den Lebersektor hin. Die Gallenblase ist im selben Sektor außerhalb der Darmkrause abgebildet. Hier treten bei gestörter Gallenfunktion häufig **Lakunen, Waben oder Krypten** auf. Sog. **Steinstraßen** können sich bilden.

Hepatogene Pigmente

Pigmente sind nach Ernst Hugo Kabisch, dem Gründer des Uslarer Kreises, Hinweise auf die Aktivität des Chemismus im Körper. Generell kann man sagen, dass viele verstreut liegende Pigmente für eine allgemeine Ausscheidungsschwäche stehen. Solitärpigmente jedoch haben stärkere Bedeutung, besonders, wenn sie **topostabil** im Sektor vorkommen. Das **Yucca-Pigment** erscheint sand- bis ockergelb und wie mit dem Aquarellpinsel aufgetragen. Es liegt meist flächig verteilt um die Darmkrause aufgetragen, kann aber auch topolabil verstreut vorkommen. Das **Dolichos-Pigment** ist rötlich-braun, häufig **topolabil** im Auge verteilt. Liegt es topostabil im Sektor, dann ist es intensiver zu bewerten. Das **Calendula-Pigment** ist dunkelbraun und kommt sowohl topostabil als auch topolabil vor (⏵ **Abb. 3**).

In der **Abb. 3** lässt sich die genetische Disposition durch das Dolichos-Pigment erkennen. Allgemein ist die Entgiftung reduziert. Die Gallenflüssigkeit wird dann zu dickflüssig produziert und reizt daher chronisch die Gallenwege: die Doppel-Lakune bei 37' wird noch von Krampfringen geschnitten. Hier muss man das Basisge-

schehen in Angriff nehmen. Nach einer Initialkur mit **Legalon®** (Fa. Rottapharm/Madaus), 3 × 1 Kps. tgl., folgt eine langfristige Gabe von **Dolichos N oplx®** (Fa. Rottapharm/Madaus), 3 × 20 Tr. tgl.

> **!** Dieser Organbereich muss auch klinisch kontrolliert werden, da die toxisch belastete Galle nicht nur zu Gallenwegsreizungen, sondern auch zu Ca-Bildung führen kann.

Hellungen auf dem Leber-Gallen-Sektor

Alle hellen Zeichen sind Entzündungszeichen als Folge von chronischer Übersäue-

rung und Entzündung. Hierzu gehören **Tophi, weiße Wische** und auch **Reizradiären**.

Reizradiären auf dem Gallenwegs-Sektor sind Reizzeichen. Sie weisen auf lang andauerne Entzündungen im Bereich der Gallenwege hin. Das Problem bei der Dysregulation der Cholerese ist mehrschichtig: Gallensäuren falten aufgrund ihrer chemischen Struktur Fette und Proteine auf, damit diese von den Verdauungsenzymen aufgespalten werden können. Daher besitzen die Schleimhäute der Gallenwege und der Gallenblase im gesunden Zustand eine Schleimschicht, die die darunterliegenden Zellmembranen vor der Selbstau-

---

Patientenbeispiel (⏵ Abb. 2)

Patient: weiblich; 57 Jahre; rechtes Auge

Symptomatik: Patientin hat seit Jahren schmerzhafte Gallenwegs-Beschwerden

Augendiagnostische Zeichen: Biliäre Konstitution mit zentraler Heterochromie ist die Basis-Zeichnung für das empfindliche Leber-Gallen-System, die enge MD-Zone zeigt die Neigung zur Sympathikotonie mit Cholestase an. Unterschichtige helle Reizradiäre wird von begradigten Krampfringen geschnitten; in der Linse sind Cholesterinsternchen zu finden, die auf die Cholestase-Neigung und auf die Gallensteinbildung hindeuten

Diagnose: hypokinetische Dyskinesie der Gallenwege mit chronischen Schleimhautreizungen führt zu den chronischen Beschwerden

Therapie:
- Hypericum N oplx®, Yucca oplx® (3 × 20 Tr. tgl. vor dem Essen) und Spascupreel® (3 × 1–2 Tbl. tgl.) zur Entkrampfung
- Eupatorium N oplx® als Basistherapie zum Abheilen der Schleimhaut
- Cholelind oplx® zur Anregung des Galleflusss; ist bei biliärer Konstitution das Konstitutionsmittel
- Gastritol® (Fa. Dr. Klein) zur Normalisierung der Verdauungs-Kaskade

---

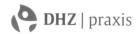

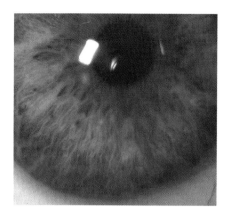

Abb. 4 Abgedunkelter Leber-Sektor.
Foto: © Uslarer Kreis e.V.

flösung schützt. Diese **Schutzschicht** wird v. a. bei **Stress** immer dünner. Die Gallenflüssigkeit wird normalerweise in einem dünnflüssigen Zustand aus der Leber sezerniert und dann in der Gallenblase gespeichert, um beim Signal des Cholezystokinins ausgeschüttet zu werden. Ist die Galle zu zähflüssig, so hat sie viel mehr Zeit, um die Gallenwege zu reizen. Dies ist besonders **in Stresssituationen** der Fall, da unter erhöhtem Sympathikustonus eine **Cholestase-Neigung** entsteht. Dickt sich die Galle in der Gallenblase weiter ein, so bilden sich **Steine**, die durch ihre kantige Oberfläche oder später auch durch ihr Volumen die Schleimhäute reizen. Was die Sache besonders gefährlich macht, ist, dass über die Konjugation mit Gallensäure Toxine aus dem Körper ausgeschieden werden sollen; insbesondere auch Karzinogene. Liegt jetzt eine vorgeschädigte Schleimhaut vor, bei der die Gallenflüssigkeit auch noch langsam darüber fließt, so können diese Karzinogene

wesentlich länger und intensiver auf die Zellen der Schleimhaut schädigend einwirken. Daher ist es nicht verwunderlich, dass sich bei länger (Jahre – Jahrzehnte) anhaltenden Gallenbeschwerden ein Tumor bilden kann. Deshalb betrachte ich besonders diesen Sektor sehr aufmerksam und lasse lieber frühzeitig die Situation mit modernen bildgebenden Verfahren abklären.

Sind alle gefährlichen Ursachen ausgeschlossen (Steine oder Tumor), setze ich neben den entsprechenden Mitteln für den Leber-Gallen-Stoffwechsel auch **Gelsemium N oplx®** (Fa. Rottapharm/Madaus), 3 × 20 Tr. tgl., ein. Es „glättet die Nerven", die Schmerzsituation wird reduziert.

Der abgedunkelte Leber-Sektor

Typisch für die Leber ist v. a. im höheren Alter die Abdunklung des Sektors. Weiterhin kommen auch gelegentlich **Transversalen** und **aberrante Radiären** vor. Diese sind genotypische Zeichen für die ererbte Veranlagung zur Leberschwäche.

Mit Leberschwäche meine ich nicht die klinisch feststellbare Leberinsuffizienz, sondern die Minderfunktion der einzelnen Stoffwechselkompartimente. An all diesen Reaktionen sind eine Fülle von Enzymen beteiligt, die zusammen spielen müssen. Geht die Leber in die Schwäche, so werden diese Reaktionen erst einmal langsamer ablaufen. Das hat zur Folge, dass giftige Abbauprodukte und toxische Substanzen nicht mehr so schnell entsorgt werden und dadurch kumulieren. Dies bringt die Leber in Bedrängnis und so steigert sich der Zustand, bis das System Ausfallerscheinungen aufweist. Dann erst spricht man klinisch

von einer Insuffizienz, d. h. die Laborwerte sind erhöht.

Als Folge treten dann Leistungsschwäche, Konzentrationsschwäche, CFS bis hin zum Burn-out-Syndrom auf, denn der Schmerz der Leber ist die **Müdigkeit**. Man sollte auch die zentrale Stellung der Leber im Hormon-Stoffwechsel und im Serotonin-Stoffwechsel nicht vergessen. Klimakterische Beschwerden aufgrund von Hormonmangel, Depressionen und weitere psychische Störungen erfordern immer das Einbeziehen der Leber in die Therapie.

ⓘ Weiterführende Literatur

[1] **Heine H.** Lehrbuch der biologischen Medizin: Grundregulation und Extrazelluläre Matrix. Stuttgart; Hippokrates; 2006.

[2] **Rehwinkel J, Wenske S.** Augendiagnose. Iris-Konstitutionen – Iris-Strukturen – Iris-Pigmente. Uslarer Kreis; 2008

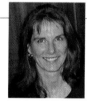

**Dr. rer. nat.
Edith Göttsche**
Heilpraktikerin
Neuenkamp 2
24589 Schülp/N.

Dr. rer. nat. Edith Göttsche hat Pharmazeutische Biologie studiert; Promotion in Medizinischer Physik. Sie ist Heilpraktikerin und unterrichtet neben ihrer Praxis als freie Dozentin für Pharmakologie. Seit 2003 ist sie 1. Vorsitzende des Uslarer Kreises zur Förderung der Augendiagnose e.V.

E-Mail: edith.goettsche@gmx.de

Patientenbeispiel (◉ Abb. 4)

Patient: weiblich, 58 Jahre
Symptomatik: Depressionen und früherer Alkoholabusus (nach mehreren Versuchen – jetzt „trocken")

Augendiagnostische Zeichen: Der Leber-Sektor ist großräumig abgedunkelt, neben den Dolichos-Pigmenten und den Schwäche-Lakunen im Gallenblasen-Sektor weist die Lebertransversale als genetisches Dispositionszeichen auf eine reduzierte Leberfunktion hin.

Diagnose: Leberfunktionsstörung

Therapie:
- Legalon forte®
- Derivatio® als Entgiftungshilfe
- Hyperforat 250 mg® gegen die Depressionen

Achtung: Keine alkoholhaltigen Tropfen bei trockenen Alkoholikern einsetzen, um die Rückfallgefahr so gering wie möglich zu halten!

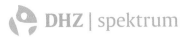

Möglichkeiten und Grenzen der Mikronährstoffdiagnostik

Die Diagnostik von Mikronährstoffen (Mineralstoffen und Spurenelementen) ist deshalb so wichtig, weil mit ihr bereits vor dem Auftreten klinischer Symptome Mangelzustände im Organismus festgestellt werden können. Die Präanalytik erfolgt mittels unterschiedlicher Methoden im Labor; ihre richtige Durchführung erfordert Kenntnisse und Erfahrungen sowie bei der Interpretation der Analyseergebnisse ebenso die ganzheitliche Betrachtung des Patienten.

Die Mikronährstoffdiagnostik ist eine elegante und unerlässliche Methode, um die Regel- und Funktionsfähigkeit der Stoffwechselprozesse beurteilen zu können und um einen Einblick in den „Ladezustand" der Körperspeicher zu erhalten. Dabei spielt die Laboranalytik eine entscheidende Rolle. Um jedoch gute und aussagekräftige Ergebnisse zu erhalten, ist die richtig durchgeführte Präanalytik von entscheidender Bedeutung. Schlussendlich müssen die erhobenen Werte noch richtig interpretiert werden, wobei der ganzheit-

liche Blick auf den Patienten nicht in den Ergebnis- und Normwerten verloren gehen darf.

Zur Mineralstoff- und Spurenelementdiagnostik stehen mehrere Möglichkeiten zur Verfügung:

- Analysen aus Serum oder Plasma,
- Analysen aus Vollblut,
- Intraerythrozytäre Analysen,
- Analysen im Urin,
- Analysen von Hautanhangsgebilden wie Haare oder Nägel.

Jede dieser Methoden hat dabei Vorzüge und Schwächen. Die am weitesten verbreiteten Methoden sind sicherlich die Serum- oder Plasmaanalysen, wobei die Vollblutanalysen die zuverlässigsten Ergebnisse liefern und Mangelzustände bereits vor dem Auftreten klinischer Symptome zeigen (▶ **Abb. 1**).

Welche Methode eingesetzt wird, hängt daher von vielen Faktoren ab. Dabei sollten die physiologische Verteilung sowie die Konzentrationsgradienten der Mineralstoffe und Spurenelemente unbedingt berücksichtigt werden (▶ **Abb. 1**): Überwiegend extrazellulär vorkommende Elektro-

lyte und Spurenelemente wie Natrium, Kalzium und Selen können ggf. im Serum bestimmt werden. Trotzdem sollte aufgrund der Homöostase auch hier die Vollblutbestimmung favorisiert werden, da sich trotz normalem Serumspiegel häufig bereits deutliche Mangelzustände in der Vollblutanalytik zeigen. Dies ist darin begründet, dass der Organismus durch die Rückkoppelung mit den Osmorezeptoren die Serumkonzentrationen der meisten Elektrolyte in engen Grenzen aufrecht erhält. Fällt z. B. der Kalziumspiegel ab, muss das Kalzium im Serum wieder angehoben werden. Wenn nun nicht genügend Kalzium aus dem Gastrointestinaltrakt resorbiert werden kann, werden die (intrazellulären) Speicher und schließlich auch die enzymatischen Vorräte mobilisiert. Dies erklärt, warum oftmals trotz normal scheinender Serumspiegel typische Mangelerscheinungen (z. B. Lidzucken oder Wadenkrämpfe bei Magnesiummangel) erkennbar sind. Die entsprechend durchgeführte Vollblutanalyse zeigt dann eben diese intrazellulären und enzymatischen Elektrolytverarmungen auf.

Die **Haarmineralanalyse aus Haaren oder Nägeln** ist weniger gut geeignet, um den Versorgungsstatus mit Mineralstoffen und Spurenelementen aufzuzeigen. Zum einen, weil der erfasste Zeitraum der Nährstoffversorgung wegen des langsamen Wachstums der Hautanhangsgebilde teilweise Wochen vor dem Analysedatum liegen kann, zum anderen, weil äußere Faktoren (z. B. zinkhaltige Haarpflegemittel, Lufteintragungen etc.) in erheblichem Maße zu Ungenauigkeiten führen können. Die Haarmineralanalyse eignet sich eher zum Screening auf Schwermetallbelastungen wie Blei, Cadmium, Quecksilber, Arsen etc., da diese Elemente ansonsten diagnostisch nur schwer zu erfassen sind.

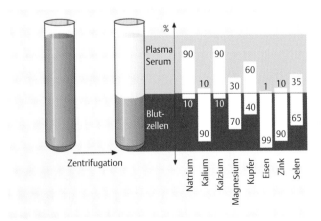

Abb. 1 Verteilung der einzelnen Mineralstoffe und Spurenelemente zwischen Blutzellen und Plasma (%). Modifiziert nach Martin M: Labormedizin in der Naturheilkunde. 3. Aufl. München: Elsevier; 2006.

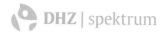

Welche Mineralstoffe und Spurenelemente unbedingt bestimmt werden sollten

Die in ▶ **Tabelle 1** genannten Mikronährstoffe (Elemente) sollten auf jeden Fall untersucht und ihre Werte bestimmt werden.

Wie Mikronährstoffe bestimmt werden: Wichtige Hinweise zur Präanalytik

Laboruntersuchungen sollten möglichst immer zu standardisierten Bedingungen vorgenommen werden, um eine vergleichbare Aussagemöglichkeit zu erreichen. Idealerweise sollten alle Analysen in der Zeit zwischen 6 und 10 Uhr morgens am nüchternen Patienten erfolgen: 12 Stunden Nahrungs- und 24 Stunden Alkoholkarenz, nur lebenswichtige Medikamente einnehmen, Supplemente mindestens eine Woche vorher absetzen. Dies ist besonders wichtig für alle Parameter, die tageszeitlichen Schwankungen unterliegen, z. B. Hormonanalysen. Aber auch der Serumeisenspiegel kann im Tagesverlauf einer Schwankungsbreite bis zu 60 % unterliegen. Für reine Vollblutanalysen können die Proben eher tageszeitunabhängig entnommen werden. Urinuntersuchungen erfordern vorwiegend das Sammeln über einen bestimmten Zeitraum, meist 12 oder 24 Stunden. Für Haarmineralanalysen spielt die Tageszeit der Probenentnahme keine Rolle. Bei der Abnahme sowie beim Transport ist darauf zu achten, dass Serum- und Plasmaproben nicht hämolysieren, d. h. nur kurze Stauung, sanftes Aspirieren, vorsichtige Durchmischung (nicht schütteln!) sowie Lagerung und Transport bei Raumtemperatur. Gegebenenfalls kann das Serum bzw. Plasma abzentrifugiert werden. Besonders empfindlich auf hämolytische Einflüsse reagiert der Kaliumspiegel, da Kalium zu 98 % intrazellulär vorkommt (▶ **Abb. 1**). Vollblutproben sind dagegen in Bezug auf Abnahme, Lagerung und Transport unproblematisch, da die Proben vor der Analyse mechanisch und/oder chemisch homogenisiert werden. Aus diesen Gründen sollte bei der Probengewinnung folgende Reihenfolge der Röhrchenbefüllung beachtet werden:

1. Serumproben (ohne Zusatz/mit Trenngel),
2. Plasmaproben (mit EDTA-Zusatz),
3. Vollblutproben (mit Lithium-Heparinat- oder Ammoniumheparinatzusatz).

Einflüsse auf den Mikronährstoff- und Spurenelementhaushalt

Selbstverständlich nehmen zahlreiche physiologische und exogene Faktoren Einfluss auf den Mikronährstoff- und Spurenelementhaushalt. Die ernährungs- oder erkrankungsbedingten Ursachen bleiben in diesem Artikel unberücksichtigt. Dagegen werden die wichtigsten Medikamente, die den Mikronährstoffhaushalt beeinflussen, kurz erwähnt:

- **Diuretika** verändern grundsätzlich den Wasser- und damit den Elektrolythaushalt. Na, K und Mg gehen verloren, Thiazide erhöhen die Kalziumrückresorption, wohingegen kaliumsparende Diuretika zu einer Kaliumretention führen können.
- **Antibiotika** vom Aminoglykosidtyp können durch ihre renale Wirkung zum Elektrolytverlust führen.
- **Androgene** und **Corticosteroide** können durch die mineralocorticoide Wirkung zu einer Natrium- und Kaliumretention führen.
- **Phenytoin** und **Phenobarbitursäure** führen zum Kalziumverlust.
- **Carbamazepine** zum Kalium- und Natriumverlust.
- **Orale Kontrazeptiva** führen durch Induktion der Carrierproteinsynthese von Transferrin und Coeruloplasmin zu einer vermehrten Eisen- und Kupferresorption, was jedoch häufig zu einem sekundären Kupfermangel im retikulohistiozytären System führen kann und einem funktionellen Kupfermangel bei vermeintlichem Überschuss gleichkommt.

Tabelle 1 Mineralstoffe und Spurenelemente, die untersucht werden sollten.

Element	Aussage	Methode
Kalium	Häufig Mangelzustand; Kaliummangel ist oft Zeichen einer intrazellulären Übersäuerung; Nierenfunktionsmarker	Vollblut, Serum (Niere)
Magnesium	Bei Mangel Neigung zu Tetanie; Kofaktor bei ca. 300 Enzymreaktionen, daher bedeutende Stoffwechsel- und neuromuskuläre Funktionen; im Serum oft niedrig-normale Werte	Vollblut
Kalzium	Bedeutung für Knochenstoffwechsel; bei Mangel oft Tetanie oder Herzrhythmusstörungen (wie bei Magnesiummangel); bei Überschuss oft Zeichen einer ossären Beteiligung, z. B. bei metastasierenden Prozessen	Vollblut
Kupfer	Niedrige Werte: nutritiver Mangel, hoher Verbrauch, z. B. chronisch-entzündliche Prozesse; hohe Werte: Kupferspeicherung, z. B. bei aktiviertem retikulohistiozytären System, vermehrte Bildung kupferspeichernder Proteine, z. B. Hormonsubstitution; fortschreitende maligne Prozesse; selten nutritiv oder umwelttoxisch bedingt	Vollblut, Serum (v.a. zur Verlaufsbeurteilung maligner Prozesse), Haare
Eisen	Hohe Werte oft bei Männern, meist keine pathologische Bedeutung, niedrige Werte praktisch beweisend für Eisenmangel	Vollblut (Serum: starke Tagesschwankungen, nur niedrige Werte aussagekräftig – Ferritinbestimmung hilfreich)
Zink	Wichtige Aussage über Immunitätsfunktion und antioxidative Funktion; Kofaktor bei ca. 200 Enzymreaktionen, daher bedeutende Stoffwechsel-, immunologische und neuropsychiatrische Funktionen; wichtig zur komplementären Tumortherapie; hohe Werte oft bei Männern, meist keine pathologische Bedeutung; niedrige Werte praktisch beweisend für Zinkmangel	Vollblut, Serum, Urin
Selen	Wichtige Aussage über antioxidative und Entgiftungskapazität sowie die Immunität; besonders wichtig zur Krebsprävention und Tumortherapie; niedrige Werte immer beweisend für Mangel, hohe Werte nur nach Substitution erreichbar (kontrollbedürftig!)	Vollblut, Serum

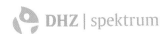
In der „Roten Liste" können Sie nachschlagen, welche Arzneimittel die angeführten Wirkstoffgruppen enthalten (z. B. Aminoglycosid – Antibiotika, Neomycin, Streptomycin, Gentamycin).

Zink und **Eisen** behindern sich in der Resorption gegenseitig, was bei lang andauernder hoch dosierter Substitution eines dieser Spurenelemente berücksichtigt werden muss und weshalb auch entsprechende Kontrollen bzw. Einnahmepausen erfolgen sollten.

▶ **Tabelle 2** zeigt die derzeit empfohlenen Referenzwerte. Nach den aktuellen Studienergebnissen wird der untere Normalbereich, der in ▶ **Tabelle 2** angegeben ist, für eine optimale **Selenversorgung** und Tumorprävention als nicht ausreichend angesehen.

▶ **Tabelle 3** zeigt die aktuellen Empfehlungen der Selenreferenzwerte.

Verwendete Literatur

Böhm U, Muss C, Pfisterer M: Rationelle Diagnostik in der orthomolekularen Medizin. Optimale Therapie durch individuelle Diagnostik. Stuttgart: Haug; 2004.

Martin M: Labormedizin in der Naturheilkunde. 2. Aufl. München: Urban & Fischer; 2002.

Neumeister B, Besenthal I, Liebich H, Böhm BO: Klinikleitfaden Labordiagnostik. 3. Aufl. München: Urban & Fischer; 2003.

Ebert WM: Labordiagnostik in der naturheilkundlichen Praxis. Objektive Laborwerte – individuelle Therapie. 2. Aufl. Stuttgart: Sonntag; 1999.

Weitere Literaturtipps

Burgerstein H, Zimmermann M, Schurgast H: Burgersteins Handbuch Nährstoffe. 10. Aufl. Stuttgart: Haug; 2002.

Ebert WM: Labordiagnostik in der naturheilkundlichen Praxis – Band 2 Mineralien, Spurenelemente, Vitamine, Hormone. 1. Aufl. Stuttgart: Sonntag; 2005.

Leitzmann C, Müller C, Michel P: Ernährung in Prävention und Therapie. Ein Lehrbuch. 2. Aufl. Stuttgart: Hippokrates; 2003.

Internet-Tipps

www.preventnetwork.com
www.dge.de

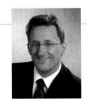

Dr. med. Markus Pfisterer
Nordstraße 28
74076 Heilbronn

Medizinstudium an der Ruprecht-Karls-Universität in Heidelberg. 1998/1999 Leiter der medizinischen Abteilung der NATUS linie AG, Produkte und Dienste für Heilberufe, Oberndorf am Neckar; 1999 Gründung des Instituts für gesunde Ernährung und Lebensführung; Niederlassung in privatärztlicher Praxis mit den Schwerpunkten Naturheilverfahren, Akupunktur, Ernährungsmedizin. Seit 2002 Vorstandsmitglied des Forums für Orthomolekulare Medizin e.V. (FOM), München.

E-Mail: info@DrPfisterer.de

Tabelle 2 Derzeit empfohlene Referenzwerte.

Element	Material	Referenzwert	Einheit	Bemerkung
Kalium	Serum	3,3–5,1	mmol/l	Geeignet zur Verlaufskontrolle der Niereninsuffizienz; **cave: Hämolyse!**
Kalium	Vollblut	1750–1850	mg/l	Werte unterhalb oft als Zeichen der Übersäuerung
Kalzium, gesamt	Serum	2,14–2,49	mmol/l	Oft normale Werte, selbst bei intrazellulärem Mangel
Kalzium	Vollblut	59,0–61,0	mg/l	Häufig erniedrigt trotz normaler Serumspiegel, latente Mangelerscheinungen häufig (Tetanieneigung); erhöht oft als Ausgleich anderer Elektrolytmängel sowie bei ossären Prozessen (z. B. Metastasen).
Eisen	Serum	45–170	µg/dl	Werte unterhalb praktisch beweisend für Eisenmangel, Werte im Normbereich wenig aussagekräftig
Eisen	Vollblut	440–480	mg/l	Sensibler Marker für Eisenmangel
Kupfer	Serum	800–1500	µg/l	Geeignet zur Verlaufsbeurteilung von Tumoren (mit Eisen)
Kupfer	Vollblut	1,10–1,20	mg/l	Hinweis auf entzündliche Prozesse und aktiviertes retikulohistiozytäres System
Magnesium	Serum	0,65–1,07	mmol/l	Verlaufbeurteilung bei Niereninsuffizienz; oft normale Werte, selbst bei intrazellulärem Mangel
Magnesium	Vollblut	34,0–36,0	mmol/l	Werte unterhalb praktisch beweisend für Magnesiummangel
Zink	Serum	10–23	µmol/l	Oft normale Werte, selbst bei intrazellulärem Mangel
Zink	Vollblut	7,3–7,7	mg/l	Werte unterhalb praktisch beweisend für Zinkmangel
Selen	Serum	50–150	µg/l	(Bedingt) geeignet zur Beurteilung des Selenstatus
Selen	Vollblut	89–168	µg/l	Werte unterhalb praktisch beweisend für Selenmangel

Quelle: Ganzimmun AG, Labor für funktionelle Medizin, Mainz, www.ganzimmun.de

Tabelle 3 Aktuell empfohlene Referenzwerte für Selen.

Material	Einheit	erniedrigt	Untere Grenze des Normbreichs für Gesunde	Obere Grenze des Normbreichs für Gesunde	Kontrolle erforderlich
Vollblut	µg/l	<89	89–168	169–230	>230
Serum	µg/l	<74	74–139	140–190	>190

Quelle: biosyn Arzneimittel GmbH, Fellbach, www.biosyn.de

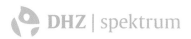

Sicher zur Diagnose: Nahrungsmittelunverträglichkeiten

Ihre Patienten haben Bauchschmerzen, Bauchkrämpfe, Juckreiz oder Quaddeln? Wenn der Körper empfindlich auf Nahrungsbestandteile reagiert, kann sich das auf ganz unterschiedliche Art äußern. Deshalb ist die Diagnose manchmal gar nicht so einfach. Dr. rer. nat. Reinhard Hauss und Dipl.-Biol. Christiane Pies stellen Ihnen typische Parameter bei Nahrungsmittelunverträglichkeiten vor, die Sie zur sicheren Diagnose führen.

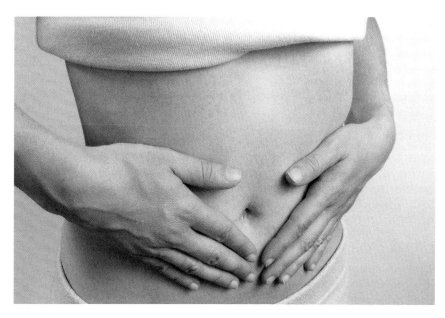

Abb. 1 Bei einer Kohlenhydratintoleranz kommt es zu Blähungen, osmotischer Diarrhö und Bauchschmerzen. Foto: © Fotolia/Thieme Verlagsgruppe

Reaktionen und Symptome nach dem Essen gehören zu den am häufigsten von Patienten beklagten Symptomen. Sie können im Abdominalbereich in Form von Schmerzen, Missempfindungen, Meteorismus, Völlegefühl oder wiederkehrenden Diarrhöen auftreten. Die Beschwerden können kurz nach der Mahlzeit auftreten oder erst nach Stunden. Das erschwert die Zuordnung zu den infrage kommenden Lebensmitteln meist erheblich.

Manchmal werden auch Beschwerden beschrieben, die den Verdacht auf völlig andere Erkrankungen lenken, z. B. Muskel- und Gelenkschmerzen, chronische Müdigkeit, Erschöpfung, Antriebsschwäche, Kopfschmerzen oder Migräne. Bei den Patienten können sich Verhaltensauffälligkeiten zeigen, die durch unverträgliche Nahrungsmittel hervorgerufen werden. Diese treten bei Kindern meist etwas offensichtlicher auf, da diese ihr Verhalten nicht korrigieren wie Erwachsene.

Der Begriff Nahrungsmittelunverträglichkeit bezeichnet verschiedene nahrungsabhängige Beschwerden **unterschiedlicher Genese** (toxische und nicht toxische). Sie können verursacht werden durch **Laktose-, Histamin- oder Fruktoseintoleranz**, aber auch durch **Zöliakie** und verzögerte Nahrungsmittelallergien.

Als Nahrungsmittelunverträglichkeiten werden folgende Reaktionen bezeichnet:

- Immunologische Reaktionen
  - IgE-vermittelte Reaktionen
  - nicht-IgE-vermittelte Reaktionen
- nicht-immunologische Reaktionen
  - enzymatische Intoleranzen (Enzymopathien): Laktose-, Histaminintoleranz
  - Intoleranzen durch gestörten Transport (Fruktose- und Sorbitintoleranz)
  - pharmakologische Nahrungsmittelintoleranzen
  - pseudoallergische Reaktionen auf Nahrungsmittelzusatzstoffe

Am häufigsten sind die Kohlenhydratintoleranzen, insbesondere Fruktose und Sorbit. Jeder 3. Deutsche soll mehr oder weniger damit Probleme haben. Danach folgt die Laktoseintoleranz. Der Therapeut muss im Gespräch anhand der beschriebenen Symptome und der verzehrten Lebensmittel eingrenzen, welche Untersuchungen als erstes durchzuführen sind.

Kohlenhydratintoleranz

Die meisten Nahrungsmittelreaktionen in Deutschland sind auf die **Kohlenhydrattoleranzen** zurückzuführen. Bei einer Kohlenhydratintoleranz kann der Darm bestimmte Zuckermoleküle nicht resorbieren. Daher spricht man auch von einer **Kohlenhydratmalabsorption**. In der Folge gelangen die Zuckermoleküle in den Dickdarm: Bakterien setzen sie dort zu CO_2, H_2 und kurzkettigen Fettsäuren um. **Blähungen, osmotische Diarrhö und Bauchschmerzen** sind die Folge. Treten die Symptome auf, wird aus einer Malabsorption eine Intoleranz. Längerfristig können durch das Überangebot an Kohlenhydraten im Darm Störungen der physiologischen Darmflora auftreten.

Die Kohlenhydratintoleranzen haben zwar ähnliche Symptome, werden aber

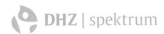
durch unterschiedliche Mechanismen hervorgerufen. In 75 % der Fälle treten sie zusammen auf.

Diagnosemöglichkeiten

Empfehlenswert ist der **sog. Selbsttest durch Weglassen** der vermuteten Auslöser. Dieser kostet nichts und bringt einen positiven Lerneffekt bei den Patienten. Mit einer darauf folgenden Ernährungsumstellung geht es den Patienten oft wesentlich besser.

Da die Laktose und Fruktose ähnliche Symptome hervorrufen und das auch noch Stunden dauern kann, ist das manchmal nicht so leicht einzugrenzen. Der Selbsttest bringt dann meist die Erkenntnis.

Laktoseintoleranz

Menschen mit Laktoseintoleranz können mit der Nahrung aufgenommenen Milchzucker schlecht oder gar nicht verdauen. Ursache ist ein **Mangel des Enzyms Laktase**.

Häufigkeit und Verbreitung

Laktasemangel ist der weltweit häufigste „Enzymdefekt". Rund drei Viertel der Weltbevölkerung verliert nach dem Abstillen die Fähigkeit, Laktose aufspalten zu können.

❗ Bis zu 75 % der Menschen mit Laktoseintoleranz leiden auch unter Fruktoseintoleranz.

Primärer Laktasemangel

Am häufigsten kommt der primäre Laktasemangel vor. Er ist **erblich** bedingt. Während bei uns die Laktoseintoleranz meist erst im Erwachsenenalter auftritt, erfolgt bei einem Großteil der Weltbevölkerung die Abnahme der Laktaseaktivität bereits im Kindesalter.

Der **congenitale Laktasemangel** (CLD, congenital lactase deficiency) ist eine **sehr seltene** Form des primären Laktasemangels.

Sekundärer Laktasemangel

Die sekundären Formen der Laktoseintoleranz entstehen, wenn die Oberfläche des Dünndarmepithels durch eine andere Krankheit geschädigt wird. Dabei ist die Art der Schädigung gleichgültig. Sobald eine **Verminderung der Resorptionsoberfläche** vorliegt, kommt es zu einer funk-

tionellen Einschränkung der Laktaseaktivität, da das Enzym in den Mikrovilli vorhanden ist. Viele kennen z. B. die Unverträglichkeit von Milchprodukten bei akuten Durchfallerkrankungen. Senioren haben oft eine Laktoseintoleranz, denn die Laktaseaktivität nimmt im Laufe des Lebens physiologisch ab. Bei vielen Senioren kommt es nach Milch- oder Sahneverzehr daher zu Durchfällen und Blähungen.

Diagnostik

Die Laktoseintoleranz wird heute meistens mit einem **H₂-Atemtest** (▶ Tab. 1) nachgewiesen, bei dem die Wasserstoffkonzentration vor und nach einer Belastungsmahlzeit mit 25 g (bei Kindern 1g/kg, maximal 25 g) durchgeführt wird. Kommt es zu einem Anstieg der H_2-Konzentration von mehr als 20 ppm über dem Basalwert, geht man davon aus, dass genügend Laktose aufgespalten werden kann.

❗ Leider fällt dieser Test bei 20 % der Patienten falsch negativ aus, weil sie vorwiegend Methan oder andere Gase abatmen, die bei dem Test nicht nachgewiesen werden. Hier können die Symptome, z. B. Blähungen, Schmerzen, Übelkeit und Diarrhö hinweisend sein. Problematisch wird die Korrelation bei Symptomen wie Obstipation oder Hautproblemen, da sie meist zeitverzögert auftreten.

Seit einigen Jahren ist die genetische Ursache für die primäre Laktoseintoleranz bekannt. An der Stelle 13 910 vor dem Laktase-Gen (LCT) gibt es einen T/C-Polymorphismus, der die Menge an gebildeter

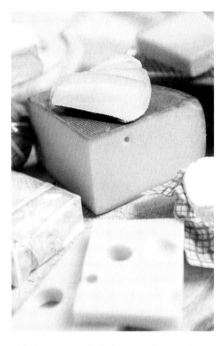

Abb. 2 Histamin befindet sich in Lebensmitteln, die einen durch Mikroorganismen oder Bakterien unterstützten Reifungsprozess durchlaufen – wie etwa Käse. Foto: © Jupiterimages/ Thieme Verlagsgruppe

Laktase festlegt. Durch Bestimmung des LCT-Genotyps (durch Gentest aus Wangenabstrich) kann die genetische Veranlagung festgestellt werden (Achtung: Der Gesetzgeber fordert seit 2010 hierfür eine Einverständniserklärung!).

Fruktoseintoleranz

Jeder dritte Deutsche hat eine mehr oder weniger ausgeprägte Fruktoseintoleranz. Die Fruktoseintoleranz basiert nicht auf einem Enzymmangel wie die Laktoseintoleranz, sondern auf einem Mangel oder schlecht funktionierenden **GLUT-5-Trans-**

Tab. 1 Test bei V. a. Laktose- oder Fruktoseintoleranz.

Diagnostik	Diagnoseparameter
bei Menschen im hohen Alter oder bei Verdacht auf Laktoseintoleranz infolge von Darmerkrankungen	– **H₂-Atemtest: Achtung:** Test kann evtl. falsch negativ ausfallen – **Laktosebelastungstest:** Ein großes Glas Milch auf nüchternen Magen trinken und etwa 1 Stunde bis zur nächsten Nahrungsaufnahme warten. Treten Symptome auf: laktosearme Ernährung einhalten! Im Bedarfsfall Substitution der Laktase, Unterstützung der anaeroben Darmflora (insbesondere Laktobazillen).
bei Verdacht auf Fruktoseintoleranz	– **H₂-Atemtest: Achtung:** Test kann evtl. falsch negativ ausfallen – **Fruktosebelastungstest:** Ein großes Glas naturtrüben Apfelsaft auf nüchternen Magen trinken und etwa 1 Stunde bis zur nächsten Nahrungsaufnahme warten. Treten Symptome auf: fruktosearme Diät einhalten!

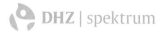

Tab. 2 Nachweis der Histaminintoleranz.

Diaminooxidase (DAO)	Material: Serum oder Vollblut
Normbereich: – normal: 10–23 U/ml – vermindert: 3–10 U/ml – stark vermindert: unter 3 U/ml	– jeder Mensch hat eine unterschiedliche Fähigkeit, dieses Enzym zu produzieren; zudem wird es bedarfsgerecht hergestellt: viel Histamin gegessen, viel DAO produziert
erhöht ab 23 U/ml	– bei allergischen Erkrankungen erhöht der Körper physiologisch die Menge des histaminabbauenden Enzyms DAO; in der Schwangerschaft steigen die Werte ebenfalls stark an

Therapie der Histaminintoleranz:
– im Normbereich ist der Verzicht auf Nahrungsmittel, die mithilfe von Bakterien hergestellt wurden oder die einem Reifungsprozess unterliegen, ausreichend
– Substitution der Kofaktoren Vitamin B_6 und C und der DAO (nach Bedarf)
– histaminarme Ernährung
– Dünndarmschleimhaut unterstützen (Isopathie, Homöo-Isopathie, Organpräparate)
– Behandlung von Helicobacter pylori

portern. GLUT-5-Transporter schaffen Einfachzucker wie Fruktose und Sorbit aus dem Darm heraus ins Blut. Arbeiten sie nicht richtig, verbleiben die Zucker im Darm, werden unter Gasbildung verstoffwechselt und/oder osmotisch aktiv.

Die **Folgen** einer Fruktoseintoleranz sind:

- Durchfälle
- Blähungen
- Obstipation
- Völlegefühl
- Bauchschmerzen

Viele Menschen mit Kohlenhydratintoleranzen (Laktose, Fruktose und Sorbit) haben eine deutlich gestörte Darmflora. Hier sollte eine **Darmfloraanalyse** (Komplettstatus) durchgeführt werden. Um nicht eine mögliche Darmentzündung zu übersehen, empfiehlt sich, das **Calprotectin im Stuhl** zu bestimmen.

Für Menschen mit einer Fruktoseintoleranz ist es wichtig, die Aufnahme der Einfachzucker, die über den GLUT-5-Transporter verstoffwechselt werden, zu reduzieren. Eine völlige Karenz ist kontraproduktiv, da der Körper diesen Transporter dann immer weniger exprimiert. Es gibt Tricks, wie man die Aufnahme von Fruktose wieder verbessern kann. So erleichtert die zusätzliche Aufnahme von Traubenzucker (Glukose) die Arbeit des schwächelnden Transportsystems. Die Mengen muss jeder Patient selbst ausprobieren, denn sie schwanken erheblich.

Histaminintoleranz

Histamin ist ein Gewebshormon und hat verschiedene physiologische Wirkungen wie Gefäßerweiterung, Kontraktion des Uterus, Regulierung des Schlaf-Wach-Rhythmus und Appetitkontrolle.

Die Symptome von Allergikern werden durch Histamin hervorgerufen. Es wird nach Kontakt mit Allergenen aus den Mastzellen freigesetzt. Neben der körpereigenen Produktion nehmen wir Histamin auch durch **Nahrung** auf. Es befindet sich in fast allen Lebensmitteln, v. a. in jenen, die einen durch Mikroorganismen oder Bakterien unterstützten **Reifungsprozess** durchlaufen – wie etwa Sauerkraut, Käse oder Rotwein. Da sich der Körper wirksam vor dieser biologisch hochpotenten Substanz schützen muss, gibt es bereits im Darm eine erste Barriere gegen Histamin.

Die Zellen der Darmschleimhaut, die Enterozyten, produzieren ein Enzym, das Histamin abbauen kann. Die **Diaminooxidase (DAO)** wird kontinuierlich produziert und in das Darmlumen abgegeben. So wird bei einem gesunden Menschen die histaminreiche Nahrung bereits im Darm weitgehend vom Histamin befreit. Das verbleibende Histamin wird beim Durchtritt durch die Darmschleimhaut von der dort sitzenden DAO abgebaut. Die **Kofaktoren** der DAO sind Vitamin B_6 und Vitamin C und Kupfer.

Immunologisch vermittelte Nahrungsmittelunverträglichkeiten

Die **Nahrungsmittelunverträglichkeit** (IgG- bzw. IgG_4-vermittelt) unterscheidet sich grundsätzlich von der Nahrungsmittelallergie, die durch IgE-Antikörper vermittelt wird. **Frühreaktionen** sind meistens IgE-vermittelt und treten innerhalb von Minuten bis wenigen Stunden nach Aufnahme des entsprechenden Nahrungsmittels auf. Reaktionen, die später als 2 Stunden nach der Nahrungsaufnahme auftreten, werden als **Spätreaktionen** bezeichnet. Unter Umständen können zwischen den Symptomen und der Nahrungsmittelaufnahme Tage bis Wochen liegen. Die Interpretation der Symptomatik wird dadurch erschwert. Die IgG-Antikörper sind die am längsten im Plasma zirkulierenden Immunglobuline. Da die IgG-Reaktion generell als physiologische Immunantwort auf Nahrungsmittelantigene zu verstehen ist und selbst der gesündeste Darm geringe Mengen unverdauter Nahrungspartikel durchlässt, kommt es grundsätzlich zu humoralen IgG-spezifischen Immunreaktionen. Nach der Definition eines physiologischen Hintergrundtiters kann man eindeutig Überhöhungen differenzieren.

> **Dermatologische Fachgesellschaften diskutieren diese Tests seit Jahren kritisch, doch nicht selten führen auf den Tests basierende Karenzen zu deutlichen Symptomverbesserungen. Eine differenzierte Befundinterpretation insbesondere niedriger Titer ist deshalb anzuraten.**

IgG_4 Nahrungsmittelscreening

Zum Nachweis einer Nahrungsmittelunverträglichkeit vom verzögerten Typ (IgG_4-Nahrungsmittelscreening) werden je nach Anbieter verschieden große Nahrungsmittelkombinationen getestet (Material: Vollblut oder Serum). Nur besonders hochtitrige Ergebnisse (Klasse 3 und höher) haben eine klinische Relevanz. Zu bedenken ist, dass unter Stress die IgG-Titer höher ausfallen und so eine Unverträglichkeit vortäuschen können. Eine IgG_4-Untersuchung ist dann zu empfehlen, wenn Allergiesymptome vorliegen, aber das Gesamt-IgE nicht erhöht ist. Die Therapie besteht aus einer Rotationsdiät unter Meidung der gefundenen Lebensmittel.

EPX (Eosinophiles Protein X)

Das Eosinophile Potein X wird von eosinophilen Granulozyten gebildet. Deren Anzahl steigt bei Allergien vom Soforttyp

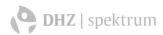
Eosinophiles Protein X

- **Material:** Stuhl
- **Normbereich:** bis 360 ng/ml
- **erhöht bei:**
  – Nahrungsmittelallergien vom Soforttyp, wenn das Nahrungsmittel verzehrt worden ist
  – Darmentzündungen
  – intestinalen Parasitosen
- **weiterführende Diagnostik:**
  – Gesamt-IgE-Bestimmung aus dem Serum; bei einer Erhöhung des Gesamt-IgE ggf. IgE-Nahrungsmittelscreening
  – Untersuchung auf Parasiten

stark an. Dadurch ist eine Differenzierung zwischen einer **echten Nahrungsmittelallergie vom Soforttyp** und einer **Nahrungsmittelunverträglichkeit** möglich (**Kasten**). In manchen Veröffentlichungen wird das EPX auch EDN genannt (Eosinophil Derived Neurotoxin).

> **!** Eine Einnahme von Glukokortikoiden bewirkt eine Verminderung der Eosinophilenzahl und kann somit zu falsch negativen Ergebnissen führen.

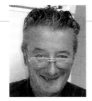

Dr. rer. nat Reinhard Hauss
Kieler Str. 71
24340 Eckernförde

Dr. rer. nat. Reinhard Hauss ist neben einer fast 30-jährigen Kommissionsmitgliedschaft am BGA in Berlin inzwischen seit mehr als 25 Jahren wissenschaftlicher Leiter eines medizinisch-mikrobiologischen Labors in Eckernförde und Kiel. Er promovierte in den Fächern Biochemie, Physiologie und Mikrobiologie, ist Autor zahlreicher Veröffentlichungen und Referent im In- und Ausland.

E-Mail: Laborinfo@t-online.de

Dipl.-Biol. Christiane Pies
Kieler Str. 71
24340 Eckernförde

Dipl.-Biol. Christiane Pies studierte Biochemie, Mikrobiologie und Zoologie, forschte über immunologische Fragestellungen und ist seit 18 Jahren verantwortliche Leiterin der Mikrobiologie im Labor Dres. Hauss. Sie ist Autorin zahlreicher Veröffentlichungen im In- und Ausland.

E-Mail: christianepies@aol.com

ⓘ Weiterführende Literatur

[1] **Schäfer C, Kamp A.** Köstlich essen: Fruktose, Laktose und Sorbit vermeiden. Stuttgart: Trias; 2009

[2] **Schleip T.** Laktose-Intoleranz – Wenn Milchzucker krank macht. Stuttgart: Trias; 2010

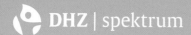

Diagnostik von Nierenerkrankungen in der Naturheilpraxis

Man kann es an der Urinfarbe sehen, aber auch schon an der Haut und in den Augen eines Patienten: Nierenerkrankungen lassen sich oft mit der Blickdiagnose erkennen. Wichtig sind daneben aber auch die Anamnese sowie eine eingehende Harn- und Blutdiagnostik im Labor. HP Eva Hieronimus erklärt, worauf es in der Diagnostik von Nierenerkrankungen ankommt.

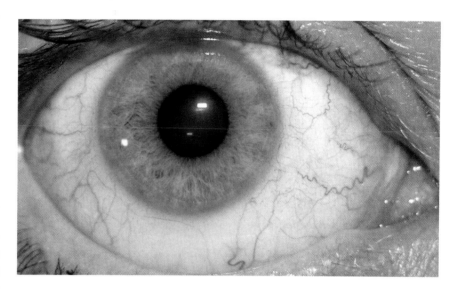

Abb. 1 Eine Schwäche der Nieren erkennt man in der Irisdiagnose an der nephrogen-lymphatischen Konstitution. Foto: © Siegfried Kämper

Die Nieren sind zusammen mit der Leber für die Entgiftung zuständig, sie filtern das Blut und bilden den Urin. Ein kompliziert aufgebautes und stark verzweigtes Blutgefäßsystem durchzieht sie, neben Giftstoffen, die aus der Umwelt in den Körper gelangen (Medikamente, Umweltgifte etc.) filtern die Nieren auch Stoffwechselendprodukte aus dem Blut, vornehmlich solche, die aus dem Eiweißstoffwechsel stammen. Mit dem Urin werden die Stoffe dann ausgeschieden.

Die Nieren regulieren aber auch den Säure-Basen- sowie den Wasser- und Elektrolythaushalt, bilden die Hormone Renin (wirkt auf den Blutdruck) sowie Erythropoietin (regt die Bildung und Reifung der Erythrozyten an) und synthetisieren zusammen mit der Haut und der Leber das Vitamin D.

Betrachtet man diese zahlreichen Aufgaben der Nieren, so wird klar, dass Erkrankungen, die zu Störungen der Nierenfunktionen führen, an vielen anderen Stellen am Körper sichtbar werden und zu Störungen in anderen Organsystemen führen können.

Auf den ersten Blick

So können bei der körperlichen Untersuchung bereits **äußerlich sichtbare Zeichen** auf Nierenerkrankungen hinweisen. Klassisch finden sich bei Patienten, deren Nierenfunktion eingeschränkt ist, **Ödeme an**
den Unterlidern der Augen. Sie entstehen durch die verminderte Ausscheidungsfähigkeit der Nieren bei gleichzeitigem Eiweißverlust; durch den Eiweißverlust sinkt der onkotische Druck in den Blutgefäßen, Wasser tritt in das Gewebe über. Die Ödeme können aber auch andere Ursachen haben, z. B. Herzinsuffizienz, was in der Anamnese ausgeschlossen werden muss.

Hat ein Patient eine **schmutzig-fahle Hautfarbe**, kann das ein Zeichen sein für eine Nierenerkrankung. Harnpflichtige Substanzen, die bei einer Funktionseinschränkung nicht mehr bzw. nicht mehr vollständig ausgeschieden werden, lagern sich in der Haut ab und führen zu dieser Verfärbung. Im Extremfall kann der Harnstoff auch auf der Haut auskristallisieren, die Haut wirkt dann wie gepudert. Die **renale Anämie** führt eher zu **Blässe**.

Auf **pathophysiognomische Zeichen** sollten Sie ebenfalls achten. Nach Natale Ferronato können Hauterscheinungen in der Mitte der Wangen auf Nierenerkrankungen zurückzuführen sein, helle Stellen im Bereich des Jochbeins auf eine Niereninsuffizienz, gelbliche Verfärbungen auf bakterielle Erkrankungen und Rötungen auf unspezifische entzündliche Prozesse in den Nieren. Darüber hinaus können auffällige (= asymmetrische) Falten auf akute oder chronische Geschehnisse in den Organen hindeuten, Schwellungen können ein Stauungszeichen sein.

Irisdiagnostiker können eine Schwäche der Nieren häufig schon an der nephrogen-lymphatischen Konstitution erkennen: In der meist blauen Iris (selten in Mischiriden) findet sich eine zartgelbe, oft transparente Pigmentierung (**Abb. 1**). Die Blasen- und Nierenzonen befinden sich in der zweiten großen Zone (um die Krausenzone), die Blasenzone zwischen 16 und 17 Uhr, die Nierenzone direkt vor 18 Uhr in der rechten sowie zwischen 18 und 19 Uhr in der linken Iris. Finden sich dort Lakunen, Lockerungen oder Verdunkelung in unterschiedlichem Ausprägungsgrad, können das Hinweise sein auf spezifische Störungen im Organ.

Am **entkleideten Patienten** fallen u. U. **Kratzspuren** als Hinweis auf einen Pruritus auf, hervorgerufen wird er durch die Retention harnpflichtiger Substanzen. Es sollte differenzialdiagnostisch aber auch an Lebererkrankungen und Diabetes mellitus gedacht werden.

Eine **abnorme Behaarung** über dem Os sacrum, **Missbildungen der Ohrmuscheln**, z. B. durch Knorpelmangel oder dysplastische Ohrmuscheln bei Hydronephrose, und eine Vorwölbung im Flankenbereich können bei Missbildungen der Nieren zu finden sein. Eine Exsikkose ist an Hautfalten oder einer trockenen Zunge zu erkennen. Liegt eine komplizierte Pyelonephritis vor, ist die Zunge trocken und bräunlich belegt. Auch ein **Uringeruch in der Atemluft** (Foetor uraemicus) ist ein Hinweis auf eine Nierenfunktionsstörung, denn harnpflichtige Substanzen sind dann über das Blut in die Ausatemluft gelangt.

Tasten und Klopfen

Die **Perkussion der Nierenlager** und eine **Palpation der Nieren und der Blase** gehören selbstverständlich zu einer gründlichen Diagnostik. Ggf. sollte eine **Inspektion der äußeren Geschlechtsorgane** auf Rötungen, Mykosen, Ausfluss etc. durchgeführt werden (Infektionsschutzgesetz beachten!)

Nach der Perkussion sollte der Therapeut den **Rücken untersuchen**. Bei Nierenerkrankungen fallen ihm hier u. U. **Gelosen** in den **Nierenzonen** auf, sie befinden sich paravertebral unterhalb der Rippenbögen. Eine weitere Reflexzone, die bei positivem Befund auffällig sein könnte, ist in der **Mitte der Fußsohle** lokalisiert, diese **Nierenreflexzone** kann druckschmerzhaft sein. Die **Auskultation des Thorax** ist obligatorisch, denn eine fortgeschrittene Niereninsuffizienz kann zu einer Urämie führen. Sie wirkt sich systemisch aus, eine Perikarditis, eine Herzinsuffizienz, eine Pleuritis und Entzündungen im Gastrointestinaltrakt können die Folge sein. Ebenso sollte die **Blutdruckmessung** nicht fehlen. Eine **Hypertonie** ist möglicherweise ein Symptom für eine Nierenerkrankung (renaler Hypertonus z. B. bei Nierenarterienstenose).

Wichtige Fragen

In der Anamnese darf, neben den üblichen und sorgfältig gestellten Fragen, die Frage nach der **Schmerzmitteleinnahme** nicht vergessen werden. Die Angabe „werden nur nach Bedarf eingenommen" erfordert Detektivarbeit: Wie hoch ist der Bedarf wirklich? Welche Mengen werden in welcher Dosierung eingenommen? Und auch: welche Präparate?

Zu den naheliegenden Fragen gehören auch die nach der **Urinmenge, Urinfarbe** sowie dem **Uringeruch**, nach **Miktionsbeschwerden** und ob **Nierensteine** oder **sonstige Erkrankungen** vorliegen. Nach einer Scharlacherkrankung kann es z. B. zu einer Poststreptokokken-Glomerulonephritis kommen; bei Patienten mit Gicht bzw. Hyperurikämie bilden sich häufiger Nierensteine, sie kann aber auch zu folgeschweren Entzündungen mit Nierenversagen führen.

Die Nieren produzieren normalerweise 800–1600 ml Sekundärharn pro Tag, abhängig von Trinkmenge u. a. Faktoren wie der Schweißbildung. Die **Urinmenge** misst ein Patient unter normalen Umständen nicht, sodass die Aussage, es sei „viel" oder „wenig", immer hinterfragt werden muss.

Weil viele ältere Patienten gerade nachts häufig zur Toilette müssen (Nykturie), reduzieren sie die Trinkmenge, weswegen ihr Urin oft stark konzentriert und dadurch dunkel ist. Das sollte bei der Frage nach der **Urinfarbe** bedacht werden. Nimmt der Harndrang bedingt durch eine Erkrankung der Nieren oder Blase zu, oder ist das Wasserlassen dadurch bedingt schmerzhaft, trinken Patienten oft noch weniger.

Auch nach **allgemeinen Krankheitssymptomen** wie Schwäche, Leistungsabfall, Kopfschmerzen, gastrointesinalen Beschwerden und Juckreiz sollte gefragt werden. Liegen sie vor, sollte das den Heilpraktiker immer an eine Erkrankung der Nieren denken lassen!

> Klagen Patienten mit chronischen Schmerzen über Rückenschmerzen, wird oft nicht an eine Nierenerkrankung gedacht.

Blutuntersuchung

Wichtige Laborparameter sind das **Kreatinin** und der **Harnstoff**, sie zeigen an, wie weit die Nieren noch in der Lage sind, den Körper zu entgiften. In neuerer Zeit errechnen Labors aus den Werten der Blutuntersuchung die „**Glomeruläre Filtrationsrate**" (GFR, auch MDRD = engl.: modification of diet in renal disease). Hierbei werden Angaben zu Serum-Harnstoff, Serum-Kreatinin, Serum-Albumin, Geschlecht, Alter, Rasse/Hautfarbe mittels einer Formel in Beziehung gesetzt. Der daraus resultierende Wert trägt heutzutage wesentlich zur Einschätzung der Nierenfunktion bei. Wenn über 3 Monate die glomeruläre Filtrationsrate unter 60 ml/min liegt oder über einen ebensolchen Zeitraum Eiweiß im Urin nachweisbar ist, liegt hiernach eine **chronische Nierenfunktionsstörung** vor.

Durch diese Untersuchung ist das aufwendige und fehlerträchtige Sammeln des 24-stunden-Urins nicht mehr nötig. Die GFR kann jedoch bei einigen Patientengruppen (z. B. Kinder unter 18 Jahren, Senioren über 70 Jahren, stark Übergewichtige, Vegetarier, sehr hohe Körpergröße) nicht zuverlässig berechnet werden.

Die Elektrolyte können kontrolliert werden, hierbei ist aber zu beachten, dass die Nieren den Elektrolythaushalt meist bis kurz vor der Dialysepflicht regulieren können. Bei eingeschränkter Nierenfunktion ist es wichtig, den Kaliumgehalt im Blut regelmäßig zu kontrollieren (Normwert: 3,5–5,5 mmol/l). Steigt der Blutserumspiegel zu stark an, kann das zu Störungen der Reizleitung am Herzen mit drohendem Herzstillstand führen. Eine Ausnahme ist allerdings das **Phosphat**. Ein erhöhter Phosphatspiegel im Blut zeigt sich schon bei leichter Nierenschwäche, er muss medikamentös gesenkt werden, da bei dauerhaft hohem Phosphatgehalt Knochensubstanzschäden drohen. Bei mittel- bis hochgradiger Niereninsuffizienz sollte das **Bikarbonat** häufiger kontrolliert werden, pH-Entgleisungen sind möglich! Das einfache **Blutbild** gibt Hinweise auf Entzündungen und eine mögliche renale Anämie, die durch das fehlende Erythropoietin verursacht wird.

Tab. 1 Pathologische Harnmenge und Beispiele für Ursachen.

Polyurie (> 2500 ml/Tag)	bei mangelnder Urinkonzentrierung, medikamentös bedingt
Oligurie (< 400 ml/Tag)	Infolge Flüssigkeitsmangel, Nierenfunktionsstörung
Anurie (< 100 ml/Tag)	bei Nierenversagen, Abflussstörung z. B. durch Steine

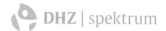

Palpation der Nieren

Vorgehen: Der Untersucher steht für die Palpation der rechten Niere rechts vom flach liegenden Patienten. Mit der linken Hand drückt er die rechte Lendenregion nach ventral, seine rechte Hand liegt mit den Fingerkuppen unterhalb des rechten Rippenbogens. Wenn der Patient einatmet, drückt der Untersucher beide Hände kräftig gegeneinander (▶ Abb. 2).

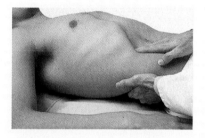

Abb. 2 Palpation der rechten Niere. Foto: © Sciencepictures/KES/Thieme Verlagsgruppe

Geübte Untersucher können u. U. Größe und Oberfläche der Niere tasten, häufig ist die Niere aber nicht palpabel, das gilt wegen der höheren Lage v. a. für die linke Niere. Die Palpation der linken erfolgt analog der Palpation der rechten Niere.

Befund: Eine tiefe Nierenlage kann z. B. auf eine Senk- oder Wanderniere hinweisen, ebenso können von erfahrenen Untersuchern Tumoren oder Zysten palpiert werden.

Perkussion der Nierenlager

Vorgehen: Die Perkussion der Nieren kann am sitzenden Patienten durchgeführt werden. Der Untersucher beklopft beide Flanken mit der Handkante oder der Faust (▶ Abb. 3); bei empfindlichen Patienten oder bereits bestehendem Verdacht auf eine Entzündung nur mit den Fingerkuppen klopfen!

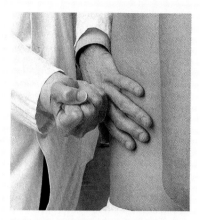

Abb. 3 Perkussion der rechten Niere. Foto: © Sciencepictures/KES/Thieme Verlagsgruppe

Befund: Bei entzündlichen Prozessen (z. B. Pyelonephritis) sind die Nieren sehr empfindlich, schon leichtes Klopfen führt zu Schmerzen. Das Verspüren einer leichten Erschütterung gilt als Normalbefund.

Häufige Blasen- und Nierenerkrankungen

Es sind sicher nicht die schwerwiegenden, bisher nicht diagnostizierten Erkrankungen der Blase und der Nieren, die wir täglich in der Naturheilpraxis sehen. Der demografische Wandel, häufige Antibiotikatherapien, die großen Mengen an Schmerzmitteln, die vielfach eingenommen werden, aber auch unbefriedigende schulmedizinische Therapieergebnisse sorgen dafür, dass immer mehr Patienten mit Erkrankungen des Urogenitaltrakts auch in Heilpraktikerpraxen zu finden sind.

Zystitis

Die Zystitis ist eine Entzündung der Harnblase, es sind hauptsächlich Kinder und sexuell aktive Frauen davon betroffen; Frauen aufgrund der anatomisch ungünstigen Lage der Harnröhre (Nähe zum Anus) und deren Länge (2,5–4 cm) sowie hormoneller Schwankungen; Säuglinge aufgrund von Keimwanderung in der Windel, Kinder aufgrund von Fehlbildungen der ableitenden Harnwege, Unterkühlung (Spielen auf dem kalten Boden) oder falscher Toilettenhygiene („von hinten nach vorne abputzen"). Hauptgrund

für eine Zystits ist bei Männern im höheren Lebensalter i. d. R. die gutartige Vergrößerung der Prostata (Prostatahyperplasie). Eine Zystits verursachen meist Bakterien, die über die Harnröhre in die Blase aufsteigen, in ca. 80 % der Fälle sind es E. coli aus dem Darm; begünstigend wirken Unterkühlung, geringe Trinkmenge und Nierensteine. Die Schulmedizin behandelt meist antibiotisch. Eine gefürchtete Komplikation ist die Pyelonephritis.

Symptome: Die Patienten haben **kein Fieber**, leiden aber unter Pollakisurie (häufiger Harndrang mit nur geringen Urinmengen) und Dysurie (erschwerte und schmerzhafte Entleerung), dem typischen Brennen beim Wasserlassen sowie retropubischen Schmerzen.

Diagnostik: Im Urin finden sich ggf. Leukozyten (Leukozyturie), Blut (Hämaturie) und Nitrit (z. B. von E. coli oder Proteus gebildet). Der Urin ist häufig schwach alkalisch.

Therapie: Die akute Zystitis ist phytotherapeutisch und die chronische mit einer mikrobiologischen Therapie gut zu behandeln. Vorbeugend kann Frauen geraten werden, nach dem Geschlechtsverkehr Wasser zu lassen.

Pyelonephritis

Die Pyelonephritis (Nieren- bzw. Nierenbeckenentzündung) ist meist eine Komplikation der Zystitis, Keime sind dann aus der Blase über die Harnleiter in die Niere aufgestiegen. Es finden sich hauptsächlich E. coli, Proteus und Klebsiellen sp. Seltener entsteht eine Pyelonephritis durch eine hämatogene Streuung (häufig Staphylokokken).

Symptome: Leitsymptome sind Fieber und Schüttelfrost sowie Flankenschmerz, es kommt aber auch zu Kopfschmerzen und Erbrechen. Die Pyelonephritis wird durch einen IgA-Mangel begünstigt, aber auch durch Urinabflussstörungen, Nierensteine, Diabetes mellitus oder Medikamentenschäden an den Nieren (NSAR wie Ibuprofen, Diclofenac, Acetylsalicylsäure). Entzündliche Veränderungen bis hin zur Schrumpfniere und Niereninsuffizienz drohen bei unzureichender Behandlung.

Diagnostik: Der Schmerz, der bei der Perkussion der Nierenlager auftritt, ist neben den klinischen Symptomen ein wichtiger Hinweis. Im Urin finden sich Bakterien, Leukozyten und evtl. Eiter (Pyurie). Darüber hinaus kommt es zu einer BSG-Beschleunigung. Das Blutbild zeigt eine Leukozytose.

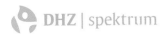

Die Verschlechterung der Nierenleistung (Anstieg der harnpflichtigen Substanzen Kreatinin, Harnstofff und Kalium, Rückgang der glomerulären Filtratiosnrate) bis zum Komplettausfall kennzeichnet das Nierenversagen. Man unterscheidet dabei entsprechend der Lokalisation der Ursache das **prärenal** (durch Schock oder Nierengefäßverschluss), **renal** (durch Vergiftungen, Medikamentenschädigung, Glomerulonephritis) und **postrenal** (Harnleiterkompression durch Tumoren oder Verlegung durch Steine) bedingte Nierenversagen. Hierbei wird die akute von der chronischen Verlaufsform unterschieden. Das **akute Nierenversagen** entwickelt sich **innerhalb weniger Stunden bis Tage**, oftmals als Folge massiver Blutdruckabfälle bei Schock (prärenale Ursache, meist reversibel), aber auch renale und postrenale Ursachen können es auslösen.

Das **chronische Nierenversagen** ist meist langsam progredient und irreversibel, der Patient muss langfristig dialysiert oder nierentransplantiert werden. Es wird in 4 Stadien unterteilt:

Stadium 1: kompensierte Form. Kreatinin-Clerance möglicherweise eingeschränkt, ansonsten keine klinisch relevanten Symptome
Stadium 2: Kreatinin im Plasma erhöht
Stadium 3: fortgeschrittene Verluste der Nierentätigkeit, Oligurie
Stadium 4: terminale Insuffizienz, mit Urämie sowie renaler Anämie

> ! Liegt eine Pyelonephritis vor, so ist wegen der drohenden Folgeschäden von einer naturheilkundlichen Therapie abzuraten, der Patient sollte an einen Arzt überwiesen werden!

Glomerulonephritis

Die akute Glomerulonephritis tritt fast immer als Poststreptokokken-Glomerulonephritis 2–3 Wochen nach einem Streptokokkeninfekt (Pharyngitis, Tonsillitis, Otitis, Pyodermie) in Form eines **akuten nephrotischen Syndroms** auf.

Symptome: Es kommt zu allgemeiner Müdigkeit, Fieber und Schmerzen in beiden Nierenlagern. Glomerulonephritiden führen meist zu einer Hämaturie, Proteinurie, zur Nierenfunktionseinschränkung, Hypertonie und zu Ödemen. Sie können allerdings auch schleichend und asymptomatisch verlaufen und von unspezifischen Symptomen begleitet sein wie Appetitlosigkeit, Übeleit, Schwäche. Die chronische Glomerulonephritis wird teilweise erst nach Jahren oder Jahrzehnten auffällig (Nierenversagen).

> ! Neben dem rheumatischen Fieber gehört die Glomerulonephritis zu den häufigsten Poststreptokokken-Erkrankungen und gilt als häufigste Ursache der chronischen Niereninsuffizienz und des Nierenversagens.

Diagnostik: Der Urin ist bei akuter Glomerulonephritis oft fleischwasserfarben, u. U. findet man eine Makrohämaturie. Im Urinsediment finden sich glomeruläre Erythrozyten, Eryzylinder, hyaline Zylinder, wenn ein nephrotisches Syndrom vorliegt auch Fettkörnchenzellen; eine Proteinurie mit einer Proteinausscheidung > 3–4 g/Tag deutet auf das nephrotische Syndrom hin.

Die BKS ist erhöht, meist zeigt das Blutbild eine Anämie. Kreatinin, Harnstoff und die Harnsäure im Serum sind fakultativ erhöht, ASL-Titer im Serum sind bei streptokokkenbedingter akuter Glomerulonephritis erhöht. Es wird eine Kreatinin-Clearance zur Bestimmung des Glomerulusfiltrats vorgenommen, v. a. in der Rekonvaleszenz ist sie für die Verlaufsbeurteilung wichtig.

In der Sonografie stellen sich die Nieren bei akuter Glomerulonephritis oft stark vergrößert dar, bei chronischer Glomerulonephritis eher klein.

Auch die Glomerulonephritis ist eine schwerwiegende Erkrankung, die ärztlich behandelt werden muss!

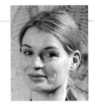

HP Eva Hieronimus

Eva Hieronimus ist Heilpraktikerin, seit 2005 in eigener Praxis, als Dozentin für verschiedene Schulen und als Referentin freiberuflich tätig.

E-Mail: eva@hieronimus.eu

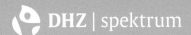
Ganz Ohr: Differenzialdiagnostik bei Ohrenerkrankungen

Das Gehör ist ein Sinnesorgan im Dauereinsatz. Wir können die Augen verschließen oder die Nase zuhalten. Doch unsere Umwelt nehmen wir stets mit offenen Ohren wahr – selbst während wir schlafen. Wenn jedoch Fehlfunktionen und Erkrankungen im Bereich der Ohren Schwerhörigkeit, Hörverlust, Schwindel, Gleichgewichtsstörungen oder dauernde Ohrgeräusche verursachen, bedeutet das für viele Patienten einen großen Verlust der Lebensqualität. Dr. Karl-Heinz Friese zeigt Ihnen, wie Sie die häufigsten Ohrenerkrankungen richtig erkennen und behandeln können.

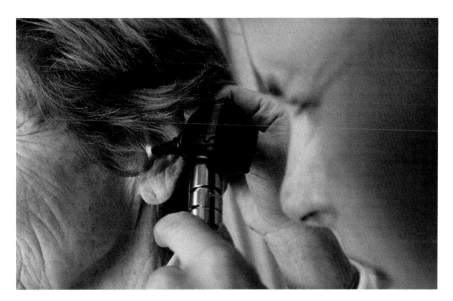

Abb. 1   Ohrenerkrankungen erkennen: Ein Blick ins Ohr. Foto: © PhotoDisc

Ohrenerkrankungen, die jeweils für den betroffenen Teil des Ohres spezifisch sind, können das **äußere Ohr** sowie das **Mittel- und Innenohr** betreffen. Erkrankungen des äußeren Ohres und des Mittelohres sind meistens entzündlich, die des Innenohres im Regelfall durch eine Funktionsstörung bedingt. Ein Heilpraktiker hat die Möglichkeit, einige dieser Erkrankungen visuell oder durch einen Hörtest zu erkennen und naturheilkundlich zu therapieren.

Bei folgenden Symptomen sollten Sie immer auch an eine Erkrankung der Sinnesorgane denken: Erbrechen, Fieber, Schwindel. Umgekehrt müssen Sie bei Ohrenerkrankungen auch mögliche Erkrankungen anderer Organsysteme ausschließen.

Äußeres Ohr (Auris externa)

Durch die relativ dünne Haut im Gehörgang und in der Ohrmuschel ist das Außenohr sehr empfänglich für Infektionen mit Bakterien oder Pilzen. Die Folge können **Ohrenentzündungen** sein, die unter Umständen auf den Knochen, der den Gehörgang umgibt, übergreifen und dessen Vereiterung verursachen **(Cholesteatom).**

Ein Cholesteatom wird meistens durch einen Trommelfelldefekt in den oberen Quadranten mit einer übel riechenden Ohrsekretion erkannt.

Erysipel der Ohrmuschel

Merkmale: Es handelt sich hier um eine Erkrankung der Haut, die durch Streptokokken verursacht wird. Das Erysipel ist gekennzeichnet durch eine starke, scharf begrenzte Rötung und Überwärmung sowie Schwellung der äußeren Haut.

> ! Der Heilpraktiker darf diese Erkrankung aufgrund des IfSG nicht behandeln!

Otitis externa

Merkmale: Je nach Schwellungszustand des Gehörgangs ist die Erkrankung sehr schmerzhaft. Sehr häufig beginnt sie im Sommer nach dem Baden. Bei chronischen Ekzemen ist auch an andere Ursachen zu denken, besonders an Allergien, Probleme mit den oberen Weisheitszähnen, an Lebererkrankungen und Diabetes mellitus.

Therapiemöglichkeit: Es ist fast immer zusätzlich zu einer homöopathischen Behandlung eine Lokalbehandlung mit Calendula Urtinktur oder 3 %igem Wasserstoffsuperoxid erforderlich. Bei extrem starken Schmerzen sollte immer ein HNO-Arzt aufgesucht werden! Eine Antibiose ist jedoch nie erforderlich.

Ohrmykose

Merkmale: Ohrmykose ist eine Pilzinfektion des äußeren Gehörgangs. Diese Erkrankung tritt eher im Sommer auf und ist meistens relativ leicht an einem watteähnlichen, lockeren abstreifbaren Belag zu erkennen. Bei Aspergillus niger kann der Belag auch schwarz sein. Die Patienten spüren meistens einen starken Juckreiz, seltener Schmerzen.

Therapiemöglichkeit: Die Lokalbehandlung erfolgt mit Ohrentropfen, z. B. mit Knoblauch Allium sativum D 2 Dil.. Antimykotika sind nicht erforderlich. Falls die Ohrmykose länger als 4 Wochen anhält, ist eine Überweisung zum HNO-Arzt erforderlich.

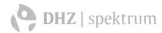

Mittelohr (Auris media)

Der Rachenraum ist mit dem Mittelohr über die eustachische Röhre (Ohrtrompete) verbunden, wo sich winzige Gehörknöchelchen befinden, die das Außenohr mit dem Innenohr verbinden. Entzündungen verursachen oft einen Überdruck, weil die eustachische Röhre anschwillt und das Sekret nicht abfließen kann. Durch den Überdruck kann am Trommelfell eine schmerzhafte Dehnung die Folge sein.

> ❗ **Schon bei Verdacht auf Hirnabszess oder Mastoiditis** (Schwellung des Warzenfortsatzes) muss zum HNO-Arzt überwiesen werden!

Otitis media acuta

Merkmale: Akute Mittelohrentzündungen werden je nach Erreger in **bakterielle und virale Entzündungen** unterschieden. Die bakteriellen Mittelohrentzündungen zeichnen sich meist durch plötzliches Auftreten, starke Schmerzen und Fieber aus, das Trommelfell ist stark gerötet. Die viralen Mittelohrentzündungen verlaufen protrahierter, treten oft nach einem längeren Schnupfen auf, die Schmerzen sind weniger stark und das Trommelfell ist blasenförmig vorgewölbt. Bei beiden Formen kann das Trommelfell platzen, Eiter oder Sekret fließen dann nach außen.

Therapiemöglichkeit: Nach einer evidenzbasierten Leitlinie sind Antibiotika bei einer Mittelohrentzündung schulmedizinisch sinnlos (www.evidence.de), abschwellende Nasentropfen ebenso. Es kommt eine Behandlung mit Pulsatilla (alle 2 Stunden 5 Globuli) und Zwiebelwickel in Betracht. Eine Überweisung zum HNO-Arzt rate ich dann an, wenn nach einer Woche keine Besserung eintritt.

Otitis media chronica

Merkmale: Eine chronische Mittelohrentzündung ist gekennzeichnet durch einen Trommelfelldefekt, möglicherweise liegt außerdem eine Destruktion der Gehörknöchelchenkette vor. Man unterscheidet zwischen mesotympanalen, zentralen Trommelfelldefekten und epitympanalen, randständigen Trommelfelldefekten, die wegen eines häufig gleichzeitig auftretenden Cholesteatoms gefürchtet sind. Als Komplikationen können ein Labyrinthausfall und ein Hirnabszess auftreten.

Therapiemöglichkeit: Die chronische Mittelohrentzündung kann homöopathisch behandelt werden. Im Regelfall ist die Behandlung nicht eilig. Es gibt aber Fälle, in denen notfallmäßig eine Tympanoplastik durchgeführt werden muss. In diesem Falle ist der operativen Medizin Vorrang zu geben.

Tubenkatarrh

Merkmale: Nach einer akuten Mittelohrentzündung tritt relativ häufig ein Tubenkatarrh auf, der leicht behandelt werden kann. Auch bei Kindern mit **adenoiden Vegetationen (Polypen)** sind die Mittelohren häufig schlecht belüftet, was zu einem Tubenkatarrh führt. Aus einer Tubenbelüftungsstörung kann eine akute massive Hörstörung resultieren, wodurch das Sprachverständnis eines Kindes erheblich eingeschränkt wird. Es sollte daher unbedingt versucht werden, wieder eine normale Tubenbelüftung herzustellen.

Therapiemöglichkeit: Adenoide Vegetationen müssen zunächst behandelt werden. Die Homöopathie bietet hier gute Möglichkeiten, eine Adenotomie ist meistens nicht erforderlich.

Die Behandlung einer Tubenbelüftungsstörung kann durch das Valsalva-Manöver unterstützt werden: bei Kindern insbesondere durch das Aufblasen von Luftballons mit der Nase. Außerdem sind Überdruckinhalationen und Mikrowellenbestrahlungen der Ohren sinnvoll. Es muss unbedingt darauf geachtet werden, dass die Patienten genügend trinken, damit sich der Schleim wieder verflüssigen kann. Sollte die Behandlung des Tubenkatarrhs nicht gelingen, muss an eine Fehlfunktion der Niere gedacht werden.

> ❗ **Paukenröhrchen halte ich oft für zu riskant, weil dadurch** häufig Mittelohrentzündungen auftreten und nach Paukenröhrchenentfernungen Vernarbungen entstehen können.

Innenohr (Auris interna)

Das Innenohr besteht aus der Hörschnecke und dem Gleichgewichtsorgan. Die häufigsten Erkrankungen des Innenohres treten im Zusammenhang mit dauerhafter und extremer Lärmbelästigung sowie mit Knalltraumata auf.

Innenohr- und Mittelohrschwerhörigkeit

Merkmale: Die Ursachen (▶ **Kasten**) einer Innenohrstörung sind sehr komplex. Obwohl ältere Menschen im Regelfall schlechter hören, ist das Alter allein keine Ursache einer Innenohrstörung.

Mittelohrschwerhörigkeiten treten häufig auf, wenn die Ohren durch Ohrenschmalz verstopft sind, bei Gehörgangsfremdkörpern, bei Kindern mit Tubenkatarrh (seltener Erwachsene), chronischen Mittelohrentzündungen mit einem Trommelfelldefekt und bei Otosklerose (Erkrankung der knöchernen Kapsel des Labyrinths). Eine Hörstörung lässt sich mithilfe des **Weber- und Rinne-Tests** leicht differenzieren.

Therapiemöglichkeit: Häufig gilt die Innenohrschwerhörigkeit als irreversibel und therapeutisch schwer beeinflussbar. Als Faustregel kann man jedoch sagen, dass eine Hörstörung um so eher zu behandeln ist, je kürzer sie besteht. Allerdings lassen sich manchmal überraschend auch länger zurückliegende Hörstörungen positiv beeinflussen.

Die Behandlung sollte nicht isoliert nur homöopathisch erfolgen, sondern in Kombination mit Phytotherapie, Neuralthera-

---

Ursachen einer Innenohrschwerhörigkeit

- Lärm
- toxische Belastungen (z. B. Nikotinabusus, Amalgam, Arsen, Quecksilber- und Bleiverbindungen)
- Durchblutungsstörungen
- Stress
- Morbus Menière
- erbliche Belastung
- Syphilis
- Hörsturz
- Diabetes mellitus
- Mumps
- Impfungen
- Meningitis
- Medikamente (Antibiotika, Antibabypille, Acetylsalicylsäure, ACE-Hemmer)
- Borreliose
- Allergien
- Knalltrauma

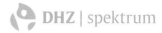

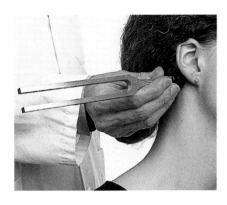

Abb. 2 Rinne-Test zur Differenzierung der Hörstörung. Foto: © KES/Thieme Verlagsgruppe

pie, Akupunktur, Sauerstoffmehrschritttherapie nach Ardenne (SMT) und Chirotherapie. Auch mittels der bioelektronischen Heilverfahren lassen sich gelegentlich beachtenswerte Erfolge erreichen. Insgesamt gilt aber, dass den komplementären Methoden bei der Behandlung von Schwerhörigkeit meist enge Grenzen gesetzt sind.

Hörsturz

Merkmale: Ein Hörsturz ist eine plötzlich auftretende, meist einseitige Schallempfindungsschwerhörigkeit, die mit Tinnitus aurium und/oder Schwindel einhergehen kann. Tritt plötzlich, d. h. innerhalb eines

Weber- und Rinne-Test

Bei dem **Weber-Test** wird eine 440 Hz Stimmgabel in Stirnmitte aufgesetzt. Der Patient gibt dann an, in welchem Ohr er die Stimmgabel hört. Normalerweise hört er sie in Kopf-mitte bzw. auf beiden Ohren gleich laut. Wenn er sie rechts hört, liegt eine Schallleitungsschwerhörigkeit auf dem rechten Ohr vor, wenn er sie links hört, entsprechend umgekehrt.

Beim **Rinne-Test** (▶ **Abb. 2**) wird die Stimmgabel aufs Mastoid aufgesetzt bis der Patient die Stimmgabel nicht mehr hört. Danach muss der Patient die Stimmgabel vor dem Ohr hören. Tut er das, ist dies normal und der Rinne-Versuch ist positiv. Hört er sie vor dem Ohr nicht, liegt eine Mittelohrschwerhörigkeit von mindestens 20 dB vor.

Tages, Ohrensausen mit Hörstörung auf, handelt es sich um einen Hörsturz. Es ist sehr umstritten, wann die Behandlung spätestens einsetzen sollte. Offiziell liegt kein Notfall vor; es sollte jedoch möglichst eilig gehandelt werden (bis maximal 72 Stunden nach Auftreten der ersten Symptome).

Bei den Ursachen des Hörsturzes geht man davon aus, dass es sich um eine Durchblutungsstörung unklarer Genese handelt, z. B. Blutdruckänderungen bei Hypertonie, Verminderung der kardialen Leistungsfähigkeit, vasomotorische Störungen, Erkrankungen der Halswirbelsäule, ungenügende Sauerstoffversorgung des Innenohrs aufgrund kochleärer Mikrozirkulationsstörung mit Verklumpung der Erythrozyten, Störungen der Blutviskosität, psychische Belastungen, virale Infekte, immunopathologische Prozesse durch Autoantikörper, Ruptur des runden Fensters, Innendruckerhöhung mit Austritt von Perilymphe ins Mittelohr, Stoffwechselstörungen (z. B. Diabetes mellitus), Fettstoffwechselerkrankungen, Innenohrembolie. Es sind sowohl Männer als auch Frauen im Alter von 20–80 Jahren betroffen.

Therapiemöglichkeiten: Die schulmedizinische Behandlung des Hörsturzes ist äußerst umstritten, da mit oder ohne Behandlung eine Besserung der Symptomatik von etwa 85 % zu erwarten ist. Im Allgemeinen werden nach nicht evidenzbasierten Leitlinien Infusionen mit Rheomacrodex, HAES (Hydroxyäthylstärke) oder einfach physiologischer Kochsalzlösung mit Zusatz von durchblutungsfördernden Medikamenten durchgeführt. Es kommen hier pflanzliche Ginkgo-Präparate, Naftidrofuryl, Pentoxifyllin oder Kalziumantagonisten (z. B. Flunarizin) als Behandlungsmöglichkeit infrage. Außerdem wird häufig Kortison zugesetzt.

Zusätzlich können Stellatumblockaden durchgeführt werden. **Für Heilpraktiker ist diese Maßnahme jedoch nicht relevant, da sie Procain nur i.c. injizieren dürfen.**

Als operative Maßnahme kommt eine Abdeckung des runden Fensters bei Verdacht auf Fensterruptur infrage. Bei einem immunpathologischen Prozess durch Autoantikörper führen Ohrenärzte eine Behandlung mit Kortikosteroiden durch.

Seit einigen Jahren wird die Behandlung mittels hyperbarer Sauerstofftherapie durchgeführt, wobei die Therapieerfolge

äußerst fraglich sind und gelegentlich Verschlechterungen auftreten.

Tinnitus aurium

Merkmale: Ohrensausen ist ein sehr komplexes Krankheitsgeschehen mit vielen Ursachen. Es sollten die Ursachen schnell herausgefunden und beseitigt werden. Wenn mehrere Ursachen zusammenkommen, reicht die Beseitigung von 2 oder 3 Ursachen, damit das Ohrensausen verschwindet.

Therapiemöglichkeit: Meistens werden durchblutungsfördernde Medikamente wie Naftidrofuryl, Pentoxifyllin, Acetylsalicylsäure oder Ginkgo-Präparate empfohlen, aber auch die hyperbare Sauerstofftherapie. Es gibt viele Fälle, bei denen die Homöopathie sehr gut geholfen hat. Bereits im Kent'schen Repertorium wird das Kapitel Tinnitus ausführlich beschrieben, je nach Modalitäten werden über 100 Mittel empfohlen.

Akustikusneurinom

Merkmale: Akustikusneurinome sind gutartige Tumoren der Schwann-Scheide, sogenannte Schwannome.

Therapiemöglichkeit: Sie können Akustikusneurinome oft homöopathisch behandeln, aber ab einer gewissen Größe sollten sie auf jeden Fall operiert werden. Die Patienten klagen jedoch häufig über Operationsfolgen wie Narbenschmerzen und Gesichtsnervenlähmungen.

Otogener Schwindel

Merkmale: Eine relativ häufige und bekannte Erkrankung ist der **Morbus Menière**. Er ist gekennzeichnet durch anfallartiges Auftreten von Drehschwindel, einseitigem Ohrensausen und einseitiger Hörstörung sowie Erbrechen.

Therapiemöglichkeit: Morbus Menière ist eine der Domänen der Homöopathie, da er relativ gut zu behandeln ist. Zunächst muss auf sämtliche Medikamente verzichtet werden, die auf das zentrale Nervensystem wirken, insbesondere auf **Antivertiginosa** (Arzneimittel zur Behandlung von Schwindelanfällen) sowie Schlaf- und Beruhigungsmittel. Eine durchblutungsfördernde Behandlung mit Ginkgo-Präparaten ist empfehlenswert, die Patienten sollten Alkohol meiden (auch alkoholfreies Bier) und während des akuten Zustandes nicht fernsehen und nicht rauchen.

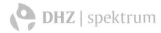

Benigner paroxysmaler Lagerungs-nystagmus

Merkmale: Bei Einnahme einer neuen Lage oder einer Drehung kommt es zu Schwindelbeschwerden mit Übelkeit.

Der Patient hat nachts immer Schwindelbeschwerden beim Umdrehen im Bett, wobei die Schwindelbeschwerden etwa 30 Sekunden bis 1 Minute anhalten und dann aufhören. Nach dem nächsten Umdrehen oder beim Aufstehen tritt der nächste Schwindelanfall auf. Tagsüber spüren die Patienten nur bei extremen Kopfdrehungen leichte Schwindelanfälle.

Der benigne paroxysmale Lagerungs-nystagmus kann auch durch die **Lage-Lagerungsprüfung** nach Hallpike-Stenger diagnostiziert werden: Es tritt kein Spontan- oder Lockerungsnystagmus im Sitzen auf, die kalorische Erregbarkeit ist normal. In Rechtsseitenlage findet sich meist ein Nystagmus nach rechts von 30 Sekunden Dauer mit Crescendo und Decrescendo, danach kein Nystagmus. Bei Linksseitenlage Spontannystagmus nach links von 30 Sekunden mit Crescendo und Decrescendo. Beim Aufsitzen besteht ein 30 Sekunden andauernder Nystagmus nach rechts oder links mit Crescendo und Decrescendo, beim Hinlegen nach links oder rechts mit Crescendo und Decrescendo. Die Befunde sind allerdings sehr variabel und können von Untersuchung zu Untersuchung schwanken.

Therapiemöglichkeit: Homöopathisch mit Conium D 6 oder mit speziellen Lagerungs-übungen.

Labyrinthausfall

Merkmale: Ein einseitiger Ausfall des labyrinthären Anteils des Nervus vestibulocochlearis (VIII. Hirnnerv) beginnt meistens sehr dramatisch. Die Patienten klagen über einen plötzlich aufgetretenen Drehschwindel mit Erbrechen. In diesem Stadium ist regelmäßig ein ausgeprägter Spontannystagmus zu beobachten. Die Schwindelbeschwerden verschwinden praktisch immer über kurz oder lang. Entweder erholt sich das entsprechende Gleichgewichtsorgan vollständig und es kommt zu einer Restitutio ad integrum oder es erholt sich nicht. Der Ausfall wird dann vom Hirn kompensiert. Dies führt zu geringen Schwindelbeschwerden in Belastungssituationen, z. B. bei schnellen Kopfbewegungen. Als Ursache werden Durchblutungsstörungen oder virale Erkrankungen angenommen.

Therapiemöglichkeit: Homöopathisch mit Cocculus D 6 und/oder mit Ginkgo.

Zervikogener Schwindel

Merkmale: Die Patienten klagen über Schwindelbeschwerden bei Kopfdrehungen. Meist finden sich ausgeprägte Verspannungen im Nackenbereich.

Therapiemöglichkeit: Hier sollte primär die Halswirbelsäule mit Physiotherapie behandelt werden. Als zusätzliches Mittel kommen neuraltherapeutische Injektionen von Procain (z. B. Procain 1 % Jenapharm) um die Tonsille herum infrage. Mit diesen Injektionen wird reflexartig die Halswirbelsäule günstig beeinflusst, Verspannungen können sich innerhalb von Sekunden lösen und Schwindelbeschwerden aufhören.

Sinugener Schwindel

Merkmale: Sinugener Schwindel wird häufig durch eine Sinusitis ausgelöst. Die Patienten klagen dabei nicht über Oberkieferschmerz oder Stirnkopfschmerzen. Die Sinusitis wird quasi als „Nebenbefund" diagnostiziert.

Therapiemöglichkeit: Homöopathisch mit Silicea.

 Verwendete Literatur

Bönninghaus H G, Lenarz T: Hals-Nasen-Ohren-Heilkunde. Berlin: Springer; 2004.

Friese K H: Homöopathie in der HNO-Heilkunde. Stuttgart: Hippokrates; 2005.

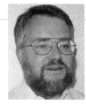

**Dr. med.
Karl-Heinz Friese**
Marktplatz 3
71263 Weil der Stadt

Dr. med. Karl-Heinz Friese ist Hals-Nasen-Ohren-Arzt mit den Schwerpunkten Homöopathie, Umweltmedizin und Allergologie. Seit 1989 in der Fort- und Weiterbildung tätig. Er ist Autor zahlreicher Publikationen. Seit 2003 Vorsitzender des wissenschaftlichen Beirats des deutschen Naturheilbunds.

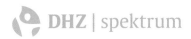
Pro & Contra: PSA-Screening zur Früherkennung des Prostatakarzinoms

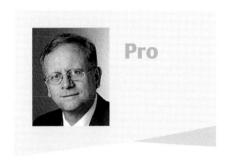

Pro

Ist das PSA-Screening eine sinnvolle oder unsinnige Maßnahme zur Früherkennung des Prostatakarzinoms (PCA)? Die Gegner argumentieren hauptsächlich auf Grundlage vorläufiger Ergebnisse aus 3 prospektiv randomisierten PSA-Screening-Studien, sie waren 2009 und 2010 veröffentlicht worden. Ihre Hauptargumente leiten sie aus einer amerikanischen und einer europäischen Studie aus dem Jahr 2009 ab (PLCO bzw. ERSPC): In der amerikanischen Studie habe sich für die Patienten, die sich einem PSA-Screening unterzogen, kein Überlebensvorteil gezeigt. In der europäischen Studie habe man 1410 Patienten untersuchen müssen, um einem den Tod am Prostatakarzinom zu ersparen. Die Gegner versuchen dadurch den Eindruck zu erwecken, dass damit die Grenze dessen definiert sei, was ein PSA-Screening leisten kann.

Studienergebnisse nicht verwertbar

Eines ist richtig: Die amerikanische Studie ist wahrscheinlich nicht aussagekräftig. Grund dafür ist, dass, entgegen der Vorgabe des Studienprotokolls, in beiden Studien-Armen in fast identischer Weise ein PSA-Screening angewendet wurde. Im sog. Screening-Arm (SA), in dem die Patienten sich einem PSA-Screening unterziehen sollten, wurden 96 % der erfassten PCA im Stadium I oder II entdeckt. Diese Tumorstadien lassen sich nur durch Screeningmaßnahmen nachweisen. Im Kontrollarm (KA), in dem Patienten von Screening-Maßnah-

men abgeraten worden war, hätten solche Tumorstadien komplett unentdeckt bleiben müssen. Stattdessen fanden sich auch dort 94,3 % der entdeckten Tumoren in den Stadien I oder II. Um den Nutzen des PSA-Screenings zu belegen bzw. zu widerlegen, sind solche Ausgangsvoraussetzungen natürlich völlig ungeeignet.

Hinzu kommt: Diese Studie wurde verfrüht ausgewertet, die im SA entdeckten Tumoren waren im Mittel erst 6,2 Jahre lang nachbeobachtet worden. Der Krankheitsverlauf des asymptomatischen PCA liegt bei 10 Jahren und länger, bevor der Tumorträger daran verstirbt.

Die Aussagekraft der europäischen Studie ist ungleich größer – genau wie die Zahl der Studienteilnehmer mit insgesamt 162 243 Männern. In dieser Studie wurden Männer zwischen dem 55. und 70. Lebensjahr in randomisierter Weise entweder einem Seitenarm zugewiesen, in dem sie sich alle 4 Jahre einem PSA-Screening unterziehen sollten. Oder sie gelangten in den Kontrollarm, in dem kein PSA-Screening empfohlen wurde. Auch hier gab es deutliche Verzerrungen: Man schätzt, dass etwa 20 % der Männer im Kontrollarm sich dennoch einem PSA-Screening unterzogen haben. 32 % der Männer, die sich im Seitenarm alle 4 Jahre einem Screening unterziehen sollten, haben dies entweder nicht getan oder sich bei auffälligem PSA-Wert nicht biopsieren lassen. Weitere 20 % hatten sich trotz nachgewiesenem PCA keiner kurativen Therapie unterzogen. Was also die Inanspruchnahme von PSA-Screening und ggf. kurativer Therapie betrifft, so unterscheiden sich die Vergleichsgruppen nicht 100 %ig, sondern wahrscheinlich nur zu etwa 30 %.

Auch diese Studie wurde sehr früh ausgewertet, nämlich 8,8 Jahre nach Tumordiagnose im SA. Dort waren zu diesem frühen Zeitpunkt 0,29 % der Männer am PCA verstorben, im KA waren es dagegen 0,36 %.

Das entspricht einer – zu diesem Zeitpunkt eigentlich noch völlig unerwarteten – Reduktion der PCA-Sterblichkeit von 20 %. Zum Zeitpunkt der Auswertung der Studie waren dementsprechend aber nur etwa 12 % der im KA zu erwartenden Todesfälle bereits aufgetreten. Es ist zu erwarten, dass mit längerer Nachbeobachtungszeit der Studie ein deutlich günstigeres Nutzen-Schaden-Verhältnis nachweisbar sein sowie aus verschiedenen Gründen auch der 20 %-Unterschied im tumorspezifischen Überleben größer werden wird.

Aktive Überwachung

Das löst nicht das Problem der Überdiagnostik und -behandlung: Nicht jedes durch Screening entdeckte PCA würde unbehandelt auch zum Tod führen. Die aktuellen Zahlen lassen aber sicherlich zweifeln, dass der völlige Verzicht auf das PSA-Screening die richtige Reaktion auf das Problem von Überdiagnostik und -therapie sein kann. Angemessener ist wahrscheinlich die sog. Aktive Überwachung. Hierbei sollen insignifikante oder noch insignifikante Tumoren als solche identifiziert und nicht sofort einer kurativen Therapie zugeführt werden. Solche Tumoren würden erst dann therapiert, wenn man sich im weiteren Verlauf vergewissert hat, dass sie sich eben doch aggressiver verhalten.

Prof. Dr. med. Michael Stöckle
Direktor der Klinik für Urologie
und Kinderurologie
Universitätsklinikum des Saarlandes
Kirberger Straße, 66421 Homburg/Saar

Prof. Dr. med. Michael Stöckle ist Facharzt für Urologie und seit 2000 Direktor der Klinik für Urologie und Kinderurologie am Universitätsklinikum des Saarlandes. 1996–2000 war er Direktor der Urologischen Klinik der Christian Albrechts-Universität zu Kiel.

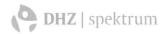
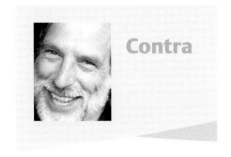

Contra

1970 entwickelte Professor Ablin (University of Arizona) den PSA-Test. Aus heutiger Sicht erscheint dieser ihm als eine „[…] profitgetriebene Katastrophe des Gesundheitssystems […]" [1]. 1971 wurde in Deutschland die rektale Tastuntersuchung zur „Früherkennung" des Prostatakarzinoms (PCA) eingeführt. Angeblich starben damals pro Jahr 12 000 Männer am PCA – ebenso viele wie 2008 [2]. 30 % dieser Männer starben jedoch in Wirklichkeit aufgrund anderer Todesursachen [3].

Ob ein PCA vorliegt, kann der PSA-Test weder beweisen noch ausschließen: Mehr als 20 % aller Erkrankten zeigen „normale" PSA-Werte, während bei zwei Drittel bis drei Viertel aller Männer mit abnormem PSA-Wert kein PCA vorliegt [4]. Psychovegetative Reize erhöhen den PSA-Wert ebenso wie eine Prostatitis, sportliche Belastung, sexuelle Aktivität und die gutartige Prostatahyperplasie (BPH); deren Symptome beklagen deutschlandweit mehr als 30 % der über 50-jährigen Männer (4,9 Millionen) [5]. Beim einem PSA-Schwellenwert von 3 ng/ml werden im PSA-Test einerseits über 64 % aller PCA nicht erfasst; andererseits findet sich bei mehr als 19 % der Biopsierten kein Krebs [12]. Kein PSA-Wert bildet die klinische Relevanz (Bedrohung) eines PCA ab [7]. Zahl der Neuerkrankungen: 2010: > 64 000

Screening-Verzicht nicht nachteilig

Weltweit durchgeführte Studien (PLCO, ERSPC) belegen: Die Teilnahme am PSA-Screening bietet keine Überlebensvorteile. Wer ein PSA-Screening ablehnt und am

PCA verstirbt, lebt deshalb nicht kürzer. Belegt ist auch, dass Männer aus der PSA-Screening-Gruppe ohne verbesserte Gesamtüberlebensrate blieben. 1410 Männer zwischen 55–70 Jahre mussten gescreent und 48 wegen PCA radikal behandelt werden, um einem Mann das Leben zu verlängern (ERSPC). Die Zahl der Neuerkrankten steigt in Deutschland an (2008: > 60 000), weil für jeden verhinderten PCA-Todesfall 48 neue PCA entdeckt werden. Doch 53 % aller PCA hätten das Leben Betroffener nie bedroht [7]. Ein heute 50-Jähriger stirbt mit 3 %iger Wahrscheinlichkeit am PCA; Autopsiestudien wiesen aber bei 40 % der 50-Jährigen und 80 % der 80-Jährigen unbemerkte PCA nach [8].

PSA-Screening führt vermehrt zu Stanzbiopsien. Schmerzvolle, oft stationär behandlungsbedürftige Komplikationen treten bei 39,4 % der Biopsierten auf [9], massive Angstbelastung bei jedem Betroffenen. Radikaloperationen mit Rezidivraten von über 40 % verstümmeln Betroffene lebenslang im Genitalbereich [10]; operativ übertherapiert werden über 20 % aller Erkrankten [11].

Ein von Ärzten und Medien hervorgerufenes Bedrohungsgefühl motiviert Männer zum PSA-Screening. Objektiv beruhigende Ergebnisse wissenschaftlicher Studien werden der Öffentlichkeit vorenthalten, wie die Tatsache, dass bei Diagnose mehr als 65 % aller PCA „harmlos" sind [13]. Es ist wichtig, aus der Vielzahl frisch entdeckter PCA die wenigen wirklich gefährlichen (behandlungsbedürftigen) herauszufiltern, als möglichst viele neu zu entdecken. Frühzeitig erkannt bleiben diese durch überlegten Einsatz bewährter Therapien deutlich länger kontrollierbar. Höchst aggressive Behandlungen, welche Patienten irreversibel schwächen ohne das PCA zu beseitigen, werden so vermieden.

Malignitätsgrad bestimmen

PCA-Betroffene sollten darüber aufgeklärt werden, dass laut den aktuellen S3-Leitlinien PCA „Aktives Bobachten" (Active sur-

veillance) im frühen Stadium eines klinisch irrelevanten Mikrokarzinoms ausreicht. Die objektive Absicherung, dass ein wenig aggressives PCA vorliegt, leistet – anders als die routinemäßig eingesetzte Gleason-Diagnostik – allein die von der GKV zugelassene DNA-Bildcytometrie (DNA-ICM). PCA entsteht, wenn sich das Erbgut (DNA) in den Chromosomen verändert ; dessen Aggressivität steigt bei zunehmender Erbgutstörung. Die DNA-ICM misst mit dem DNA-Gehalt der PCA-Zellen exakt und objektiv die Gefährlichkeit eines PCA. Sie hilft, die geeignete Therapieform zu finden und schätzt die individuelle Prognose ab [13]. Die DNA-ICM wird Betroffenen meist vorenthalten. Männer mit PSA-Screening-Wunsch darüber aufzuklären ist verantwortungsvoller, als die eigendynamische Suche nach immer mehr PCA zu fördern [14].

Dr. med. Ernst Herbert Bliemeister
Lannerweg 27
22145 Hamburg

Dr. med. Herbert Bliemeister ist Urologe und Praktischer Arzt. Ein wissenschaftliches Konzept zur Diagnostik und Therapie bei PCA, das er in seiner Privatpraxis umsetzt, nutzt tumorbiologische Eigenschaften. Informationen hierzu erhalten Sie unter den gennannten Kontaktmöglichkeiten.

E-Mail: praxis.bliemeister@gmx.de
Internet: www.prostatakrebsonline.de

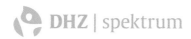
Es liegt in den Genen – Pathophysiologie und Diagnostik der Psoriasis

Rote Punkte auf dem Rücken, Rhagaden in der Analfalte, gelb-braun verfärbte Fingernägel, versteifte Iliosakralgelenke: nicht nur der mit weißen Schuppen bedeckte Hautausschlag am Ellenbogen, sondern all das kann Psoriasis sein. Und es gibt vielleicht noch mehr, was Sie bisher noch nicht über die Psoriasis wussten.

Nicht jeder Mensch kann an Psoriasis erkranken, denn Psoriasis ist genetisch programmiert. Innerhalb des Genoms müssen mehrere Gene spezifisch verändert sein, damit irgendwann ein sogenannter Trigger (▶ **Kasten**) die Krankheit auslösen bzw. einen neuen Schub verursachen kann. Diese Genveränderungen können Eltern auch an ihre Kinder weitergeben. Leidet beispielsweise nur ein Elternteil an Psoriasis, liegt das spätere Krankheitsrisiko für das Kind bei ca. 8 %. Wenn Mutter und

---

Trigger, die den Ausbruch der Psoriasis oder einen Schub auslösen können

- Infektionen der oberen Atemwege, hier besonders mit β-hämolysierenden Streptokokken der Gruppe A (Sinusitis, Angina, Tonsilitis, Pharyngitis etc.)
- Infektionen der Haut, vor allem mit Staphylococcus aureus
- Medikamente (β-Blocker, Lithiumpräparate, Antirheumatika)
- Mechanische Reizung (▶ Köbner-Phänomen)
- Psychischer Stress, Konflikte
- Kälte
- HIV-Infektion (Grund bisher unklar)

Vater psoriasiskrank sind, steigt das Erkrankungsrisiko für den Nachwuchs sogar um das 5-Fache an. Doch was ist Psoriasis eigentlich?

Haut- oder Autoimmunerkrankung?

Psoriasis ist eine **chronische Hauterkrankung, die schubweise verläuft** und der eine **falsch gesteuerte Immunreaktion** zugrunde liegt. Es handelt sich bei der Psoriasis also eigentlich um eine **Autoimmunerkrankung der Haut**, ausgelöst durch ein bisher noch unbekanntes körpereigenes Antigen.

Dieses Antigen gelangt zu den Lymphknoten und stimuliert dort die T-Lymphozyten (T-Zellen) zu TH1−Zellen sowie einem kürzlich neu entdeckten Typ von T−Zellen, TH17−Zellen. Die aktivierten T−Zellen wandern von dort in die Haut und sorgen über eine Reihe immunologischer Reaktionen dafür, dass verstärkt Entzündungsfaktoren ausgeschüttet werden. Die Keratinozyten entzünden sich, werden vermehrt gebildet und gelangen verfrüht an die Hautoberfläche. Während es bei Gesunden etwa 4 Wochen dauert, bis ein im Stratum basale gebildeter Keratinozyt bis zum Stratum corneum gelangt, erreichen die Zellen bei der Psoriasis in nur 4 Tagen die Hautoberfläche. Es bleibt ihnen keine Zeit, sich zu differenzieren, weshalb sie auch noch ihre Zellkerne besitzen, wenn sie die Hornschicht erreichen. Wieder und wieder bildet sich also neue Dermis, die nicht vollständig entwickelt ist.

Die ausgeschütteten Entzündungsfaktoren bewirken auch, dass sich T-Zellen, Monozyten etc. im betroffenen Hautgebiet ansammeln und Granulozyten in die Epidermis einwandern. Es bilden sich entzündliche Infiltrate.

Ein Wachstumsfaktor, der sich bei Psoriasis ebenfalls vermehrt in der erkrankten Haut nachweisen lässt, sorgt zudem für

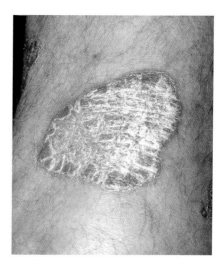

Abb. 1 Typisch für die Psoriasis sind erythematosquamöse Plaques mit weißen Schuppen. Foto: © SciencePictures/KES/Thieme Verlag

vermehrt längere und erweiterte Blutgefäße im betroffenen Hautareal. Die Entzündung wird dadurch unterstützt.

Psoriasis vulgaris

90 % aller Psoriasiskranken leiden an der Psoriasis vulgaris. Sie tritt meist erstmalig im jugendlichen Alter auf, zwischen dem 10. und 25. Lebensjahr. Es handelt sich dann um eine **Psoriasis vulgaris Typ 1**. Bei diesem Typ finden sich meist in der Familienanamnese viele Psoriasiskranke, oft mit schweren und häufigen Schüben.

Der **Psoriasis vulgaris Typ 2** erkrankt dagegen meist erst um das 40. Lebensjahr oder später. Er ist oft als Einziger in seiner Familie betroffen und die Symptome sind bei ihm weniger stark ausgeprägt.

Weißlich schuppende Effloreszenzen: das chronische Stadium

Die Psoriasis vulgaris verläuft in Schüben. Zwischen den Schüben finden sich **im chronischen Stadium** die typischen Effloreszenzen: Es sind **entzündlich gerötete, deutlich zum gesunden Hautareal abge-**

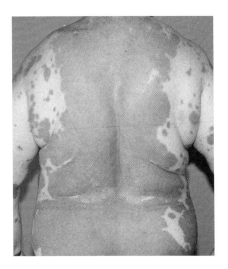

Abb. 2 Im chronischen Stadium können die Effloreszenzen zu einer großflächigen verschmelzen. Foto ©: SciencePictures/KES/Thieme Verlag

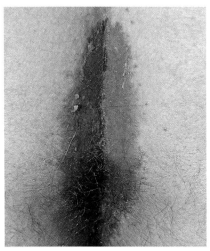

Abb. 3 Bei der Psoriasis inversa schuppen die Hautstellen nicht, sondern Rhagaden entstehen. Foto: © Science Pictures/KES/Thieme Verlag

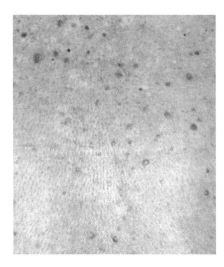

Abb. 4 Der akute Schub der Psoriasis beginnt mit kleinen punktförmigen Effloreszenzen. Foto ©: SciencePictures/KES/Thieme Verlag

grenzte **Flecken** (erythematosquamöse Plaques), die mit **nicht fest haftenden, weiß-silbrigen Schuppen** bedeckt sind (▶ **Abb. 1**). Vor allem an den Knien und Ellenbogen, in der Sakralregion und am Kopf sind diese Plaques zu finden. Sie jucken normalerweise nicht. Die Herde können auch zu einem oder mehreren zusammenfließen und sich großflächig und mit unregelmäßigen Rändern über den Körper erstrecken. Man spricht dann von der **Psoriasis geographica**, denn die Herde erinnern an Inseln bzw. Kontinente (▶ **Abb. 2**).

Oft haben die Patienten auch in der **Analfalte Plaques**, die jedoch **nicht schuppen, dafür aber Rhagaden bilden**. Manchmal können auch nur die Analfalte sowie die Innenseiten der Ellenbeugen, der Knie, die Leistenfalten sowie das Hautareal unter der Brust von entzündlichen, nicht schuppenden Plaques befallen sein. Es handelt sich dann um eine Sonderform der Psoriasis, die **Psoriasis inversa** (▶ **Abb. 3**). Dieselben Symptome können aber auch von einer Pilzinfektion ausgelöst sein, entsprechend wichtig ist es daher, diese Diagnose zuerst auszuschließen.

Von kleinen Punkten zu großen Inseln: der akute Schub

Bei einem **akuten Psoriasisschub,** der durch einen Trigger ausgelöst wird, finden sich über den ganzen Körper verteilt Psoriasisherde, die zunächst die **Form von Punkten (Psoriasis punctata** ▶ **Abb. 4)** haben, schnell aber in ihrer Größe zunehmen und bald **tropfenförmig (Psoriasis**

guttata) erscheinen und auf die Größe von **Münzen (Psoriasis nummeralis)** anwachsen. In diesem Stadium kann verstärkt Juckreiz auftreten. Ist der ganze Körper von einer **schuppenden Entzündung** überzogen, spricht man von einer **psoriatischen Erythrodermie**.

! *Das atopische Ekzem, das Sézary-Syndrom und die Ichthyose ähneln der psoriatischen Erythrodermie. Unbedingt durch einen Hautarzt abklären lassen!*

Während eines akuten Psoriasisschubs können sich auch **Pusteln** bilden. Sie sind die stark ausgeprägte Form der entzündlichen Infiltrate in der Haut. Die Pusteln sind steril und können entweder in vielen Einzelgruppen auftreten oder ineinanderlaufen. Sind sie nur an den Händen und Füßen lokalisiert, spricht man von der **Psoriasis pustulosa Typ Barber**. Sind sie einem Exanthem ähnlich über den gesamten Körper verteilt, liegt eine **Psoriasis pustulosa generalisata Typ Zumbach** vor (▶ **Abb. 5**). Oft bestehen **Fieber** und **Leukozytose**, die **Patienten fühlen sich schwer krank**. Meist ist eine Krankenhauseinweisung notwendig zur i.v.-Gabe entzündungshemmender Medikamente und Kortison.

Nicht ungepflegt, sondern krank: Veränderungen an den Fingernägeln

Über die Hälfte aller Psoriasiskranker entwickelt im Laufe ihrer Erkrankung auch charakteristische Symptome an den Nä-

geln. Typisch sind beispielsweise die **Trichternägel**, bei denen es zu **vielen kleinen, kraterartigen Vertiefungen im Nagel kommt** (▶ **Abb. 6**). Sie entstehen durch die mangelhafte Verhornung des Nagels, weshalb sich allmählich kleine Teile herauslösen.

Auch **gelblich-bräunliche, schmutzig aussehende Verfärbungen** finden sich häufig an den Nägeln von Psoriasispatienten. Diese sogenannten **Ölflecke** entstehen ebenfalls infolge der unreifen und zu früh an die Oberfläche gelangten Keratozyten (▶ **Abb. 7**).

Sind nicht nur einzelne Bereiche des Nagels von der Psoriasis befallen, sondern die gesamte Nagelplatte, entsteht ein **Krümelnagel**. Der Nagel ist **verformt, gewölbt und verdickt**, das Bild ähnelt einer Nagelmykose, weshalb differenzialdiagnostisch auch daran zu denken ist!

Diagnostik: Der Holzspatel ist wichtig

Familienanamnese (Disposition) und **Fragen zur aktuellen Krankengeschichte** können sowohl bei der akuten als auch der chronischen Psoriasisform erste Hinweise geben. Eine gründliche Inspektion der Haut am ganzen Körper, einschließlich des Kopfes und ggf. der Analfalte, zeigt, ob sich Effloreszenzen finden, die eventuell der akuten, der chronischen oder einer anderen Form zuzuordnen sind.

Bei der Psoriasis lässt sich das sogenannte **Köbner-Phänomen** auslösen. Reizt man die Haut eines Patienten mit einer

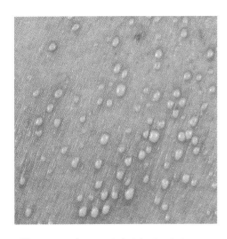

Abb. 5 Typische Pusteln bei der Psoriasis pustulosa generalisata Typ Zumbach.
Foto ©: SciencePictures/KES/Thieme Verlag

Hauterkrankung mechanisch, entsteht an dieser Stelle eine für die Hauterkrankung typische Effloreszenz. Bei einem Psoriasispatienten kann man also mit einem Holzspatel die Haut reizen und es ensteht an der greizten Stelle ein Psoriasisplaque.

Im **chronischen Stadium** führen die **typischen Effloreszenzen an den typischen Hautstellen** meist sehr schnell zur Verdachtsdiagnose Psoriasis vulgaris. Mithilfe des sogenannten **Kratzphänomens** lässt sich der Verdacht weiter erhärten.

- **Kerzenphänomen:** Schabt man vorsichtig mit einem Holzspatel oder einem anderen stumpfen Gegenstand die Oberfläche des Psoriasisherds ab, lösen sich weiße Schuppen. Sie sehen aus wie kleine, von einem Tisch gekratzte Kerzenwachstropfen

- **Phänomen des letzten Häutchens:** Schabt man weiter, erscheint unter den Schuppen ein dünnes, glänzendes, stark durchblutetes Häutchen: die Dermis

- **Phänomen des blutigen Taus:** Schabt man noch etwas weiter, eröffnet man die Dermis und es kommt zu punktförmigen Blutungen aus den kleinen Blutgefäßen

Im Zweifelsfall zum Hautarzt!

Mykosen, Basaliome, Ekzeme (seborrhoisches, atopisches, Kontaktekzem), Ichthyosis sowie auch eine Syphilis können Hautveränderungen hervorrufen, die den typischen Psoriasisplaques sehr ähnlich sind. Daher ist **bei der Untersuchung besonders auf die Lokalisation zu achten.** Im Zweifelsfall sollte der Patient einen Hautarzt aufsuchen und die Diagnose abklären lassen.

Zum Syphilisausschluss muss nach kürzlich ungeschütztem Geschlechtsverkehr und Kontakt mit Risikopersonen gefragt werden.

> **!** Bei einer Erstmanifestation der Erkrankung sollte der Patient vor Therapiebeginn grundsätzlich zur Bestätigung der Diagnose einen Hautarzt aufsuchen.

Psoriasis arthropathica: wenn's auch die Gelenke trifft

Nachdem die Psoriasis vulgaris durch einen Trigger ausgelöst worden ist und sich erste Hautsymptome manifestiert haben, entwickeln etwa 5 % aller Psoriasispatienten auch Symptome an den Gelenken. Es sind vor allem diejenigen mit **Psoriasis vulgaris Typ 1**. Selten ist eher, dass Gelenkveränderungen auffallen, bevor die Plaques entstehen bzw. Plaques und Gelenkbeschwerden gleichzeitig auftreten. Manchmal zeigen sich Gelenkveränderungen aber auch nur zufällig im Röntgenbild, ohne dass der Psoriasis-Patient jemals zuvor Gelenkbeschwerden verspürt hat. Die Rheumafaktoren sind im Serum immer negativ.

Auch bei der Psoriasis arthropathica gibt es 2 Formen.

Der periphere Typ

Der sogenannte **periphere Typ** ist häufig. Zehen- oder Fingergelenke sind meist **geschwollen, entzündlich gerötet** und schmerzen stark. Oft sind **mehrere Gelenke gleichzeitig betroffen**, typischerweise alle Gelenke eines Fingers oder Zehes. Auch die Psoriasis arthropathica verläuft schubweise, wobei sie das Gelenk wechselt. Eine Polyarthritis ist auszuschließen.

Der axiale Typ

Seltener ist der **axiale Typ**. Er befällt die **Iliosakralgelenke und die Wirbelsäule**, die kleinen Gelenke sind selten betroffen. Beim axialen Typ kommt es zu einer **Gelenkversteifung**, weshalb sich auch ein Morbus Bechterew hinter den Symptomen verbergen kann und ausgeschlossen werden muss.

Nicht heilen, nur lindern

Die Psoriasis ist genetisch bedingt und lässt sich daher nicht ursächlich behandeln. Symptomatisch behandelt die **Schulmedizin**, indem sie zunächst die auf den Plaques aufgelagerten Schuppen mit Salicylsäure entfernt. Danach erhält der Patient Salben, die die Entzündung und die verfrühte Reifung der hornbildenden Zellen hemmen. Verbessert sich die Psoriasis unter dieser lokalen Therapie nicht, wird die Ultraviolett-Phototherapie eingesetzt. Um die Wirkung der UV-Bestrahlung zu verbessern, bekommen die Patienten vor der Bestrahlung meist ein Medikament verabreicht, das die Haut lichtempfindlicher macht. Bessert sich die Psoriasis auch unter der Phototherapie nicht, wird systemisch mit Immunsuppressiva und Zytostatika behandelt.

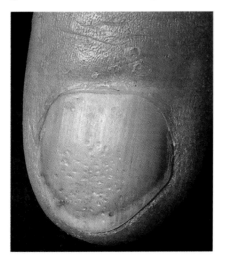
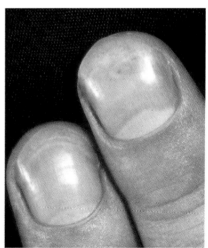

Abb. 6+7 Auch die Nägel bleiben nicht verschont. Die Trichternägel zeigen kraterartige Vertiefungen (li. Bild), während die Ölflecknägel gelb-braun verfärbt sind (re. Bild).
Foto ©: SciencePictures/KES/Thieme Verlag

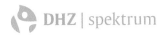
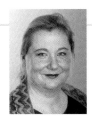

HP Elvira Bierbach
Kreuzstraße 32
33602 Bielefeld

Elvira Bierbach leitet seit 1992 eine Heilpraktikerschule in Bielefeld. Außerdem schreibt sie Fachbücher, gibt verschiedene Lehrbücher für Heilpraktiker(-anwärter) heraus und hält Vorträge. Seit 2001 ist sie Beiratsmitglied im „Bund Deutscher Heilpraktiker", seit 2006 die Hauptschriftleiterin der DHZ.

E-Mail: e.bierbach@freenet.de

Zahlen und Fakten zur Psoriasis

Sucht man nach Angaben, wie viele Menschen weltweit an Psoriasis leiden, stößt man je nach Quelle auf Zahlen in einer Größenordnung von **80–125 Millionen Erkrankten**. Die Quellen stimmen aber überein, wenn es um den „Ranglistenplatz" der Psoriasis unter den Hauterkrankungen geht: Sie ist weltweit eine der führenden. In Europa leiden 2–3 % der Gesamtbevölkerung an Psoriasis, die Prävalenz ist hier weltweit am höchsten. Menschen schwarzafrikanischer Herkunft und die Ureinwohner Amerikas erkranken dagegen nicht an dieser Hautkrankheit. Die Psoriasis macht keinen Unterschied zwischen den Geschlechtern, sie kommt bei Männern und Frauen gleichermaßen vor.

Die **Naturheilkunde** setzt dagegen vor allem eine konstitutionelle Behandlung ein. Hierdurch kann der Organismus umgestimmt und überschießende Reaktionen der Haut können abgemildert werden. Außerdem werden symptomatisch die Abschuppung und Rückfettung der Haut unterstützt und der Juckreiz gelindert. In manchen Fällen kann eine psychosomatische Begleitbehandlung sehr unterstützen. Mit all diesen Maßnahmen lässt sich zwar die Psoriasis nicht ursächlich heilen, aber doch in vielen Fällen auch langfristig eine Linderung erzielen.

 ### Verwendete Literatur

[1] **Elsner P, Norgauer J (Hrsg).** Psoriasis. Diagnostisches und therapeutisches Management. Stuttgart: Thieme; 2009.

[2] **Moll I.** Duale Reihe. Dermatologie. 6. überarb. und erw. Aufl. Stuttgart: Thieme; 2005.

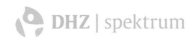

Den Rückenschmerz iridologisch betrachten – Ursachen erkennen

Die Iridologie, also die Befunderhebung aus dem Auge, stellt bei allen schmerzhaften Störungen der Wirbelsäule und des cerebro-spinalen Systems eine wertvolle diagnostische Methode zur Orientierung dar. Sie gibt Hinweise darauf, wie Rückenschmerzen und Organerkrankungen miteinander zusammenhängen und einander beeinflussen. Sie ergänzt dadurch die heute in der Orthopädie üblichen, technisch sehr hochwertigen bildgebenden Verfahren auf äußerst sinnvolle Weise. Mittels Irisdiagnose können Sie als geschulter Therapeut zahlreiche Rückschlüsse ziehen, die im Praxisalltag eine große Hilfe sind, um den richtigen Therapieansatz zu finden.

Wo finden wir die Wirbelsäule in der Iris?

In der Vergangenheit gab es unter Experten viele Diskussionen über die Lokalisation der Wirbelsäule in der Iristopographie. Frühere Forscher der Iridologie, insbesondere Josef Deck, hatten in ihren Topographiekarten noch einen eigenen Platz für die Wirbelsäule. Neuere Forschungen und vor allem auch empirische Erkenntnisse führten zu einer Veränderung der heutigen Topographiekarten. Nach zahlreichen Expertengesprächen wurde 1997 die Topographiekarte nach Josef Deck neu gestaltet. Übereinstimmend einigte man sich darauf, dass ein topographischer Platz für die Wirbelsäule nicht mehr zu rechtfertigen sei. Das überaus komplexe cerebro-spinale System (⊙ **Abb. 1**) wird heute auf zwei Ebenen diagnostisch dargestellt:

1. Nach Josef Karl finden wir die Anlage der Irissegmente im Pupillarsaum. Anomalien am Pupillarsaum geben uns Hinweise auf Vorbelastung und Schädigung im spinalen Bereich.

2. Professor Dr. med. Velhouver (Moskau) sowie HP Willy Hauser erarbeiteten in längerfristigen Studien die Iriskrause als Indikator für die spinalen Segmente. Dabei weisen Störungen in der Verlaufsform, der Struktur und der Verfärbung der Iriskrause auf Störungen in den einzelnen Segmenten der Wirbelsäule hin.

Im Sinne der Konstitutionsmedizin erkennt der geschulte Iridologe genetische Aspekte, die auf eine größere Störanfälligkeit bzw. Schmerzentwicklung im spinalen System hindeuten.

Wie erkennen wir die Ursachen beim Rückenschmerz?

Die ganzheitliche Erstuntersuchung des Rückenschmerzpatienten beginnt der Iridologe nach einer kurzen Einführungsanamnese mit der Irisanalyse. Dabei geht er systematisch vor: Er beschreibt die Grundkonstitution sowie die Individualkonstitution. Danach bestimmt er Zustand und Funktion des Pupillarsaums sowie die Verlaufsform und Struktur der Iriskrause. Anschließend beginnt er mit der ausführlichen Irisanamnese. Genetische Aspekte, Eigen- und Familienanamnese werden in diesem Teil der Untersuchung berücksichtigt und festgelegt. Diese Erkenntnisse führen in der Regel sehr schnell zu den Kausalfaktoren der Rückenschmerzsituation. Die einzelnen Kausalgruppen stellen sich dabei wie folgt dar:

Die neurogen-sensible Anlage zur Schmerzentwicklung

Dazu gehören Erkrankungen wie Ischialgie, Lumbago, Wurzelreizsyndrom, Neuritis, Neuralgie, sehr oft auch das LWS-Schmerzsyndrom. In diesen Fällen ist der therapeutische Ansatz, d.h. die Einstiegstherapie, immer neurologisch orientiert (z.B. Milneuron® der Fa. Wörwag). Dies ist unabhängig von weiteren Therapieschritten.

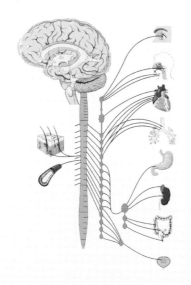

Das cerebro-spinale System

- Die genetische Anlage
- Die Sympatikus-, Parasympatikusbalance (W. Hauser)
- Diagnostik der Funktionsstörung
- Psycho-immunologische Defizienz
- Beziehung der spinalen Segmente
- Auswirkung von Toxinen
- Summationsdiagnostik und ihre Interpretation

Abb. 1 Das cerebro-spinale System.

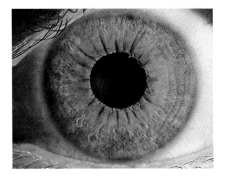

Abb. 2 Die rechte Iris der Patientin aus Fall 1.

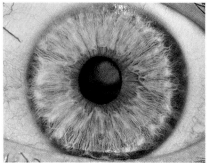

Abb. 3 Die Iris der Patientin aus Fall 2.

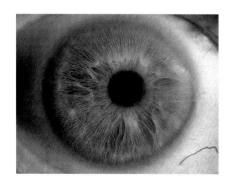

Abb. 4 Die rechte Iris des Patienten aus Fall 3.

Die genetisch bedingte Bindegewebe-schwäche

Zu dieser Gruppe gehören Erkrankungen wie Diskusprolaps, Spondylose, Spondylarthrose sowie wiederkehrende Dyslokalisationen einzelner Wirbelsegmente. Die Therapie beginnt mit bindegewebsaufbauenden Mitteln, z.B. Schüßler-Salze Biochemie (Fa. Pflüger) plus Vitamin E.

Die rheumatoid-entzündliche Anlage

In diese Gruppe gehören Spondylitis, Weichteilrheuma, „Rheumatismus" Arthrose, Arthritis und Morbus Bechterew. Dieser Konstitutionstyp verlangt vor allem entzündungshemmende Mittel, z.B. flexiloges® (Teufelskralle) sowie alle Formen der Balneotherapie.

Die vegetativ-spastische Anlage

Im Gegensatz zur neurologisch-sensiblen Anlage dominiert hier die vegetativ ausgelöste Verkrampfungstendenz, die sehr häufig im HWS- und LWS-Bereich auftritt. In diesen Fällen arbeitet der Therapeut vorwiegend mit antispastischen Mitteln. Das körperliche und seelische Loslassen bestimmt die Therapie. Hier helfen z.B. die Gabe von Magnesium oder auch Autogenes Training.

Der toxisch induzierte Rückenschmerz

Die enge Verbindung der spinalen Segmente zu den zugehörigen Organsystemen ruft bei einzelnen Organerkrankungen einen chronischen Rückenschmerz im entsprechenden Spinalsegment hervor. Wichtigstes Beispiel ist die Prostataerkrankung des Mannes und deren Projektion auf die Lendenwirbelsäule.

Daraus wird deutlich, dass in weiterführenden Untersuchungen des Rückenschmerzes bzw. in differenzialdiagnostischen Abklärungen auch immer entsprechende Organerkrankungen oder Störungen mit einbezogen werden müssen.

Fallbeispiele und ganzheitliche Therapiekonzepte

Fall 1

Patientin: weiblich, 35 Jahre, Diagnose: rezidivierendes HWS-Syndrom
Konstitution: lymphatisch/zentrale Heterochromie
Disposition: vegetativ-spastisch (massive zirkuläre plus radiäre Furchenbildung)

Im Vordergrund dieses Fallbeispiels steht die sehr ausgeprägte Disposition zu schmerzhaften Spasmen, insbesondere im HWS-Bereich (**Abb. 2**). Verschiedene orthopädisch orientierte Therapien brachten keine anhaltende Besserung.

Auf Basis der Konstitutionsdiagnostik wurde folgende Therapie eingeleitet:
1. Synergon® Nr. 7A Podophyllum Kattwiga (Konstitutionsmittel für spastische Anlagen)
2. Schüssler Salz Nr. 7, täglich am Abend 10 Tabletten in einem Glas heißen Wassers („Heiße Sieben") bis zum Abklingen der Schmerzsymptomatik
3. Osteopathische Therapie kombiniert mit Fußreflexzonen-Therapie
4. Verhaltenstherapeutische Beratung zum Stressabbau.

Im Vordergrund der Schmerzproblematik lag eindeutig die sehr hohe Verkrampfungstendenz, die immer den Therapieverlauf bestimmt.

Fall 2

Patientin: weiblich, Anfang 30
Konstitution: lymphatisch, exsudative Diathese, rheumatische Anlage

Bei der Patientin erkennen wir neben der rheumatoiden Anlage eine massive Abflachung der Pupille bzw. eine schon vorhandene Pupillen-Endrundung als Zeichen einer vermehrten Schmerzentwicklung des Rückens (**Abb. 3**).

Folgende Therapieschritte wurden eingeleitet:
1. Konstitutionsmittel: Synergon® Nr. 89 Rhododendron (Kattwiga) viermal täglich 20 Tropfen
2. Wöchentlich durchgeführte paravertebrale Baundscheidtierung mit Nestmann Baundscheidtöl
3. Rheumapasc® (Pascoe) zur Gewebereinigung und zum Abbau rheumatoider Entzündungsfaktoren
4. Die sanfte Chirotherapie ergänzend zur Baundscheidt-Behandlung
5. Gezielte Ernährungsumstellung auf basische Kost ohne Phosphate sowie Anleitung zur Bewegungstherapie.

Fall 3

Patient: männlich, 65 Jahre
Konstitution: lymphatische Konstitution mit vermehrt lakunärer Belastung

Der Patient war wegen seines scheinbaren LWS-Schmerzsyndroms in Behandlung, jedoch ohne Erfolg.

Die Befunderhebung aus dem Auge lenkte die Aufmerksamkeit auf eine Trias bei fünf Uhr in der rechten Iris (**Abb. 4**):
1. Doppellakune im Harnwegs-Blasensektor
2. lokale Aufhellung als Aktivierungszeichen
3. auffälliges Kongentialgefäß mit Meandrierung zum Herd hinweisend.

Dies war Anlass, eine differenzialdiagnostische Abklärung beim Urologen vornehmen zu lassen. Tatsächlich stellte sich dabei ein Blasenkarzinom heraus, das glücklicherweise noch rechtzeitig operiert werden konnte. Postoperativ standen dabei die rheumatoide Anlage sowie die hohe Sensibilität des Nervensystems im Mittelpunkt.

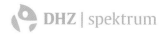

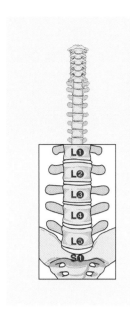

Beziehungen der spinalen Segmente

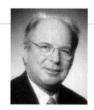

L1 Störungen des Dünndarms

L2 Inkontinenta – Harnverhaltung

L3 Venen, Pfortaderstörungen

L4 Mastdarm, Afterschließmuskelschwäche

L5 Hämorrhoiden

S1 Erkrankungen des männlichen und weiblichen Genitalsystems

Abb. 5 Spinale Segmente.

 Literatur

Hauser W, Karl J, Stolz R.: Information aus Struktur und Farbe. 3. Aufl., Gerlingen: Felke Institut; 2004. 264 S., geb., 98 €

Weitere Informationen

Felke Institut
Postfach 10 05 62 · D-70829 Gerlingen
Tel. 07156 /92 77 44 · Fax: 07156/437 91 60
E-Mail: info@felke-institut.de

HP Willy Hauser
Heidestraße 3
71296 Heimsheim

HP Willy Hauser ist seit 1965 in eigener Praxis tätig. Im Jahr 1978 eröffnete er in Heimsheim eine große Naturheilpraxis mit angeschlossener Tagesklinik für Naturheilkunde und biologische Medizin. Als Gründer des Felke Instituts ist er seit Jahrzehnten als Referent in der Irisdiagnostik tätig. Seit 2002 ist er Vizepräsident des Deutschen Naturheilbundes.

E-Mail: info@naturheilpraxis-hauser.de

Begleitend zur onkologischen Behandlung nimmt der Patient:

1. Steirocall® (Steierl) morgens und abends 30 Tropfen
2. flexi-loges® (Loges) dreimal täglich eine Kapsel.

Es geht ihm auch längere Zeit nach der Operation recht gut. Die LWS-Schmerzen sind nach dem Eingriff weit gehend verschwunden. Dieser Fall verdeutlicht die enge Beziehung zwischen Rückenschmerz und Organerkrankungen.

Wie werden wir unserem ganzheitlichen Anspruch gerecht?

Bei allen schmerzhaften Prozessen der Wirbelsäule sollte der Therapeut generell die Beziehung der spinalen Segmente in die Irisdiagnostik mit einbeziehen. Dies gilt vor allem für die Bereiche L 1 bis S 1 (● **Abb. 5**).

In diesem Zusammenhang möchte ich auch noch besonders auf die vielfältigen Möglichkeiten der naturheilkundlich orientierten Behandlungsmethoden hinweisen. Dazu gehören neben der schon erwähnten Osteopathie und Baundscheidt-Therapie eine Reihe von Therapiemöglichkeiten, die sich in der täglichen Praxis bewähren. Erwähnt werden müssen hierbei die BowenTherapie, die Myovaszialen Techniken, die Akupunktur am Körper und Ohr, die Mesotherapie sowie die punktuelle Injektionstherapie. Alle Behandlungsschritte sollten jedoch grundsätzlich im Sinne der Ganzheit des Patienten erfolgen.

Fotos 2–4: © Felke Institut e.K., Gerlingen, www.felke-institut.de

Mit sanften Griffen gegen die Krankheit – Reflexzonendiagnose und -therapie

Warum schmerzt der Arm bei der Angina pectoris? Und welche Beziehung haben Ohren und Füße zu inneren Organen? Dr. Klaus Weber und Stefan Andrecht erklären einige der physiologischen Zusammenhänge der Reflexzonen und erläutern, wie sie für die Diagnose genutzt werden können. Die wichtigsten – und auch einige weniger bekannte – Reflextherapien stellen Ihnen die beiden Autoren ebenfalls vor.

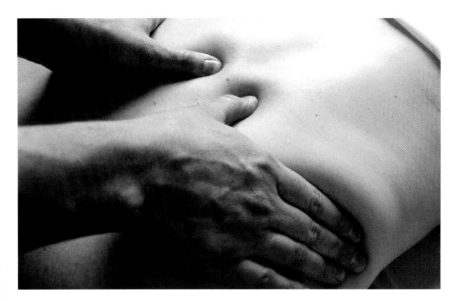

Abb. 1   Störungen in der Körperstruktur spiegeln sich an bestimmten Punkten der Körperoberfläche wider. Und können von dort aus auch behandelt werden. Foto: © PhotoDisc

Sie kennen das aus Ihrer Praxis: Ein Patient erkrankt an einer Pankreatitis. Der Schmerz legt sich gürtelförmig um den Oberbauch und den oberen Rücken. Völlig klar, ein ausstrahlender Schmerz. Bei einer Angina pectoris ist es ähnlich. Nicht nur in der Brust spürt der Patient ein Stechen. Auch der linke Arm tut ihm weh, mitunter bis zu den Fingerspitzen. Wie aber kommt es, dass Schmerzen in andere Bereiche am Körper ausstrahlen?

Reflexzonen: Spiegelbilder der Körperstrukturen

Ende des 19. Jahrhunderts fand der Londoner Neurologe **Sir Henry Head** heraus, dass es einen Zusammenhang gibt zwischen schmerzhaften/berührungsempfindlichen Hautgebieten und Erkrankungen im Körperinneren. Im Jahr 1898 veröffentlichte Head eine Arbeit, in der er dieses Phänomen durch eine **segmental organisierte Innervation der Haut** (● Abb. 2) beschreibt.

Am Beispiel der Angina pectoris lässt sich das gut erklären: Die vegetativen und sensiblen Nervenfasern des Herzens laufen im selben Rückenmarkssegment zusammen, in das auch die sensiblen Nervenfasern der Hautareale des linken Arms münden. Kommt es zu einer Störung am Herzen, werden die Schmerzen im gemein-

samen Rückenmarksabschnitt von den sensiblen Fasern in den Arm weitergeleitet. Man spricht vom verweisenden Schmerz (**referred pain**), der Schmerz strahlt aus.

Das Gleiche spielt sich bei der Pankreatitis oder jeder anderen Organstörung im Körper ab: Jedem Organ lässt sich ein bestimmtes Hautareal zuordnen, mit dem es

Tabelle 1   Dermatome und ihr Bezug zu inneren Organen (aus unterschiedlichen Quellen).

Dermatome	Innere Organe	Dermatome	Innere Organe
C 4	Zwerchfell	Th 8–9	Pylorus (Magenausgang)
C 3, C 4, Th 1–8	Herz	Th 8–11	Leber/Gallenblase
Th 3–4	Herz	C 3, C 4, Th 9–L 1	Kolon
Th 1–3	Herz	Th 10	Dünndarm
Th 4–5	Ösophagus	Th 10	Colon ascendens
Th 6	Kardia (Mageneingang)	Th 11–L 1	Dickdarm, Colon descendens
Th 6–10	Leber, Gallenblase	Th 9–12, L 1–3	Nieren und Harnleiter
Th 7	Leber und Milz	Th 10–L 1	Niere und Hoden
Th 8	Magen	Th 10–L 1, S 2–4	Prostata, Uterus
Th 8	Gallenblase und Pankreas		

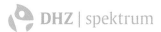

über ein gemeinsames Rückenmarkssegment und Spinalnerven in Wechselbeziehung steht. Liegen Entzündungen, strukturelle Veränderungen und funktionelle Störungen vor, spiegelt sich das an den entsprechenden Hautzonen wider. Man bezeichnet diese Hautareale auch als **Dermatome** (▶ **Tab. 1**).

Head benannte bestimmte Zonen, die bei den jeweiligen Organstörungen verstärkt berührungs- und schmerzempfindlich sind (**Head'sche Zonen**). Sie sind in etwa mit den Dermatomen identisch und eignen sich gut zur Diagnostik.

> **!** Es gibt in der Literatur variierende Angaben darüber, wo die Dermatome genau lokalisiert sind. Daher ist es wichtig, sie bei jedem Patienten individuell zu bestimmen.

Ein ähnliches Phänomen wie Head beschrieb zeitgleich der schottische Chirurg **Stephen MacKenzie** für die Muskulatur. Die sogenannten **Myotome**, reflektorisch mit den inneren Organen gekoppelte Muskeln, sind bei Störungen der zugeordneten Organe ebenfalls übersensibilisiert. Myotome lassen sich jedoch schlechter untersuchen und sind weniger aussagekräftig als Hautzonen. Für die Praxis sind sie daher kaum relevant.

Neben den Dermatomen und Myotomen kennt die Naturheilkunde sogenannte **Sklerotome**. Sie liegen auf der Knochenhaut und spiegeln dort ebenfalls Erkrankungen innerer Organe. Am ehesten sind Sklerotome als Periost- und Perichondriumpunkte am Rippenbogen bekannt und stellen die Reflexzonen für die seitengleichen Oberbauchorgane Leber, Galle und Magen dar.

Unabhängig von Head und MacKenzie entdeckte Anfang des 20. Jahrhunderts der amerikanische Osteopath **Frank Chapman** die **neurolymphatischen Reflexpunkte.** Chapman erkannte, dass sich bei anhaltenden Funktionsstörungen innerer Organe an definierten Bereichen der Oberflächenfaszie lymphatische Verquellungen bilden. Diese ödematös aufquellenden Areale ordnete er bestimmten inneren Organen zu. Sie wurden später nach ihm benannt (**Chapman-Zonen**).

Somatotopien an Ohren, Füßen und im Mund

Erkrankungen innerer Organe und Funktionsstörungen zeigen sich auch an vielen

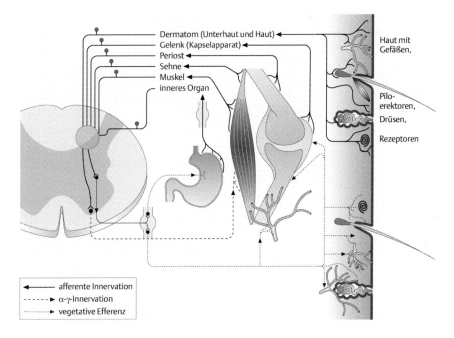

Abb. 2 Segmentalreflektorische Beziehungen: Die Wechselwirkungen zwischen den Körperstrukturen und Reflexzonen, schematisch dargestellt. Foto aus [7].

anderen Körperstellen. Der Physiker und Arzt **Paul Nogier** beschrieb z. B. die **Ohrsomatotopie** (Ohrreflexzonen). Bei Somatotopien handelt es sich um eine Abbildung – wenn man so will: eine Spiegelung – großer Teile des Körpers in einer oft formenähnlichen Einzelstruktur. So stellt sich am Ohr der Körper wie ein heranwachsendes Kind im Mutterleib dar (▶ **Abb. 3**). Welche Wechselwirkungen zwischen den Punkten am Ohr und den Organen bestehen, ist letztlich noch nicht geklärt. Es wird vermutet, dass Hirnnerven, die das Ohr innervieren, einen spezifischen Einfluss auf das entsprechende Ohrzonen-Areal haben könnten. Der Verdauungs- und der Respirationstrakt haben ihre Ohrzonen z. B. in einem vom N. vagus innervierten Gebiet.

Auch an den **Füßen** gibt es Reflexzonen. Hanne Marquardt unterteilt sie in **Symptom- und Hintergrundzonen**. Die Symptomzonen sind druckempfindlich und quellen wie die neurolymphatischen Reflexzonen bei Organ- bzw. Strukturstörungen auf. So lassen sich auch am Fuß innere Organe oder Symptomkomplexe einem Hautabschnitt zuordnen, z. B. die Kopfzone bei Kopfschmerzen. Hintergrundzonen zeigen, auf welcher Basis die Beschwerden entstanden sind. Bei akuten Kopfschmerzen ist der Befund in der Leber-/Gallenregion auffällig und somit dort die verantwortliche Hintergrundzone lokalisiert.

An den Füßen gibt es auch Somatotopien für die einzelnen Zähne, den Kiefer und den Schädel. Die Fußreflexzonendiagnostik eignet sich daher gut, um Störfelder im orofazialen Bereich aufzuspüren

Voll und später **Gleditsch** arbeiteten ein Schema aus, das die Beziehung einzelner Zähne zum Organismus zeigt, Gleditsch entdeckte zudem die Mundakupunktur.

Es gibt viele weitere Somatotopien und Projektionszonen. Sie werden in der täglichen Praxis aber vergleichsweise seltener angewandt als die oben genannten:

- Handzonen (Koryo Hand Therapy; Handlinien I, II und V; das koreanische Su-Jok)
- japanische Bauchdeckendiagnostik
- Froneberg-Zonen am Fuß
- Schmerzpunkte nach Siener (NPSO/ Neue Punktuelle Schmerztherapie)
- Lymphbelt nach Gleditsch/Mandel
- Os-temporale-Zonen
- neurovaskuläre Zonen
- Reflexzonen der Nasenschleimhaut (endonasales Reflexsystem)

Wichtig für die praktische Arbeit: Die meisten Reflexzonen sind sogenannte Irritationspunkte. Sie werden erst dann druckempfindlich, wenn in dem Organ, das ihnen zugeordnet ist, eine trophische Störung vorliegt. Nach Gleditsch stellt das den

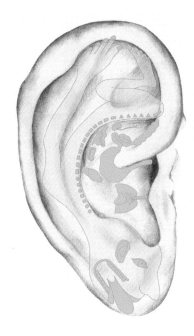

Abb. 3 Ohrreflexzonen: Die Abbildung des liegenden Kindes zeigt die Bezugspunkte zu den entsprechenden Körperstrukturen. Foto aus [5].

wesentlichen Unterschied zu den Körperakupunkturpunkten der TCM dar. Sie sind jederzeit nachweisbar.

Reflexzonendiagnostik: Wo haben Beschwerden ihren Ursprung?

Zur Diagnose aller funktionellen Störungen bzw. den funktionellen Anteilen einer Er-

krankung, besonders der inneren Organe, werden Reflexzonen genutzt. Unter funktionellen Störungen sind Beschwerden zu verstehen, die der Patient angibt, für die jedoch keine objektiv nachweisbaren morphologischen oder biochemischen Veränderungen vorliegen.

Störungen im Bewegungsapparat, Nervensystem und in der hormonellen Regulation lassen sich auch über die Reflexzonen aufdecken.

> **!** Durch die lokale Zuordnung im Segment bzw. in der Funktionskette ist für manche Indikationen eine reflextherapeutische Diagnostik präziser als technische Verfahren.

Wie Sie bei der Reflexzonendiagnostik richtig vorgehen

Der Behandler sucht die **Maximalpunkte** der Haut, Unterhaut, Faszien, des Periosts und der Muskulatur. Maximalpunkte sind die im Seitenvergleich auffallenden Zonen in einem Dermatom, Myotom oder Sklerotom. Sie sind besonders intensiv mit dem erkrankten Zielorgan vernetzt und weisen daher trophische Veränderungen auf. Änderungen des Tonus, der Trophik etc. geben Hinweise auf lokale, häufiger aber auf segmentale und suprasegmentale Störungen im Reflexbogen. So kann z. B. ein auffälliger Gewebebereich über dem Facettengelenk Th 12/L 1 auf eine Störung

des Wirbelgelenks, aber auch auf Störungen der damit verschalteten Muskeln (M. iliopsoas) und inneren Organe (Niere) hinweisen.

Bei jeder Untersuchung ist jedoch zu berücksichtigen, inwieweit die Gewebeveränderungen einem altersphysiologischen Normalbefund entsprechen und wie sich die Veränderungen am untersuchten Gewebe darstellen, verglichen mit anderen Gewebebefunden bei diesem Patienten (▶ **Kasten**)!

Befundzuordnung und Behandlungsqualität

Der Befund, der bei der Diagnostik erhoben wird, ist weniger für die Wahl der Behandlungsmethode als vielmehr für die Qualität der Behandlung entscheidend:

- Bei Entzündungszeichen sind dämpfende und ausgleichende Behandlungen angezeigt.
- Atrophie und Degeneration erfordern stimulierende Maßnahmen.
- Regulationsstarre benötigt Umstimmungsreize.
- Totstell- und Überstressungssymptome wie posttherapeutische oder posttraumatische Hypermobilität in Gelenken und Geweben geben Anlass für ressourcenorientierte sanfte und stressabbauende Arbeit. Ein Beispiel für den Totstellreflex ist die Immobilität bei einer Radiusköpfchenluxation, obwohl keine Nerven geschädigt sind. Zusätzliche Stressreize durch Traktionen schaden, während die Reposition oder Schubentlastungen die Situation verbessern.

Das Prinzip der Reflextherapien

Unter dem Begriff Reflexzonentherapie finden sich sehr unterschiedliche Verfahren mit sehr differenzierten Techniken und Indikationen zusammengefasst. Eines haben sie aber alle gemeinsam: Sie greifen nicht direkt dort an, wo die krankhafte Störung lokalisiert ist. Sie wirken reflektorisch, indem der Behandler einen Reiz auf ein bestimmtes Gebiet außerhalb des Organs setzt. Der Reiz greift indirekt in das pathogene Geschehen ein.

Wie Reflexzonentherapien genau wirken, ist noch nicht völlig geklärt. Fest steht aber, dass verschiedene Wirkmechanismen eine Rolle spielen.

Darauf sollten Sie bei der Reflexzonendiagnostik über die Haut achten

- Wie dick sind Ober- und Unterhaut?
- Wie ist der Gewebsturgor beschaffen? Wie dehnbar sind die Faserstrukturen der oberflächlichen Schichten?
- Ist die Temperatur an der Haut verändert?
- Sind Haut, Unterhaut, Faszien, Muskulatur, Sehnenansätze und Periost besonders berührungsempfindlich? **Bitte beachten:** Schon ein lokaler Kitzel ist die Vorstufe zum Schmerz!
- Bildet sich an einer Stelle besonders viel Schweiß? Wie ist dieser beschaffen?
- Wie reagieren Haare an den betroffenen Stellen auf Reize?

- Sind betroffene Hautstellen trocken, fettig oder liegt ein Ekzem vor?
- Gibt es in der Unterhaut, auf Faszien oder in der Muskulatur Gelosen?
- Ist der Tonus der Muskulatur verändert? Gibt es Zeichen für Hartspann oder Tonusverlust bei Hypermobilität?
- Liegen Gelenkblockierung oder Hypermobilität vor?
- Gibt es Hinweise auf Koordinationsstörungen? (Stressreize im segmentalen Komplex können zu Störungen der intra- und intermuskulären Koordination führen.)
- Hat der Patient viszerale Schmerzen bzw. Tonusänderungen?

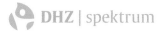

Wirkweise der Reflextherapien

Ebenso wie Störsignale aus den Organen die Haut, Muskeln und Knochenhaut beeinflussen, können gezielte therapeutische Reize auch über reflektorische Wechselwirkungen zwischen gemeinsamen Rückenmarkssegmenten und den Spinalnerven zu den Organen gelangen.

Einflüsse über das vegetative Nervensystem spielen ebenfalls eine Rolle.

Neben den rein segmentalen Verschaltungen sind Funktionsketten, die eine unwillkürlich (nicht dem Bewusstsein unterworfene) geordnete Funktion großer Organzusammenhänge koordinieren, bedeutend. Dies gilt für den Bewegungsapparat mit seinen Muskelfunktionsketten ebenso wie für den Verdauungstrakt mit seiner Funktionsabfolge und -abstimmung. So verändert z. B. eine Magenfüllung den Tonus des Pylorus, des Sphincter Oddi und der Ileozäkalklappe. Eine Belastung von Th 12 leitet sich muskulär bis zur Achillessehne weiter. Mit den propriospinalen antinozizeptiven Neuronen (PAN) nach **Sandkühler** fand man in den letzten Jahren ein Erklärungsmodell für die vegetativen Reaktionen. Bei PAN handelt es sich um Rü-

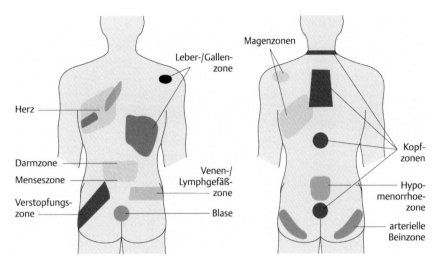

Abb. 4 Die verhärteten Bindegewebszonen zeigen, wo genau im Körper Störungen vorliegen. An den enstprechenden Stellen wendet der Therapeut die BGM an. Foto aus [8].

ckenmarksneurone, die einen Teil der absteigenden Hemmung von Schmerzreizen ausmachen. Neben segmentalen und supraspinalen absteigenden Neuronen der körpereigenen Schmerzabwehr existiert mit PAN eine dritte, sehr viel komplexere Form der Schmerzhemmung.

Auch spezifische Gehirnstrukturen spielen eine wichtige Rolle bei den Reflexthe-

rapien. Hierzu zählen die Projektionsfelder auf der sensorischen und motorischen Rinde (Homunkulus). Im retikulären System, das vom Rückenmark über den Hirnstamm, Thalamus bis in das Vorderhirn zieht, scheinen sich die therapeutischen Reize der Reflextherapien mit den Schmerzreizen zu „kreuzen", die aus der Peripherie kommen.

Reflextherapien sind angezeigt

- bei allen offensichtlichen funktionellen Beschwerdebildern wie Verdauungsbeschwerden, Menstruationsbeschwerden, Beschwerden des Bewegungsapparates, Kopfschmerzen, Migräne, Schulter-Arm-Syndrom, Achillodynie etc.
- als Behandlungsversuch bei allen angeblich psychogen ausgelösten Symptomen,
- als unterstützende Therapie bei allen klar definierten Erkrankungen der Organstruktur, da immer funktionelle Anteile sie in Symptomatik und Verlauf begleiten, sowie
- bei Stoffwechselerkrankungen und beim metabolischen Syndrom.

Reflextherapien wirken nicht, wenn die Regenerationsfähigkeit des Körpers an ihre Grenzen stößt.

Praktische Behandlungshinweise

- Bei Akutbeschwerden wie Regelschmerzen oder frisch aufgetretenen Infektionen der oberen Atemwege kann die Behandlung über Reflextherapien je nach Beschwerdebild mehrfach am Tag erfolgen.
- Je schwerer die Erkrankung, je chronischer ihr Verlauf und je schlechter das Allgemeinbefinden des Patienten, desto mehr muss der Therapeut darauf achten, keine Überlastungsreaktion zu provozieren.
- Schwerkranke sollten fein dosiert, möglichst nach ortho-bionomischen Gesichtspunkten unter Vermeidung von Stressreizen, täglich bis dreitägig kurz behandelt werden. Eine Folgebehandlung ist erst angezeigt, wenn mögliche Reiz- und Begleitreaktionen auf die Behandlung abgeklungen sind.
- Jede Behandlung erfolgt immer nur an aktiven Zonen. Inaktive Punkte nicht stimulieren, bis eine Reizreaktion auftritt.

- Reflektorische Zeichen im Gewebe bilden sich oft rascher als die eigentlichen Krankheitszeichen zurück. Der Organismus braucht Zeit, um die gesundheitliche Belastung auszuheilen.
- Reflextherapien mobilisieren häufig Lymphe und belastende Substanzen wie Bradikinin und Histamin. Es kommen auch weitere ausscheidungspflichtige, mesenchymal abgelagerte Substanzen zur Ausscheidung. Daher sollte der Patient nach der Behandlung viel trinken, um unangenehmen Begleitreaktionen vorzubeugen. **Empfehlenswert sind:** Leitungswasser, gesprudeltes Leitungswasser, Mineralwasser mit leicht laxierender Wirkung, Säfte, alkoholfreies Bier und Früchtetees. **Nicht empfehlenswert sind:** Schwarztee, Kaffee, Brennnesseltee, Mineralwässer zur Durchspülung der Harnwege, Harntees und Milch.

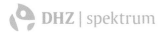
CHAPMAN-PUNKTE IN VORDERANSICHT

paarige Organe sind auf jeweils beiden Seiten repräsentiert

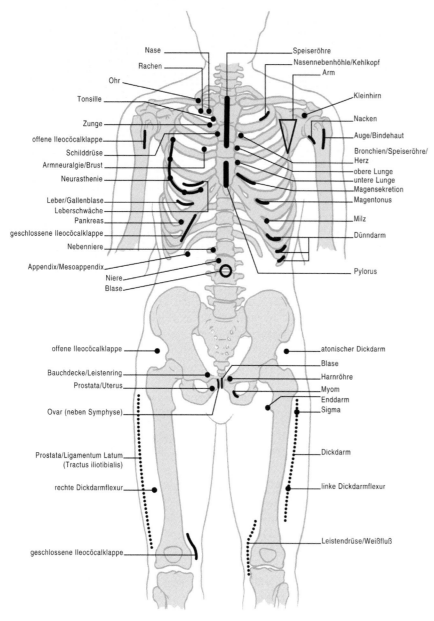

Abb. 5 Chapman-Punkte (Vorderansicht). Hier entstehen bei Störungen lymphatische Verquellungen. Die Ortho-Bionomy setzt an diesen Punkten ihre Behandlung an. Foto aus [8].

Gleditsch zitiert Forschungen von Bossy, nach denen Schmerzafferenzen aus der Peripherie beeinflusst werden können, wenn spezifische Punkte an der Ohrmuschel gereizt werden. Ebenso können die Freisetzung von Beta-Endorphinen und die Effekte auf das limbische System eine Rolle bei der Wirksamkeit von Reflextherapien spielen.

Welche reflextherapeutischen Reize lassen sich setzen?

Ob Reflextherapien erfolgreich sind, hängt davon ab, inwieweit der Therapeut seinem

Patienten etwas vermitteln kann. Wirksam wird nur, was der Körper des Patienten als Information versteht. Hierfür gibt es zwei prinzipiell unterschiedliche Möglichkeiten:

1. Der Therapeut kann deutlich überschwellige, lokal definierte Reize setzen. Sie werden über eine Stressinduktion im Regelkreis wirksam. Beispiele sind Periost- und Bindegewebsmassagen, die Fußreflexzonenmassage (RZF), Nadelungen sowie die Chirotherapie.

2. Alternativ lässt sich lokal stressabbauend behandeln. Die Reize des Fremdkontaktes bewirken im Regelkreis eine parasympathische **tropotrophe** Umschaltung. Solche stressreduzierenden Verfahren sind z. B. Techniken der Ortho-Bionomy und andere weiche manuelle Techniken wie die kraniosakrale Therapie nach Sutherland, Allen und Pauls (nicht unbedingt nach Upledger!) und Lymphgriffe in der Fußreflexzonentherapie.

Bindegewebsmassage nach E. Dicke (BGM)

E. Dicke entwickelte die Bindegewebsmassage. Sie nutzte dazu die Erkenntnisse der segmentalen Verschaltung nach Head und konzentrierte sich insbesondere auf die Bindegewebszonen (▸ **Abb. 4**).

Bei der BGM verschiebt der Therapeut die Haut gegen ihre Unterlage, die Oberflächenfaszie. Es kommt zu einem Zugreiz auf das subkutane Bindegewebe. Bei der Behandlung ist es wichtig, strikt von kaudal nach kranial zu streichen, die Strichführungen sind im sogenannten „kleinen- und großen Aufbau" festgelegt. Sie folgen den Ursprüngen der Muskeln, Rändern von Sehnenplatten, Muskelsepten, Faszienzügen und Gelenkkapseln. Behandelt wird meist im Sitzen.

Die Strichführung mit dem 3. und 4. Finger ist bei der BGM sehr anstrengend. Viele Praktiker wandeln die klassische Methode daher meist leicht ab und greifen zu Hilfsmitteln bzw. ergänzen die BGM mit anderen Faszien- und Bindegewebstechniken.

Behandlung an den Chapman-Zonen

Die Behandlung der Chapman-Zonen aktiviert den interstitiellen lymphatischen Raum. Dadurch fließt die angestaute Lymphe mit den darin enthaltenen Entzündungsmediatoren (Bradykinin) ab. Die Immunsituation verbessert sich. Zudem lassen sich alle oben angeführten Wirkmechanismen der Reflextherapien auch für die Chapman-Zonen postulieren.

Ortho-Bionomy hat die Chapman-Zonen systematisiert und mit den neurolymphatischen Reflexzonen nach Goodheardt verknüpft (▸ **Abb. 5**). Sie werden heute von Ortho-Bionomy-Behandlern, Osteopathen, Kinesiologen und Neuraltherapeuten eingesetzt.

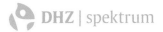

Es gibt noch viele weitere Reflexzonentherapien, die in der Praxis jedoch vergleichsweise seltener eingesetzt werden. Hierzu
zählen u. a. **die Schädelakupunktur nach
Yamamoto**, die **Nasenakupunktur** und die
vaginale Akupunktur nach Buchheit.

 Verwendete Literatur

[1] **Chaitow L:** Neuromuskuläre Techniken in der manuellen Medizin und Osteopathie. München: Urban & Fischer; 2002.

[2] **Gleditsch J M:** MAPS MikroAkuPunkt-Systeme. Stuttgart: Hippokrates; 2002.

[3] **Marquart H:** Praktisches Lehrbuch der Reflexzonentherapie am Fuß. 7. Aufl. Stuttgart: Hippokrates; 2006.

[4] **Muschinski B:** Massagelehre in Theorie und Praxis. 3. Aufl. Stuttgart/Jena/New York: Gustav Fischer; 1992.

[5] **Rubach A:** Propädeutik der Ohrakupunktur. 2. überarb. Aufl. Stuttgart: Hippokrates; 2000.

[6] **Schliack H:** Bindegewebsmassage nach Dicke. Stuttgart: Hippokrates; 1995.

[7] **Weber KG:** Neuraltherapie in der Praxis. 2. überarb. Aufl. Stuttgart: Sonntag; 2004.

[8] **Weber KG, Bayerlein R:** Neurolymphatische Reflextherapie nach Chapman und Goodheart. 2. überarb. Aufl. Stuttgart: Sonntag: 2008.

 Internet

www.ortho-bionomy.de
Deutsches Institut für Ortho-Bionomy®.
Informationen zur Behandlungsart, Aus-und
Weiterbildung sowie Literatur.

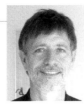

**Dr. med.
Klaus G. Weber**
Buttenwegle 10
72108 Rottenburg

Dr. med. Klaus G. Weber ist Allgemeinarzt mit den Schwerpunkten Naturheilverfahren und Homöopathie. Studium in Freiburg und München. Naturheilkundliche Ausbildung am Krankenhaus für Naturheilweisen in München-Harlaching. Neben eigener Praxis seit zwei Jahrzehnten als Ausbilder in Naturheilverfahren und Homöopathie tätig mit dem Arbeitsschwerpunkt Ortho-Bionomy. Leiter des Deutschen Instituts f. Ortho-Bionomy®; Lehrbeauftragter für Naturheilverfahren u. Homöopathie an der Universität Tübingen.

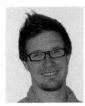

Stefan Andrecht
Schneidhainer Str. 12
61462 Königstein

Stefan Andrecht ist Physiotherapeut und Ortho-Bionomy-Practitioner. Er ist selbst-ständig in eigener Privatpraxis (www.lifeart-ob.de). Seit 15 Jahren be-schäftigt er sich intensiv mit Karate, Wing-Tsun, TaiChi, ChiGong und Yoga und hat Erfahrungen in chinesischen Heilverfahren.

E-Mail: StefSMT@web.de

Nichts geht mehr:
Störfelder und Therapieblockaden

Therapieversagen – was nun? Viele kennen das Problem aus der täglichen Praxis. Störfelder (= Störherde) können oft ein Grund für Therapieblockaden und chronische Erkrankungen sein. Erst durch eine gezielte Herddiagnostik ist die Beseitigung der Störfelder möglich. Dr. med. Ricarda Haferkorn erklärt Ihnen die Zusammenhänge und das Vorgehen bei der Störfeldsuche.

Warum heilt bei Herrn M. die Schulterverletzung problemlos innerhalb weniger Wochen aus und bei Frau S. nicht? Beide haben die gleiche Verletzung, sind ungefähr gleich alt, der Gesundheitszustand ist einander ähnlich und beide haben eine Akupunkturbehandlung bekommen. Was behindert die Selbstheilungskräfte bei Frau S.? Warum führt die Akupunktur bei Frau S. nicht zum Erfolg?

Zu den häufigsten Therapieblockaden gehören Störfelder oder -herde, die eine Krankheit verursachen oder eine Heilung behindern können. Der Schlüssel zum Behandlungserfolg ist die **Erkennung und Therapie von Störfeldern**.

Mensch als regulatives System

Wir sollten den Menschen als ein offenes **regulatives System** betrachten, das sich ständig im Austausch von Stoffen und Energie mit seiner Umwelt befinden muss. Jegliche Störung (z. B. Störfeld, Herd) dieser **Homöostase** macht über den Faktor Zeit gesehen krank (▶ **Kasten**), da ein Störfeld immer eine **Regulationsdysfunktion** verursacht. Der Energie- und Stoffaustausch kann auf allen Körper-Ebenen gestört sein. Dann gilt es, eine Kombination von Therapien auszuwählen, die möglichst mit der Ausweitung der Stö-

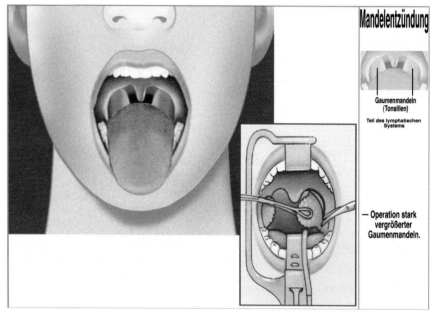

Abb. 1 Narben nach Entfernung der Tonsillen können zum Narbenstörherd werden.
Foto: © KES/Thieme Verlagsgruppe.

rungsmuster übereinstimmt. Behandelt man entgegen dieser Regel, so ist ein Therapieversagen oder schnelles Rezidiv möglich, da nicht alle Aspekte einer Erkrankung berücksichtigt wurden. Ist die Regulation nicht wieder komplett hergestellt, besteht eine **Regulationsblockade bzw. ein Störfeld** fort. Die Übergänge zwischen den Ebenen (z. B. strukturelle und biochemische Ebene) sind fließend.

Auswirkungen von Störfeldern

Steht ein Patient unter dem Einfluss eines chronischen Reizes, dann wirkt dieser störende Dauerreiz auf ein gerade geschwächtes Organ, sodass sich Beschwerden bemerkbar machen.

Dieses Störfeld ist oft schon vor der eigentlichen feststellbaren Erkrankung im Körper als oft symptomloser **Reizgeber** vorhanden. Er kann aber auch erst nach der

Die häufigsten Herderkrankungen nach Dosch

- Migräne
- chronische Augenentzündungen
- Tinnitus
- Trigeminusneuralgie
- chronische Nebenhöhlenaffektionen
- Bronchialasthma
- Allergien
- Hyperthyreose

- Herzrhythmusstörungen
- chronische Prostatitis
- Zyklusstörungen
- chronische Darmentzündungen
- orthopädische/rheumatische Erkrankungen
- Durchblutungsstörungen
- vegetative Regulationsstörungen

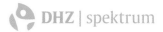

Ebenen der Regulationsblocka-den/Störfelder

- **strukturelle Ebene** (z. B. Gelenk-blockierung, Organbewegungsstö-rung, künstliches Gelenk, Narbe)
- **biochemische Ebene** (z. B. chronisch beherdete Zähne, chronische Tonsillitis, persistieren-de bakterielle, virale, parasitäre Infektionen, Mangel an Spurenele-menten, Vitaminen und Vital-stoffen, Grundsubstanzstörungen durch Übersäuerung)
- **psychoemotionale Ebene** (z. B. ungelöste seelische Konflikte, Stress, negative Gedankenmuster)
- **energetische Ebene** (z. B. veränderte energetische Schwin-gungsmuster, Energiemangel)

Erkrankung erworben worden sein (z. B. Verletzungsnarbe), sodass eine Heilung nun behindert und die Gesamtregulation gestört ist.

Prinzipiell kann jede Erkrankung stör-feldbedingt sein. Andererseits kann jede Körperstelle zum Störfeld werden. Einige Störherde haben bestimmte **Zielorgane**. **Beherdete Frontzähne** richten sich bei-spielsweise bevorzugt auf das urogenitale System. Bei Männern äußert sich diese Be-herdung oft in Prostatabeschwerden, bei Frauen kann sich diese Beherdung in Form einer Reizblase bemerkbar machen. Mögliche **Störfelder** können sein:

- Zahnstörherde: tote oder wurzel-gefüllte Zähne
- Kieferhöhlen und Kiefergelenk
- chronisch veränderte Tonsillen/Tonsillennarben
- Appendix und chronische Appendix-affektionen
- chronisch entzündete Nebenhöhlen
- Narben
- Darmdysbiose
- ungelöste Konflikte
- Umweltbelastungen

Eine **Narbe** kann beispielsweise zum Stör-feld werden (▶ **Kasten, rechts unten**), eine andere widerum nicht. Interessanterweise stören bevorzugt solche Narben, die den Verlauf eines Akupunktur-Meridians que-

ren. Somit kann eine Unterbrechung oder Blockierung eines Meridians Beschwerden in dessen Verlauf zur Folge haben. Die durch solche Narbenstörfelder hervorgeru-fene Symptomatik liegt oft genau im Be-reich des weiteren Akupunktur-Meridian-verlaufs.

Die Heilkunst besteht darin, bei jedem in-dividuellen Patienten die gestörte Ebene oder die Kombination der gestörten Ebe-nen zu finden und geeignete Therapiever-fahren einzusetzen, um möglichst gleich-zeitig auf allen Ebenen den Energie- und Stoffaustausch zu optimieren und regula-tive Mechanismen der Homöostase, wie neurophysiologische Reflex, und Verket-tungsmechanismen auf segmentaler und übersegmentaler Ebene zu regulieren.

In der Medizin wird ein sog. **Herdscreening** durchgeführt. Es gibt einige Parameter, die zwar wegweisend sein können, aber weder auf die Art noch auf den Ort eines Störfelds hinweisen. Die Erhöhung der α-2-Globuline signalisiert beispielsweise eine florierende Entzündung und die Erhöhung der δ-Globuline zeigt eine chronische Ent-zündung an. Meistens kommt es auch zu einer BSG- und β-Globulin-Erhöhung.

Eine **Graduierung des Herdes** kann wichtige Hinweise auf die Stärke eines Störfelds geben. Der stärkste Herd ist der **Hauptherd**, der das gesamte Krankheits-geschehen beherrscht. Die **Nebenstörherde** werden vom Haupherd mitgetragen. Fin-det man nur einen Nebenherd, können alle Erfolge der therapeutischen Bemühungen nur von kurzer Dauer sein oder gar keinen Erfolg bringen.

Bei der Diagnose von Herdkrankheiten ist zwischen **akuten und chronischen Er-krankungen** zu unterscheiden. Dazu ist eine ausführliche **Anamnese** und sorgfäl-tige **Untersuchung** (z. B. mit Einbeziehung von visuellen Markersystemen wie Iris-diagnostik, Gesichtsdiagnostik nach Ferro-nato, Zungendiagnostik) erforderlich. Gerade bei der Herddiagnostik sind einige Besonderheiten zu beachten:

1. Herde befinden sich in der Regel nicht am Ort des Schmerzes.
2. Herde zeigen am Ort des Krankheits-zeichens oder der Beschwerden keine sichtbaren Veränderungen.
3. Herde sind charakterisiert durch wechselnde Beschwerdebilder.

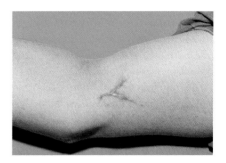

Abb. 2 Narbe an der Innenarmseite: Quert eine Narbe den Verlauf eines Meridians, kann sie zum Störherd werden. Foto: © KES/Thieme Verlagsgruppe

Methoden der Diagnostik

Zu den Methoden der Herddiagnostik ge-hören alle Methoden auf der Basis der **Elek-troakupunktur**, die **Regulations-Thermogra-fie** und die **Kinesiologie**. Auch **bildgebende Verfahren** wie das **Orthopantomogramm (OPG)** zur Auffindung von Zahnstörfeldern sind hilfreich. **Biofeedback-Verfahren** (z. B. kinesiologische Armlängentestung oder Armkrafttestungen, kinesiologische oder bioenergetische Analysen mit VEGA, Bicom oder SkaSys® ergänzen die Diagnosemög-lichkeiten.

Herddiagnostik nach Bahr

Eine weitere Testmethode ist die **Herd-diagnostik nach Bahr**. Jeder pathologische Prozess im Körper manifestiert sich als **ak-tiver elektrisch veränderter Punkt**, den man mit einem **Punktsuchgerät** messen kann. Man diagnostiziert und therapiert also über die Reflexzonen und Punkte der Ohrakupunktur.

Eine erweiterte Technik stellt die **RAC-Kon-trolle** (Pulsdiagnostik, Nogier-Reflex, VAS)

Mögliche Narbenstörfelder

- Laparoskopienarben
- Blinddarmnarben
- Dammschnittnarben
- Kaiserschnittnarben
- Narben nach Entfernung der Tonsillen
- Narben nach Sterilisation, Prostata-entfernung, vaginaler oder abdominaler Entfernung der Gebärmutter

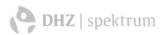
dar. Die Diagnostik mittels **RAC (Reflex auricolo-cardiaque)** ist eine moderne Form der Pulsdiagnostik. Feinste physikalische Stimuli an Akupunkturpunkten führen zu einer Tonusveränderung des vegetativen Nervensystems. So können Sie durch Reizung mit elektrischen Dipolen, Hochfrequenzgeräten oder Testsubstanzen die aktiven Akupunkturpunkte als Störfeld erkennen und behandeln.

Therapieformen

Ist die Ursache der häufig chronischen Erkrankung gefunden, so gilt es, diese nun zu beseitigen. Eine effektive Form der Therapie ist die Kombination von neraltherapeutischer Segment- und Störfeldtherapie mit der **Homöopathie**. Häufig ist die interdisziplinäre Zusammenarbeit mit Zahnärzten gefragt, denn die häufigsten neuraltherapeuthisch zu behandelnden Störfelder liegen im **Kopf- und Kieferbereich** und bedürfen einer zahnärztlichen Sanierung. Ist die Ursache beispielsweise ein Zahn, sollte dieser vom Zahnarzt saniert oder ggf. operativ entfernt werden.

> **!** Heilpraktiker dürfen nach dem Zahnheilkundegesetz keine Behandlung an den Zähnen und im Mundbereich durchführen!

Zur Behandlung seelischer Störfelder eignen sich aus meiner Sicht besonders die **psychokinesiologische Therapie, Mentalfeldtherapie oder MindLink® Analysen**. Einzeln oder kombiniert eingesetzt, kann man mit den Therapieformen schnell und effektiv zur Lösung gelangen.

Die **Neuraltherapie** ist ein Verfahren, das man sowohl zur Diagnose als auch zur Therapie von Erkrankungen einsetzen kann. Bei dieser Methode werden örtlich wirksame Betäubungsmittel (z. B. Procain) injiziert, um Erkrankungen aufzuspüren und Schmerzen zu lindern.

> **!** Heilpraktiker dürfen nur bis zu 2 % Procain (intrakutan) anwenden.

Ich habe die Erfahrung gemacht, dass der Einsatz nur einer einzelnen regulativen Methode auch nur einzelne Ebenen des regulativen Systems anspricht, sodass die Wirkung häufig nicht durchschlagend ist. Sinnvoll erscheint mir eine komplexe Anwendung regulativer Methoden, wobei jeweils eine Methodik für die Lösung struktureller Probleme, eine Methode zur Lösung biochemischer Probleme, eine Methode zur Lösung psychoemotionaler Probleme und auch eine feinergetisch wirksame Methode beherrscht werden sollte.

 Weiterführende Literatur

Strittmattter B. Der Störherd und seine Entstörung. Stuttgart: Hippokrates; 2005.

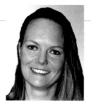

**Dr. med.
Ricarda Haferkorn**
Paul Gruner Straße 48
04107 Leipzig

Dr. med. Ricarda Haferkorn ist Fachärztin für HNO und in Leipzig in eigener Praxis niedergelassen. Ihre Schwerpunkte sind: Allergologie, Naturheilkunde, Chirotherapie und Neuraltherapie

E-Mail: rihaf@t-online.de

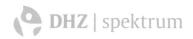

Störherde zielgenau aufspüren – Meridiane und Ohrreflexpunkte führen zur Diagnose

Auch nach einer sorgfältigen und fachgerechten Akupunktur oder Homöopathie tritt bei bestimmten Patienten keine Besserung ein. Meistens verbirgt sich ein Störherd (Störfeld, Fokus) hinter den scheinbar therapieresistenten Beschwerden. Durch Kenntnis des jeweiligen Meridianverlaufs sowie der Reflexpunkte am Ohr kann man den auslösenden Herd durch zielgenaue Störherddiagnostik sicher aufspüren und ausschalten.

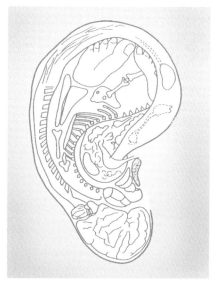

Abb. 1 Übersicht über die Reflexlokalisationen am Ohr. Die Körperzonen sind wie bei einem auf dem Kopf stehenden Fetus auf der Ohrmuschel repräsentiert. Aus: [4]

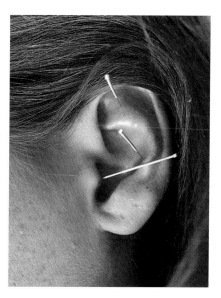

Abb. 2 Voraussetzung für die Ohrakupunktur ist die genaue Kenntnis der Reflexpunkte. Foto: © PhotoDisc

Obwohl sie in ihrer Wirkung bereits durch zahlreiche Grundlagenarbeiten beschrieben wurden, finden Störherde in der Schulmedizin nach wie vor wenig Beachtung. In der Praxis ist das Problem jedoch kaum zu übersehen: Bei einem Patienten heilt eine Knieverletzung problemlos innerhalb einiger Wochen aus, während beim anderen trotz scheinbar identischer Voraussetzungen alle therapeutischen Anstrengungen wirkungslos bleiben.

Wo aber ist der Störherd zu suchen, der die Selbstheilung blockiert? In der inneren Medizin ist ein „Herdscreening" mittels diverser Techniken bereits Standard. Man denkt dabei in erster Linie an entzündliche Prozesse, z.B. im Bereich von Nasennebenhöhlen, Galle, Pankreas, Unterleib oder Zähnen. Leider entziehen sich jedoch viele Herde auch einer ausgefeilten bildgebenden oder laborchemischen Diagnostik: Schon so mancher Zahn wurde „auf Verdacht" gezogen, ohne dass sich an der Symptomatik etwas geändert hätte. Narben werden in der konventionellen Medizin meist erst gar nicht als Störherde in Betracht gezogen.

Gezielt entstören statt Schrotschussmethode

Innere Narben (beispielsweise nach Appendektomie oder Kaiserschnitt) und andere klinisch unauffällige Störstellen können auf diese Weise jedoch nicht diagnostiziert und folglich auch nicht therapiert werden. Die Praxis, alle Narben probatorisch zu unterspritzen, umgeht dies zwar zum Teil, schießt allerdings weit über das Ziel hinaus.

Huneke schaffte jedoch durch seine Erkenntnisse die Grundlagen, auf denen aufbauend Nogier, der Begründer der Ohrakupunktur, vor über 40 Jahren die ersten Schritte in Richtung gezielter Herdsuche ging [2]. Bahr entwickelte später die von der Deutschen Akademie für Akupunktur und Aurikulomedizin (DAAAM) gelehrte, effektive Störherddiagnostik nach den fünf Störherdhinweispunkten [4].

Bei der Störherdsuche hilft die gedankliche Brücke zur Akupunktur. Denn interessanterweise stören bevorzugt solche Narben, die im Verlauf eines Meridians liegen. Die hierdurch unterhaltene Symptomatik liegt oft sehr eindrucksvoll genau im Bereich des weiteren Meridianverlaufs. Ob aus einer Narbe ein Störherd entsteht, hängt jedoch auch davon ab, ob diese lokale Störung mit einer übergeordneten globalen energetischen Störung zusammentrifft (Abwehrenergie).

Migräne und Unterbauchnarben: Verknüpfung im Gallenmeridian

Die Herdsuche bei Migränepatienten fördert sehr oft Störungen des Gallenmeridians zutage (▶ **Abb. 1**), die manchmal durch Narben verursacht werden. Wird dieser Meridian durch eine Narbe blockiert, so kann dadurch in seinem kranial der Narbe gelegenen Anteil ein Energiemangel entstehen (Energiefluss von kranial nach distal). [Bahr F et al: Das große Buch der klassischen Akupunktur; München; Elsevier; 2006.]

Vergleicht man die vom Migränepatienten als im Anfall schmerzhaft beschriebenen Kopfpartien, findet man in diesen Fällen eine erstaunliche Übereinstimmung mit dem Verlauf des Gallenmeridians im Kopfbereich (▶ **Abb. 4**): Die Schmerzen

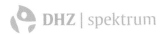

werden beschrieben an den Schläfen, als „Platte" auf dem Kopf, über den Ohren, am Ansatz der mittleren und lateralen Nackenmuskulatur (M. sternocleidomastoideus, M. splenius capitis). Außerdem wird in den meisten Fällen ein starkes Druckgefühl hinter den Augen angegeben, oft schildern die Patienten sogar das Gefühl, als würde ihnen das Auge von hinten herausgedrückt (Verlauf des Gallenmeridians zum Auge bzw. durch das Auge hindurch zum Gehirn ▶ **Abb. 4**).

Bei der Beschreibung des Schmerzes zeichnen diese Patienten oftmals den kranialen Verlauf dieses Meridians mit der Hand exakt nach, manchmal sogar bis in die ventrale Schulter.

Betrachtet man außerdem die sogenannte Meridianuhr, so fällt auf, dass die Zeit des maximalen Energiedurchflusses für den Gallenmeridian zwischen ein und drei Uhr nachts liegt. Genau in dieser Zeit

oder in der Folge am frühen Morgen wachen viele Migränepatienten mit Schmerzen auf.

Störherde im Bereich des Gallenmeridians können z.B. operativ versorgte Außenbandrupturen am Sprunggelenk, laterale Unterbauchnarben oder Narben nach Schultergelenksverletzungen sein. Auch Nahrungsmittelallergien können über eine Schwächung des Gallenmeridians zu Migräne führen, ebenso kann psychischer Stress hier gezielt stören.

> ! Jede Narbe im Meridianverlauf kann, muss aber nicht, stören! Für den Grad der Störung ist es unerheblich, wo ein Meridian gestört wird: „Wenn man im Keller das Stromkabel abklemmt, fällt auch im Dachboden das Licht aus."

Schwachstellen als Wegbereiter

Der Ort, an dem ein Störherd Symptome unterhält, ist meist bereits vorher eine Schwachstelle des Patienten (konstitutionell, erworben) gewesen oder später durch äußere Einflüsse hinzugekommen (Krankheit, Unfall etc.).

In manchen Fällen gibt es jedoch zunächst keine aktuelle oder schon länger vorhandene Schwachstelle, sondern die Beschwerden entstehen zeitgleich oder kurz nach einem operativen Eingriff exakt im Verlauf des betroffenen Meridians. Der Meridian reagiert gereizt, und wir sprechen dann sinnvollerweise von einer sogenannten „Meridianitis".

„Meridianitis" nach OP – zwei Fallbeispiele

Eine 65-jährige Patientin ließ sich auf meinen Rat hin strumektomieren. Sie berichtete anschließend, dass kurz nach dem Aufwachen aus der Narkose ein quälender Schmerz im Bereich der linken Gesichtshälfte aufgetreten war.

Die Störherdsuche ergab einen kleinen störenden Bereich, dort wo die frische Strumanarbe den Magenmeridian schnitt. Die von der Patientin beschriebenen Schmerzen, die im Krankenhaus drei Tage anhielten und dann abklangen, sind als temporärer Reizzustand des Magenmeridians zu verstehen (in diesem Fall – wie so oft bei Schmerzen – ein sogenannter Füllezustand im abflussblockierten Gebiet, da der Energiefluss des Magenmeridians von kranial nach distal erfolgt.

Ein anderer Patient ließ wegen einer Beherdung des devitalen Eckzahns im linken Oberkiefer (Zahn 24) zunächst eine Wurzelspitzenresektion durchführen. Direkt nach diesem Eingriff wachte er morgens um etwa 6 Uhr mit stechenden Schmerzen in der rechten Schulter auf. Die Schmerzen hielten ein paar Stunden an und ließen im Laufe des Tages nach. Dies wiederholte sich nun täglich. Die Untersuchung der Schulter ergab einen untypischen Befund: Die aktive und passive Beweglichkeit war jeweils endgradig eingeschränkt, die isometrischen Funktionsprüfungen jedoch unauffällig, auch der lokale Tastbefund brachte keinen Hinweis auf eine Beteiligung der Rotatorenmanschette oder des AC-Gelenks. Es gab eine Druckschmerzhaftigkeit im Bereich des Punkts Di 15 (seitliche Schulterkante), der Schmerzverlauf wurde seitlich

---

Huneke als Entdecker des Störherdgeschehens

Die Ehre der Entdeckung des Störherdgeschehens gebührt Dr. Ferdinand Huneke, dem Begründer der Herdlehre und der Neuraltherapie. Der Beginn aller Herddiagnostik und -therapie war purer Zufall: 1940 behandelte Ferdinand Huneke eine Frau mit einer Kapselarthritis des linken Schultergelenks, die bisher allen Therapieversuchen widerstanden hatte. Aus der geltenden Vorstellung heraus, dass ein „Fokus" auf dem Blutwege Bakterien und Toxine ausstreue und damit das Schmerzleiden verursache, hatte man ihr bereits die meisten Zähne und die Tonsillen entfernt und wollte ihr nun sogar einen Unterschenkel amputieren: Die Patientin hatte dort als Kind eine Osteomyelitis durchgemacht.

Huneke umquaddelte das Schultergelenk mit Impletol® (Procain mit Koffeinzusatz), spritzte auch peri- und intraartikulär an das Ganglion stellatum und sogar intravenös auf der Seite der kranken Schulter. Es half nichts: Er musste die Frau ungeheilt entlassen.

Nach zwei Wochen erschien sie wieder, weil sich die Umgebung der alten Osteomyelitisnarbe am rechten Unterschenkel entzündet hatte. Diese Entzündung über der Tibia wollte

Huneke jetzt mit Quaddeln behandeln. Noch während der Therapie verschwanden plötzlich die Schulterschmerzen. Die Patientin konnte den Arm wieder schmerzfrei bewegen. Das Schultergelenk war mit Dauerwirkung geheilt. Die Injektionen der ersten Sitzung hatte der Körper wohl als Provokation aufgefasst und mit einer Exazerbation des zugrunde liegenden Störherdes beantwortet.

In der Folge konnte Huneke das Erlöschen von injektionsfern gelegenen, hartnäckigen Symptomen bei Unterspritzung chronischer Irritationsstellen (Narben etc.) mit einem Lokalanästhetikum von nun an immer wieder beobachten. Da dieser Effekt unmittelbar bzw. fast gleichzeitig mit der Injektion erfolgte, prägte Huneke dafür den noch heute bedeutsamen Terminus „Sekundenphänomen". Jedoch konnte auch Huneke innerhalb seiner Methode Störherde und insbesondere den Hauptherd noch nicht gezielt diagnostizieren. Er war, wie auch die meisten der heutigen Neuraltherapeuten, auf eine genaue Anamnese, evtl. den Palpationsbefund im Segment und auf Probeinjektionen angewiesen.

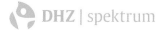

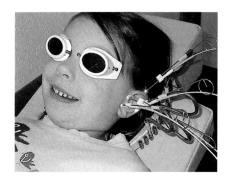

Abb. 3 Laserakupunktur eignet sich hervorragend bei Kindern sowie als Ergänzung zur Ohrakupunktur. Foto: © www.weberneedle.de

bis in den lateralen Ellenbogen ausstrahlend beschrieben (Di 14, Di 11). Es handelte sich offensichtlich um eine Reizung des Dickdarmmeridians, der vom Zeigefinger über Schulter, Hals und Wange zur Oberlippe zieht, dort kreuzt und neben dem kontralateralen Nasenflügel endet (Herd lag links, Schmerzen rechts!). Der Endpunkt Di 20 liegt im Bereich der Wurzelspitzen von Zahn 23 und 24. Die Betrachtung der Meridianuhr erklärt auch das frühmorgendliche Aufwachen mit Schulterschmerzen.

> **!** Sind Beschwerden (z.B. Migräne) auf die Blockierung eines Meridians zurückzuführen, stellt die Ausschaltung des Herdes die einzige wirklich kausale Therapie dar!

Ob man an das sogenannte Sekundenphänomen glaubt oder nicht, spielt in der Praxis keine Rolle: Wer die Störherddiagnostik ernsthaft erlernt und sich um eine regelmäßige Anwendung in der Praxis bemüht, wird immer wieder einmal ein sofortiges Erlöschen von Symptomen erleben können,

- wenn der Hauptherd genau gefunden wurde,
- wenn der Herd vollständig ausgeschaltet werden konnte (Neuraltherapie, Therapeutische Lokalanästhesie, Akupunktur, Operation etc., ▶ **Kasten**) und
- wenn, was sehr wesentlich ist, die Erkrankung von diesem Herd wirklich unterhalten wurde.

Nur „echte" Störherde haben Korrespondenzpunkte am Ohr

Die vielfach geübte Praxis der Neuraltherapie, in einer Sitzung ohne besondere

Austestung diverse, eventuell herdsuspekte Stellen zu unterspritzen bzw. zu quaddeln, ist kritisch zu beurteilen. Diese Vorgehensweise verwischt die Übersicht und die Interpretierbarkeit eventuell eintretender Erfolge, besonders dann, wenn sich die Heilung verzögert. Vielmehr muss diagnostisch geklärt werden:

- Wo ist der störende Herd zu suchen?
- Welche von mehreren Narben stört?
- Welcher wurzelbehandelte Zahn sollte entfernt werden?
- Wie kommt man an einen Störherd im Inneren des Körpers heran?

Die Antwort lautet: über die Ohrreflexzonen. Jede gestörte Struktur, z.B. ein schmerzendes Gelenk, ein entzündeter Zahn oder die Narbe eines inneren Organs, korrespondiert mit einem aktiven, elektrisch veränderten Reflexpunkt am Ohr (▶ **Abb. 1**). Nur eine Struktur mit echter Störherdwirkung weist dabei einen aktiven Korrespondenzpunkt an der Ohrmuschel auf. Durch die Bestimmung dieser aktiven Korrespondenzpunkte lassen sich verschiedene verdächtige Körperstrukturen (Narben, Kieferhöhlen etc.) auf ihre Herdwirkung hin beurteilen.

Narben ohne Störwirkung haben an der Ohrmuschel kein Korrelat. Andererseits können mehrere Narben oder Entzündungsherde zur gleichen Zeit als Störherd wirken und sind dann jede für sich durch einen entsprechenden aktiven, d.h. elektrisch veränderten, Punkt repräsentiert.

Dabei kann nicht nur nach Bereich (z.B. Unterschenkel, Unterleib), sondern auch nach Tiefe eines Störherds unterschieden werden, beispielsweise, ob die Störwirkung von der Bauchwand-Narbe oder der inneren Narbe ausgeht. Denn die Reflexlokalisationen für Bauchwand und z.B. Uterus liegen an verschieden Stellen der äußeren Ohrmuschel.

Voraussetzung ist daher eine genaue Anamnese, die alle Narben, bekannte Entzündungen und den Zahnstatus einschließt. Anschließend sucht man das Ohr mit dem Punktsuchgerät oder RAC (Nogier-Reflex, VAS) auf elektrische Veränderungen in den angegebenen Bereichen ab.

Man sollte einige Lokalisationen, die dem Patienten häufig nicht (mehr) bewusst sind, immer mit untersuchen:

- Nasennebenhöhlen
- Dammschnittnarben bei Frauen

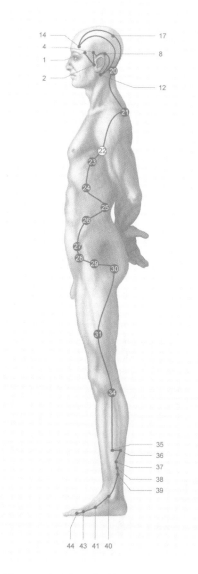

Abb. 4 Verlauf des Gallenblasenmeridians. Quelle: [4]

- Sterilisationsnarben
- Appendix (evtl. symptomarme chronische Entzündung)
- Prostata
- Hämorrhoiden
- alte Impfnarben

Die Herdtherapie steht und fällt mit einer genauen Diagnostik. Das bedeutet, dass der erste Schritt noch vor der Therapie die sorgfältige Herdsuche sein muss. Sie ist minimal-invasiv und bei richtiger Handhabung nebenwirkungsfrei. Dies ermöglicht eine hocheffektive Therapie scheinbar therapieresistenter Erkrankungen.

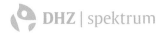
Störherdtherapie: Nadeln, Unterspritzen, Lasern

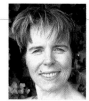

Dr. med.
Beate Strittmatter
Dr. Trittelvitzstr. 4
66583 Elversberg

Prinzipiell kann die Störherdausschaltung bzw. -beeinflussung durch folgende Maßnahmen erzielt werden:

- Nadelung der zum Störherd gehörenden Ohrreflexzone (**Abb. 2**)
- Unterspritzung (Infiltration) oder Quaddelung des Störherds mit einem Lokalanästhetikum
- Laserbehandlung (z.B. Laserpen®, Asiamed) mit Spezialfrequenzen

Durch das relativ kleine, gut überschaubare Areal der Ohroberfläche ist mit etwas Übung eine sichere Diagnostik und auch Therapie der Störungen möglich. Die Wirkung einer exakt im Korrespondenzpunkt gestochenen Nadel auf Herde aller Art ist durch die vermutete Schaltung über die Formatio reticularis durchaus mit einer Unterspritzung, z.B. einer Narbe, vergleichbar, wenn nicht sogar überlegen. Die alleinige Behandlung des zum Störherd gehörenden Ohrreflexpunkts, in der Regel mit nur wenigen Wiederholungsbehandlungen, reicht daher meist zur Therapie aus. Ausschalten lassen sich auf diese Weise Narbenstörherde und chronische Entzündungen. Zahnherde müssen zahnärztlich saniert werden. Hier liegt aber der Wert der Diagnostik im Erkennen des Störherds, beispielsweise, welcher wurzelbehandelte Zahn stört und welcher nicht.

Wichtig: Ohrkorrespondenzpunkte müssen sehr genau gestochen werden. Die Laserbehandlung mit Spezialfrequenzen ist eine sehr gute Ergänzung zur punktgenauen Nadelung der Ohrreflexpunkte und kann auch für sich alleine angewandt werden, besonders bei Kleinkindern oder in entzündlichen Bereichen des Ohres. Mit und ohne RAC-Kontrolle (Nogier-Reflex) anwendbar.

Dr. med. Beate Strittmatter studierte Medizin in Frankfurt, Glasgow (Schottland) und Homburg/Saar. 9-jährige klinische Weiterbildung (Schwerpunkt Orthopädie), Ausbildung in Körper- und Ohrakupunktur, Neuraltherapie, Manueller Medizin. Seit 1990 niedergelassen als Fachärztin für Allgemeinmedizin mit den Zusatzbezeichnungen Naturheilverfahren, Sportmedizin, Akupunktur.
Seit 1985 Dozentin der Deutschen Akademie für Akupunktur und Aurikulomedizin, München (DAAAM), seit 15 Jahren Ausbildungsleiterin der DAAAM. Zahlreiche Publikationen, zwei Lehrbücher (beide inzwischen auch auf Englisch), ein interaktives Ohrakupunktur-Lernprogramm. Seit 1989 Leiterin der Redaktion Ohrakupunktur der Zeitschrift „Der Akupunkturarzt/ Aurikulotherapeut", davon vier Jahre lang zusätzlich Schriftleitung dieser Fachzeitschrift. Regelmäßige Dozententätigkeit an der Universität Miami, Florida sowie in Halifax, Kanada.

E-Mail: Strittmatter@t-online.de

 Literatur

[1] **Dosch P:** Lehrbuch der Neuraltherapie nach Huneke; Heidelberg: Haug; 1989.

[2] **Nogier P:** Lehrbuch der Aurikulotherapie. Maisonneuve Vlg, Sainte-Ruffine;1969.

[3] **Strittmatter B:** Taschenatlas Ohrakupunktur nach Nogier/Bahr. Stuttgart: Hippokrates; 2001.

[4] **Strittmatter B:** Der Störherd und seine Entstörung. Stuttgart: Hippokrates; 2005

@ **Internettipps für Ihre Patienten**

www.stoerherd.de
www.akupunktur-information.de
www.laser-akupunktur.info
www.akupunktur-online.info
www.akupunktur-arzt.de

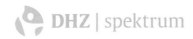
Stuhldiagnostik bei infektanfälligen Kindern

Viele der sehr unterschiedlichen Ursachen kindlicher Infektanfälligkeit sind im Darm zu suchen, darunter abnorme Bakterienbesiedelung oder fehlende „Abwehrproteine". Ein gesunder Darm stellt mit seiner vielfältigen bakteriellen Besiedelung ein ideales Übungsfeld des kindlichen Immunsystems dar, kann jedoch beispielsweise durch Flaschenernährung, übertriebene Hygiene oder Antibiotikagabe massiv beeinträchtigt werden. Eine gezielte Stuhldiagnostik gibt Auskunft über Darmflora, darmassoziiertes Immunsystem und damit über mögliche Ursachen kindlicher Infektanfälligkeit.

Die bekannte Hygienehypothese besagt, dass ein Mangel natürlicher kindlicher Infektionen für den dramatischen Anstieg allergischer Erkrankungen verantwortlich ist. Tatsächlich werden heute aufgrund von übertriebener Sauberkeit oder frühen medizinischen Eingriffen (z.B. Antibiotikatherapie) die lebensnotwendigen „Immun-Trainingslager" im Darm geschädigt. Das Kind verliert damit die Fähigkeit, adäquat auf entsprechende Erreger zu reagieren. Neue Infektionen, häufig mit erneuter Antibiotikagabe, sind die Folge. Nicht selten kann man beobachten, dass kurz nach einer solchen Therapie eine Neurodermitis zum Ausbruch kommt. Das Immunsystem hat sich dann einfach einen neuen Sparringspartner gesucht. Hier heißt es rechtzeitig aufpassen und gegensteuern. Die Praxis hat gezeigt, dass der Therapieerfolg wesentlich gesteigert werden kann, wenn eine zusätzliche Stärkung der Milz erfolgt, z.B. durch Lien comp.® (Wala), NeyTAPS® Splenium (vitOrgan) oder Milzimmunosyx® (Syxyl). In der nachfolgenden Tabelle finden Sie mögliche Untersuchungen bei infektanfälligen Kindern.

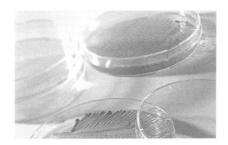

Abb. 1 Die Stuhldiagnostik ermöglicht wichtige Rückschlüsse auf Darmbesiedelung und kindliches Immunsystem. © Studio Nordbahnhof Stuttgart

Diarrhöen im Säuglings- und Kleinkinderalter

Mehrere Durchfallerkrankungen pro Jahr sind bei kleineren Kindern nichts Ungewöhnliches. Man unterscheidet zwischen akuten und chronisch-rezidivierenden Diarrhöen (länger als 3 Wochen). Akute Diarrhöen werden meistens durch Viren hervorgerufen. Am häufigsten finden sich hierbei Adeno-, Rota-, Astro- und Caliciviren, zu denen auch die Noroviren gehören. Bis zum Alter von zwei Jahren haben die meisten Kinder Antikörper gegen viele enteropathogene Viren gebildet.

Pathogenese: Enteropathogene Viren befallen und schädigen die Enterozyten und verursachen damit eine Entzündungsreaktion mit massiver Wasser- und Elektrolytresorptionsstörung. Der daraus resultierende Flüssigkeitsverlust wird noch durch die Einschränkung der resorptiven Oberfläche sowie der bürstensaumständigen Verdauungsenzyme als Folge der Zottenatrophie verstärkt. Die vermehrt im Darmlumen zurückbleibenden Nahrungsbestandteile führen zu einem osmotisch bedingten Flüssigkeitsübertritt in das Darmlumen und letztendlich zum Durchfall. Eine dauerhafte Malabsorption (häufig Laktoseintoleranz) kann sich entwickeln. Diese Spätfolgen werden in der Praxis häufig nicht beachtet.

Bei schweren Krankheitsverläufen kann der Durchfall zur Exsikkose führen. Hierbei kann ohne Gegenmaßnahmen innerhalb weniger Stunden der Tod eintreten. Für eine rasche Rehydratation durch Elektrolytlösungen ist daher Sorge zu tragen.

▶ Labors für mikrobiologische Stuhldiagnostik

Biovis, Frankfurter Str. 20 a, 65527 Niedernhausen, Tel.: 06127/9 65 78–0, www.biovis.de

Ganzimmun, Hans-Böckler-Str. 109, 55128 Mainz, Tel.: 06131/72 05–0, www.ganzimmun.de

Hauss, Postfach 1207, 24332 Eckernförde, Tel.: 04351/71 26 81, www.hauss.de

L+S/Enterosan, Mangelsfeld 4, 97708 Bad Bocklet, Tel.: 09708/91 00–30, www.labor-ls.de

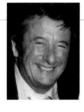
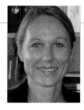

Dr. rer. nat. Reinhard Hauss ist seit 1979 in eigener naturheilkundlicher Praxis tätig und seit 1985 biologischer und technischer Leiter eines medizinisch-mikrobiologischen Labors in Eckernförde. Er ist Kommissionsmitglied am BGA in Berlin, Referent im In- und Ausland sowie Autor zahlreicher Fach- und Buchbeiträge.

Christiane Pies ist Diplom-Biologin mit Schwerpunkt im Bereich Immunologie und medizinischer Mikrobiologie. Seit 1993 leitende wissenschaftliche Mitarbeiterin im Labor Dres. Hauss, Vorträge und Veröffentlichungen zu serologischer Diagnostik, PCR-Technik und Gensonden-Analytik.

Dr. rer. nat. R. Hauss
Christiane Pies, Dipl. Biol.
Kieler Str. 71
24340 Eckernförde
E-Mail: laborinfo@t-online.de

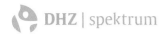

Tabelle 1 Die wichtigsten stuhldiagnostischen Untersuchungen beim infektanfälligen Kind.

Untersuchung	Normwerte	Bedeutung
Darmflora-Komplettstatus Angaben jeweils in kbe (koloniebildende Einheiten)/g	E. coli $10^6 - 10^7$ Enterokokken $10^6 - 10^7$ Laktobazillen $10^5 - 10^7$ Enterobacteriaceae Pseudomonaden $< 10^4$ Clostridien $< 10^5$ Bifidobakterien $10^9 - 10^{11}$ Bacteroides $10^9 - 10^{11}$ Candida, Geotrichum, Schimmelpilze $< 10^2$	Die physiologische Darmflora stellt ein wichtiges „Trainingsfeld" für das Immunsystem dar. Störungen der aeroben und anaeroben Darmflora können bei Kindern vielfältige Ursachen haben. (Kaiserschnittgeburt, Flaschenernährung, Antibiotika, etc.). Die Folge ist eine Schwächung des Immunsystems, die eine Infektanfälligkeit zur Folge hat und sich weiter verschlimmern kann. Cave: Ggf. Behandlungsverbot für HP nach Diagnosestellung durch das Labor (§§7, 24 IfSG).
Mykologische Diagnostik	Candida, Geotrichum, Schimmelpilze $< 10^2$	Pilzinfektionen können schon bei der Geburt oder später durch Störungen der Darmflora erworben werden. Verdauungs- und Gedeihstörungen sind die Folge.
sIgA (sekretorisches Immunglobulin A)	$510 - 2040$ µg/ml (bis zum vierten Lebensjahr liegen die Werte oft unter 510 µg/ml, da das Immunsystem noch nicht ausgereift ist).	Das sekretorische IgA ist der Schleimhautantikörper des Menschen und wird von den Plasmazellen des Darmes gebildet. Bei Kindern sind die Werte physiologischerweise oft niedrig. Bei Allergikern (z. B. Neurodermitikern) finden sich aufgrund vorhandener Nahrungsmittelreaktionen oft dramatisch erhöhte Werte. Ein sIgA-Mangel führt zu rezidivierenden bakteriellen Infektionen der Schleimhäute.
Beta-Defensin 2	erniedrigt: unter 8 ng/ml erhöht: über 60 ng/ml	Beta-Defensine sind Teil des angeborenen Immunsystems. Es handelt sich dabei um antimikrobielle Peptide mit breitem antibiotischen Wirkungsspektrum. Beta-Defensine spielen neben dem sIgA die entscheidende Rolle bei der Gewährleistung der Kolonisationsresistenz der Darmschleimhaut und sind ein Garant für die physiologische Immuntoleranz und Aufrechterhaltung der intestinalen Mukosa-Barriere.
Alpha-1-Antitrypsin	normal: bis 27 mg/dl erhöht: ab 35 mg/dl	Infolge von Reifungsstörungen, Infekten oder Allergien kommt es zu einer Barrierestörung an der Darmschleimhaut (Leaky-Gut-Syndrom). Hierdurch werden die atopischen Reaktionen verschlimmert und die physiologische Abwehr gegenüber Bakterien, Viren und Pilzen geschwächt. Gleichzeitig findet man dabei einen erhöhten Gehalt des Proteins Alpha-1-Antitrypsin im Stuhl.
Lysozym	normal: bis 600 ng/ml	Lysozym gehört als antimikrobielles Enzym neben anderen Faktoren zur unspezifischen Infektabwehr im Stuhl. Es ist an der Abwehr von Pilzen, Bakterien und Viren beteiligt.
Helicobacter pylori	negativ: bis 0,130 positiv: ab 0,170	Es besteht eine signifikante Assoziation zwischen Helicobacter-pylori-Gastritis und Bauchschmerzen. Die Stuhluntersuchung auf Helicobacter-pylori-Antigene stellt den Goldstandard der Untersuchung bei Kindern dar.
Zöliakie-Diagnostik	normal: bis 100 U/ml (Anti-TG-sIgA)	Die durch das Getreideeiweiß Gluten bzw. seinen Bliadin-Anteil induzierte Dünndarmerkrankung führt zu einer charakteristischen Atrophie der Dünndarmzotten, wodurch sich letztlich eine globale Resorptionsstörung entwickelt. Eine unbehandelte Zöliakie führt deshalb immer zu einer Mangelernährung, die wiederum das Immunsystem beeinträchtigt und die Infektanfälligkeit verstärkt.
Parasitologische Diagnostik	–	Protozoen wie Amöben, Lamblien oder Sporozoen werden auch in unseren Breiten zunehmend bei Kindern nachgewiesen. Damit einher gehen rezidivierende Diarrhöen, Malassimilations-Symptome, Gedeihstörungen und Anämie. Cave: Ggf. Behandlungsverbot für HP nach Diagnosestellung durch das Labor (§§7, 24 IfSG).

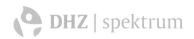

Thoracic-Outlet-Syndrom (TOS): Wenn der Arm lahm wird

Kurt W. ist Automechaniker und seit einiger Zeit fällt ihm nach wenigen Minuten der Schraubenzieher aus der Hand, wenn er kopfüber arbeitet. Das könnte ein Thoracic-Outlet-Syndrom sein. Das Krankheitsbild ist z. B. gekennzeichnet durch Gefühls- und Durchblutungsstörungen sowie Lähmungserscheinungen des Armes, die im Anfangsstadium meist lageabhängig auftreten. Dr. med. Thorsten Rarreck gibt Ihnen einen Überblick über Formen, Symptome und diagnostische sowie therapeutische Möglichkeiten.

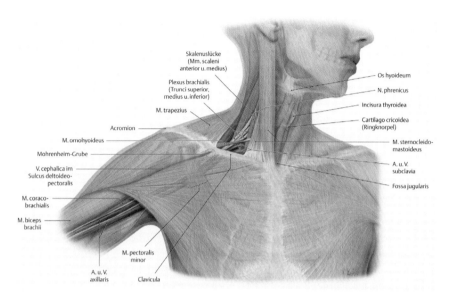

Abb. 1 Der Plexus brachialis übernimmt die motorische und sensible Versorgung der oberen Extremität. Zwischen dem M. scalenus anterior und dem M. scalenus medius befindet sich die Scalenuslücke. Quelle: aus [1]

Das Thoracic-Outlet-Syndrom (TOS) ist ein **chronisches, neurovaskuläres Kompressionssyndrom der oberen Thoraxapertur** an anatomischen Engstellen verschiedener Genese. Betroffen können der Armplexus (Plexus brachialis) und die Subklaviagefäße sein. Daraus entwickeln sich Beschwerdebilder im Schulter-, Arm- und Handbereich, die durch Druckschädigungen der Nerven oder Gefäße zustandekommen. Begünstigend wirken muskuläre, skelettäre oder vaskuläre Varianten (Anomalien).

Es sind mehr Frauen als Männer vom TOS betroffen (3:2). Der Altersgipfel liegt im mittleren Erwachsenenalter (30–40 Jahre). Oft sind leptosomasthenische Frauen- oder muskulärathletische Männer-Konstitutionen betroffen.

Klinik – auslösende Faktoren

Etwa zwei Drittel der Patienten geben an, dass ein akutes Ereignis die Beschwerden auslöste. Folgende Belastungen können förderlich sein:

- ungewohnte körperliche Anstrengungen mit Krafteinsatz der Arme

Anatomische Grundlagen

Die Mm. scaleni (Treppenmuskel) entspringen an den Querfortsätzen der Halswirbel und setzen an den oberen 2–3 Rippen an. Sie unterstützen die Einatmung, da sie den oberen Thorax (1. und 2. Rippenpaar) heben und die Halswirbelsäule seitwärts neigen. Man unterscheidet von ventral nach dorsal: **M. scalenus anterior, M. scalenus medius, M. scalenus posterior**. In ca. einem Drittel der Fälle existiert auch ein M. scalenus minimus.

Zwischen dem M. scalenus anterior und dem M. scalenus medius befindet sich die **Scalenuslücke (auch „hintere Scalenuslücke" genannt)**. Durch sie ziehen der Plexus brachialis und die Arteria subclavia.

Der **M. sternocleidomastoideus** entspringt am Sternum und der medialen Klavikula und setzt am Hinterhaupt (Prozessus mastoideus und Linea nuchae superior) an. Er dreht den Kopf zur anderen Seite,

neigt ihn zur gleichen Seite und kann als **Atemhilfsmuskel** tätig werden.

Der M. omohyoideus entspringt dem oberen Scapularand und setzt am Zungenbein an. Er spannt die Faszie und erweitert als Gefäßmuskel die V. jugularis interna. Die vorderen Äste (Rami ventrales) der Spinalnerven bilden in Höhe der Extremitäten Nervengeflechte (Plexus). Das Armgeflecht (Plexus brachialis) bildet sich aus den Ästen von C 4–Th 1.

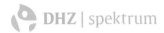

- Über-Kopf-Arbeiten
- Lastentragen mit lokaler Kompression
- bestimmte berufliche und sportliche Belastungen (z. B. Anstreichen, Kraftsport, Rudern); Einblutungen mit Narbenstrangbildungen oder Muskelhyperthropien spielen hier eine Rolle

In diesen Fällen wirkt Distorsion oder Kompression auf die Hals-Schulter-Arm-Region ein.

> **!** Ein bislang harmloser Verlauf kann sich perakut in ein Stadium entwickeln, das einen sofortigen gefäßchirurgischen Eingriff erfordert. Typische Alarmsymptome: starke, plötzliche Schmerzzunahme, sensible oder motorische Ausfälle, akute Blässe und Pulsabschwächung.

Symptome

Bestimmte **Symptome** (⊙ **Tabelle**) weisen die Richtung und müssen bei der **Anamnese und klinischen Untersuchung** aufgespürt werden. Sogenannte **Provokationstests**, die rasch in der Praxis durchgeführt werden können, rufen die typischen Beschwerden bei bestimmten Bewegungsabläufen und Haltungen hervor.

Formen und Einteilung

Auf dem Weg zur Peripherie kreuzen der Plexus brachialis und die A. subclavia mögliche Engpässe. Dort kann es insbesondere bei anatomischen Varianten (fibrös, muskulär, skelettär, vaskulär) oder raumfordernden Prozessen (Tumoren, überschießende Kallusbildung, degenerative Wirbelveränderungen) zu Druckschädigungen kommen.

Da oftmals mehrere Anomalien an der neurovaskulären Kompression beteiligt sind und das klinische Bild dann keine sichere Differenzierung zulässt, hat sich zunächst der allgemeine Begriff TOS durchgesetzt. Die Einteilung in **Unterformen** erfolgt unter Angabe des Entstehungsorts bzw. Engpasses.

Es gibt unterschiedliche Testverfahren, die im Rahmen der klinischen Untersuchung durch das Auslösen von Symptomen die Diagnosefindung erleichtern (**Provokationstests**).

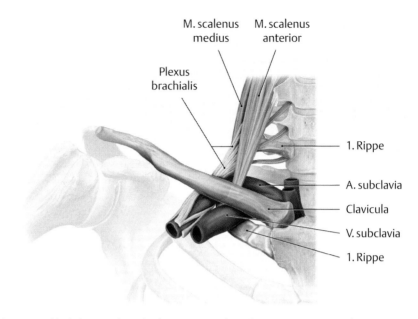

Abb. 2 Kostoklavikuläres Syndrom durch Kompression des Gefäß-Nerven-Strangs zwischen 1. Rippe und Klavikula. Quelle: aus [1]

Halsrippensyndrom

Die Halsrippe ist eine anatomische Variante am 7. Halswirbel, an dem sie – wie sonst nur an Brustwirbeln – seitlich gebildet wird. Die Häufigkeit liegt zwischen 0,2 und 2 % (meistens doppelseitige Anlage). Weniger als 10 % der Halsrippen werden symptomatisch. Außerdem korreliert die Rippengröße nicht mit den Beschwerden.

Sie kann als **verbreiterter Querfortsatz**, frei endender Rippenstummel oder unterschiedlich lange Rippe mit Kontakt zum Brustbein imponieren. Es gibt auch fibromuskuläre Verbindungen mit der Brustrippe. Die hier relevante Engstelle stellt das Trigonum supraclaviculare majus dar (vordere Begrenzung: M. sternocleidomastoideus; hintere Begrenzung: M. omohyoideus

Tab. 1 Symptome bei TOS.

Art der Symptomatik	Charakteristik
lokal	Die Betroffenen klagen über spontan auftretende Schmerzen, auf Druck und Belastung. Oftmals können Muskelverspannungen an der seitlichen Halsregion palpiert und Schmerzen im Armplexus auf Druck ausgelöst werden. Eine ausgeprägte Halsrippe kann tastbar sein.
neurologisch	Es kann zu pseudoradikulär ausstrahlenden, oft ulnar und nächtlich betonten Schmerzen und Missempfindungen kommen sowie zu motorischen Ausfällen (Paresen), Muskelatrophien (besonders im Thenarbereich). Bei der seltenen hohen Plexusbeteiligung strahlen die Schmerzen in die seitliche Halsregion, die Kieferwinkel und den Hinterkopf aus. Der neurologische Status fällt entsprechend aus.
vegetativ-neurologisch	Bei vegetativ-neurologischen Symptomen kommt es zu Raynaud-Phänomenen (anfallsweiser Vasospasmus der Digitalarterien mit Abblassen einzelner Finger) und zu vermehrter Schweißabsonderung.
arteriell	Typische Symptome sind blasse, kühle Haut und schmerzhafte Belastungsischämie des Armes. Mikroembolien aus einem poststenotischen Aneurysma der A. subclavia können Verschlüsse der A. brachialis, A. ulnaris und A. radialis zur Folge haben. Nicht selten zeigen sich digitale Arterienverschlüsse und punktförmige Hautnekrosen. Mitunter kann ein klavikuläres Strömungsgeräusch auskultiert werden.
venös	Schwellungszustände, vermehrte Venenzeichnung, Schwere- und Spannungsgefühl, zyanotische Verfärbungen (klinisches Vollbild bei Thrombose der V. subclavia = Paget-von-Schroetter-Syndrom)

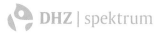

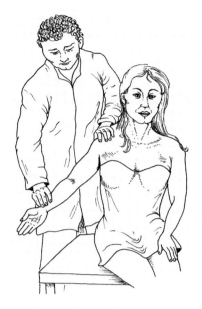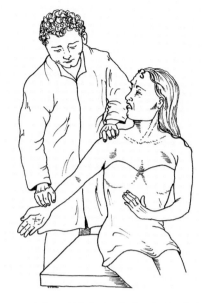

Abb. 3 a (links) und 3 b (rechts) ADSON-Test: a) Ausgangsstellung; b) Patient rotiert und extendiert den Kopf zur betroffenen Seite. Quelle: aus [2]

Basis: Klavikula). In diesem Bereich können die A. subclavia und der untere Armplexus komprimiert werden.

- Läsionen des zervikalen Rückenmarks oder der Spinalnerven: z. B. durch degenerative Wirbelveränderungen, Bandscheibenvorfall
- Armplexusschäden anderer Genese: z. B. durch Pancoast-Tumor (in der Lungenspitze lokalisiertes Bronchialkarzinom), „Rucksacklähmung" (obere Armplexuslähmung durch chronischen Druck beim Tragen schwerer Lasten)
- Neurologische Systemerkrankungen: z. B. Multiple Sklerose, neuralgische Schulteramyotrophie mit entzündlich-allergischer Affektion u. a. des oberen Armplexus
- Kompressionssyndrome der Armnerven: z. B. Karpaltunnelsyndrom, Pronator-Syndrom, Sulcus-Ulnaris-Syndrom
- Gefäßleiden: z. B. Thrombose der V. axillaris, Verschluss der A. brachialis, Raynaud-Phänomen

! Eine seltene Variante ist das Vorhandensein des M. supraclavicularis, der die Basis weiter verengt (röntgenologisch nicht darstellbar!).

Provokationstests
1. Beim AER-Test (Abduktions-Elevations-Rotations-Test) wird der Patient aufgefordert, den Kopf so weit wie möglich zur gesunden Seite zu drehen. Der Untersuchende erfragt Schmerzen oder Gefühlsstörungen als neurologische Symptome und tastet den Puls des Patienten, um ggf. Seitendifferenzen festzustellen. Bei positivem Befund liegt der Verdacht nahe, dass der untere Plexus und evtl. die A. subclavia über dem „Hypomochlion Halsrippe" durch die Drehung komprimiert werden.

2. ADSON-Test
Der Patient versucht mit dem am Thorax adduzierten Arm den Kopf überstreckt zur gesunden Seite zu drehen, während er tief einatmet. So können Sie erkennen, ob es zu einer weiteren Einengung der Skalenuslücke kommt.

Skalenussyndrom

Hier stellt die hintere Skalenuslücke den anatomischen Engpass für die A. subclavia und den Armplexus dar (vordere Begrenzung: M. scalenus anterior; hintere Begrenzung: M. scalenus medius, Basis: 1. Rippe). Die Verengung ergibt sich durch den **hypertrophierten Skalenusmuskel**, einen ver-

breiterten Ansatz des M. scalenus anterior an der 1. Rippe, oder den sog. M. scalenus minimus oder albus (Normvariante in Form eines fibromuskulären Stranges zwischen dem Querfortsatz des 7. Halswirbels und der 1. Rippe). Das Skalenussyndrom kann mit einer **Halsrippe** einhergehen.

Provokationstests
1. Beim AER-Test (Abduktions-Elevations-Rotations-Test) soll der Patient versuchen, im Sitzen die Abduktion des Armes bis zur Horizontalen und die maximale Außenrotation zu erreichen, sodass die Handinnenfläche nach oben zeigt (Abduktions-Elevations-Rotations-Test; AER-Test). Spürt der Patient bei einem Faustschluss ein Stauungsgefühl mit Hervortreten der Armvenen (venöse Kompression), eine schmerzhafte Abblassung der Finger (arterielle Kompression) oder Schmerzen/Dysästhesie (neuronale Kompression), ist der Test positiv.

2. ADSON-Test
Der Patient versucht mit dem am Thorax adduziertem Arm, den Kopf überstreckt zur gesunden Seite zu drehen, während er tief einatmet.

Kostoklavikularsyndrom

Bei diesem Syndrom wird das **Gefäß-Nerven-Bündel** im Engpass zwischen dem Schlüsselbein und der 1. Rippe **komprimiert**. Der lateral liegende Armplexus ist hier weniger gefährdet als die A. und V. subclavia, insbesondere bei zusätzlichen Belastungsfaktoren (z. B. angeborener Defekt der Klavikula, Tumoren, posttraumatische überschießende klavikuläre Kallusbildung, Exostose der 1. Rippe). Begünstigend wirkt ein Absinken der Schlüsselbeine bei schwach ausgeprägter Muskulatur im Bereich des Schultergürtels. Öfter kommt es zu einer Thrombose der A. subclavia.

Provokationstests
1. Beim AER-Test (Abduktions-Elevations-Rotations-Test) hält der Patient den Arm lange Zeit nach unten sowie hinten und verschmälert sich der Spalt zwischen Klavikula und 1. Rippe, kann es zu einer Abschwächung des Radialispulses und zu einer venösen Stauung kommen.

2. ADSON-Test
Der Patient versucht mit dem am Thorax adduziertem Arm, den Kopf überstreckt

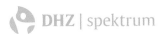

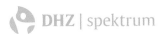

Naturheilkundliche Therapien

- Ordnungstherapie
- Ernährungstherapie
- Phytotherapie
- Orthomolekulare Medizin
- Homöopathie
- Neuraltherapie
- Akupunktur

zur gesunden Seite zu drehen, während er tief einatmet.

Hyperabduktionssyndrom (= Korakopektoralsyndrom)

Die Engstelle liegt zwischen dem Processus coracoideus und dem Ansatz des M. pectoralis minor, welcher lateral der Knochen-Knorpel-Grenze der 3.–5. Rippe entspringt.

Provokationstests

1. Beim AER-Test (Abduktions-Elevations-Rotations-Test) wird bei maximaler Elevation und Rückführung des Armes das Gefäß-Nerven-Bündel komprimiert und der Pa-tient beklagt Schmerzen/Dysästhesien bis zu den ulnarseitigen Fingern. Gleichzeitig kann der Radialispuls abgeschwächt werden. Betroffene berichten oft von Brachialgien bei Schlafpositionen mit hypereleviertem Arm.

Diagnostik

Das TOS ist zunächst eine klinische Diagnose, da knöcherne Anomalien nicht immer relevant sind und fibromuskuläre Strukturen sich dem radiologischen Nachweis entziehen. Nerven- und gefäßbedingte Symptome können alleine, gleichzeitig oder nacheinander in verschiedenen Schweregraden auftreten. Daher ist die **Diagnosestellung** oft **schwierig** und erfordert viel Zeit. Gelangen Sie als Heilpraktiker zur Verdachtsdiagnose TOS, können folgende Erweiterungen der Diagnostik je nach Einzel-

fall sinnvoll sein. Dazu ist eine Konsultation von verschiedenen Fachärzten notwendig.

- Röntgen
- MRT/CT
- Doppler-Sonografie zur Gefäß-diagnostik
- Messung der Nervenleitgeschwindigkeit (N. ulnaris, N. medianus)
- Elektromyografie (EMG)

Therapiemöglichkeiten

Die **operative Dekompression** ist bei mechanischen neurovaskulären Irritationen mit hohem Leidensdruck, die konservativ nicht beherrschbar sind, indiziert. Eine absolute Indikation liegt bei drohenden irreversiblen neurovaskulären Komplikationen vor (Paresen, Ischämie).

Trotz der mechanischen Ursache sind oftmals eine konservative Behandlung und naturheilkundliche Begleittherapien (**Kasten**) erfolgreich. Bis zu zwei Drittel der Fälle können auf diese Weise langfristig deutlich gebessert werden. Nicht selten liegt bei der Chronifizierung der Schmerzen eine psychische Begleitkomponente vor (insbesondere bei asthenisch-leptosomer Konstitution). In diesen Fällen ist bei der Indikationsstellung zur operativen Vorgehensweise Zurückhaltung geboten und eine **psychologische Begleittherapie** indiziert.

Konservative Behandlung

Die konservative Behandlung des TOS ist eine Domäne der **Physiotherapie**. Das wichtigste Therapieprinzip ist die **Stabilisierung des Schultergürtels bzw. Haltungsverbesserung** durch den Ausgleich von muskulären Dysbalancen im Rahmen von Krankengymnastik und medizinischer Trainingstherapie. Hierbei werden die verkürzten, tonischen Muskeln gedehnt und die phasischen, abgeschwächten Gegenspieler gekräftigt, um periphere Gelenke und Wirbelgelenke zu zentrieren. Eine vorsichtige manuelle Therapie (Traktion, Extension) unter Beachtung des Schmerzverhaltens ist empfehlenswert. Die Anwendung von speziellen **Schultergürtel-Orthe-**

sen bringt manchmal Linderung. **Schulen** Sie Ihre Patienten bez. der Haltung bei der Arbeit, beim Sport und im Schlaf!

Lokale Wärmebehandlung (Rotlicht, Kurzwellenbestrahlung, Heißluft, Fango) sorgt für eine Detonisierung des oftmals mitursächlichen Hartspanns. Eine osteopathische Basisbehandlung (viszeral, kraniosakral, faszial) baut Spannungen ab und unterstützt durch die Verbesserung der Selbstregulation die anderen Therapien. Spezielle Weichteiltechniken zum Abbau myofaszialer Triggerpunkte im Bereich der gesamten Hals-Schulter-Arm-Region sind oft sehr effektiv. Hier setzt auch die Wirkung der radialen und fokussierten Stoßwellentherapie an.

Verwendete Literatur

[1] **Schünke M, Schulte E, Schumacher U.** Prometheus. LernAtlas der Anatomie. Allgemeine Anatomie und Bewegungssystem. Abbildungen: Voll M, Wesker K. Stuttgart: Thieme; 2007

[2] **Buckup K.** Klinische Tests an Knochen, Gelenken und Muskeln. Stuttgart: Thieme; 2008

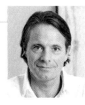

Dr. med. Thorsten Rarreck Hochstr. 19 45894 Gelsenkirchen

Dr. med. Thorsten Rarreck ist Facharzt für Orthopädie mit den Schwerpunkten Sportmedizin, Chirotherapie, Physikalische Therapie und Naturheilverfahren in eigener Praxis in Gelsenkirchen-Buer. Von 1998–2007 war er offizieller Vereinsarzt des Fußball-Bundesligisten FC Schalke 04.

E-Mail: dr.rarreck@t-online.de

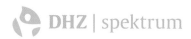
Die kleine Urinschau

Die Urinuntersuchung lässt Rückschlüsse auf viele Erkrankungen zu, schon Geruch und Farbveränderung können hinweisgebend sein. HP Nadine Laireiter stellt verschiedene Möglichkeiten der Urinuntersuchung vor, einschließlich der traditionellen Urinfunktionsdiagnostik.

Wie bedeutend die Urinuntersuchung ist, hat der Londoner Internist Sir Robert Hutchison (1871–1943) einmal in folgendem Satz beschrieben: „Die Geister verstorbener Patienten, die uns in den Träumen verfolgen, fragen nicht, warum sie nicht in den Genuss des letzten Schreis der modernen Medizin kamen; vielmehr fragen sie: Warum hast du meinen Urin nicht untersucht?"

Dieser Satz hat bis heute in der Naturheilkunde nicht an Bedeutung verloren. Denn eine sorgfältige Untersuchung des Urins kann Hinweis geben auf eine Nierenerkrankung, aber auch auf Stoffwechselstörungen und viele andere Erkrankungen.

Uringewinnung

Für die meisten Urinuntersuchungen, z. B. für einen aktuellen **Urinstatus** zur qualitativen und quantitativen Beurteilung von korpuskulären und gelösten Bestandteilen, wird **Spontanurin** benötigt, vorzugsweise werden der Morgen- oder Mittelstrahlurin verwendet.

Sammelurin benötigt man für die **quantitative Bestimmung von Stoffwechselparametern und speziellen, z. T. auch zirkadianer Rhythmik unterliegenden Ausscheidungsprodukten** (Dopamin, Katecholamine, Vanillinmandelsäure, Homovanillinsäure, 5-Hydroxyindolessigsäure) sowie für die **Bestimmung der Nierenfunktionsleis-tung (Kreatinin-Clearence)**. In das Sammelgefäß werden, je nachdem, was be-

stimmt werden soll, unterschiedliche Konservierungsmittel gegeben, z. B. Salzsäure, Thymol-Lösung etc. (entsprechend der Laboranweisung). Die Sammlung beginnt z. B. morgens um 8 Uhr und endet am anderen Morgen um 8 Uhr (24-Stunden-Sammelurin). Der Patient leert zu Beginn der Sammlung (8 Uhr) die Blase, der Urin wird verworfen. Alle Urinportionen danach werden bis zum nächsten Tag (8 Uhr) gesammelt, die Sammlung endet mit der Blasenentleerung zu dieser Uhrzeit.

! **Es ist wichtig den Patienten darauf hinzuweisen, dass auch bei jedem Stuhlgang der Urin zuvor aufgefangen werden muss, damit er nicht verlorengeht.**

Der Sammelurin wird kühl und lichtgeschützt gelagert, in den Sommermonaten am besten im Kühlschrank, die Gefäße sind heutzutage geruchsdicht. In den Wintermonaten reicht es, das Sammelgefäß im Badezimmer (unbeheizt) aufzubewahren.

Riechen und Sehen

Der **Geruch des Urins** kann allein schon hinweisgebend sein. So findet sich ein **mehr oder weniger intensiver Ammoniakgeruch** nach **bakterieller Zersetzung des Harnstoffs** (z. B. bei einer Zystitis). Ein **azidotischer Geruch** weist auf **Diabetes mellitus oder Fastenstoffwechsel** hin. **Eiter im Urin** kann man an einem **Geruch erkennen, der Ekel verursacht**.

! **Häufig treten intensive Geruchsveränderungen auch nach dem Verzehr bestimmter Nahrungsmittel auf, z. B. nach einem Spargelessen. Daher den Patienten nach seiner letzten eingenommenen Mahlzeit fragen.**

Die **Farbe des Urins** oder andere Veränderungen (z. B. Schaumbildung) können ebenfalls etwas Aussagen über mögliche

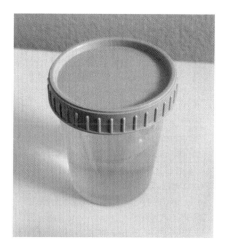

Abb. 1 Das Aussehen des Urins kann auf Organstörungen schließen lassen. Foto: © PhotoDisc

Erkrankungen. Doch die Färbung des Urins kann auch von vielen anderen Faktoren beeinflusst sein. So kann die Einnahme bestimmter Laxanzien z. B. dazu führen, dass der Urin sich hellrot verfärbt, ebenso kann aber auch eine Porphyrie der Grund dafür sein (▶ **Tab. 1**).

Urinstreifentest

Der Urinstreifentest kann schnell und einfach durchgeführt werden, deshalb ist er zur **hinweisgebenden Diagnose** gut geeignet. Bei positiven Reaktionen sollte eine ausgiebige Laboruntersuchung folgen.

Durchführung: Der Teststreifen wird für ein paar Sekunden in den Mittelstrahlurin gehalten. Die Auswertung sollte unverzüglich erfolgen, lediglich das Feld, das anzeigt, ob Leukozyten vorhanden sind oder nicht, wird nach 1–2 min (je nach Hersteller) abgelesen. **Zu langes Warten verfälscht die Ergebnisse!**

Folgende Parameter werden mit den Teststreifen bestimmt und können eine Farbveränderung (positive Reaktion) hervorrufen:

- **Dichte** (zur Kontrolle der Konzentrierleistung der Niere): Normalbefund:

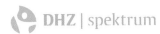

1,010–1,025. Eine Erhöhung der Dichte deutet auf einen höheren Anteil fester Stoffe hin, z. B. Leukozyten, Bilirubin u.s.w., die weiteren Parameter zeigen an, welche es sein könnten. Aber auch eine zu geringe Flüssigkeitszufuhr kann die Dichte erhöhen. Die Färbung gibt oft einen Hinweis auf die Konzentration des Urins.

- **Leukozyten:** positive Reaktion bei einer bakteriellen Infektion der Harnwege
- **Hämoglobin/Erythrozyten:** bei positiver Reaktion können z. B. eine Zystitis, Pyelonephritis, Nierensteine, Glomerulonephritis oder eine zystische Veränderung vorliegen, aber auch eine Verletzung der Blase bzw. eine Verletzung in den Harnwegen oder Tumoren in den Harnorganen.
- **Protein:** bei einer Ausscheidung von 150–300 mg/l Albumin und mehr besteht Verdacht auf glomeruläre oder tubuläre Eiweißverluste. Weitere Abklärung durch einen Arzt erforderlich!
- **Glukose:** positive Reaktion bei einer Glukoseausscheidung im Urin von mehr als 500 mg/l, ein Diabetes mellitus muss ausgeschlossen werden.

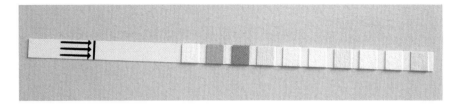

Abb. 2   Urinstreifen: Felder verändern die Farbe bei positiver Reaktion. Foto: © Thieme Verlagsgruppe

Achtung: Schwangere haben einen niedrigeren Glukose-Nierenschwellenwert, deshalb kann es zu einer erhöhten Glukoseausscheidung kommen. Ein Schwangerschaftsdiabetes sollte dennoch ausgeschlossen werden. Ein Nierenschaden kann jedoch auch für die höhere Glukoseausscheidung verantwortlich sein, es sind dann aber auch andere Parameter erhöht wie Harnsäure, Kalium, Phosphat und Proteine im Serum (Blutlabordiagnostik!)

- **Ketone:** positive Reaktion bei Ketonurie als Hinweis auf entgleisten Diabetes mellitus oder bei strenger Fastenkur
- **pH-Wert:** > 7: Hinweis auf Harnwegsinfekt oder Kaliummangel, kann auch durch vegetarische Ernährung oder bestimmte Medikamente bedingt sein; < 7: metabolische und respiratorische Azidose (Übersäuerung), Gicht; ein saurer Urin fördert die Entstehung von Nierensteinen.

- **Nitrit:** positive Reaktion, wenn Bakterien wie E. coli Nitrat zu Nitrit umwandeln; z. B. bei Zystitis
- **Bilirubin:** positive Reaktion v. a. bei Hepatopathien und obstruktiven Gallenwegserkrankungen
- **Urobilirubin:** positive Reaktion v. a. bei Störungen des Bilirubinstoffwechsels

Urinüberschichtung

In der Urinüberschichtung zeigen sich **Stoffwechselstörungen.** Hier wird der Urin mit einem Salpetersäuregemisch versetzt.

Durchführung: 2 ml Salpetersäuregemisch werden langsam in den kurzen Schenkel eines Überschichtungsglases mit 2 ml Urin darin eingeträufelt. **Nicht vermischen!**

Tab. 1   Beispiele für Urinverfärbungen und Ursachen dafür.

Farbe/Veränderungen	Ursache (nicht auf eine Krankheit zurückzuführen)	Ursache (krankheitsbedingt)	Pigment
farblos bis hellgelb	Überwässerung, nach Trinken großer Mengen Wasser, Tee und alkoholischer Getränke	Diabetes insipidus, neu aufgetretener und nicht diagnostizierter Diabetes mellitus	–
intensiv gelb	B-Vitamine, Antibiose	–	Tetrazykline, Riboflavin
orange	konzentrierter Urin	Hämolyse, Hepatitis	Urobilin
braun bis grün	–	Cholestase	Bilirubin
rosa bis hellrot	manche Laxanzien, pyrazotonhaltige Analgetika, Nahrungsmittel (rote Beete)	Porphyrie	Porphyrine, Medikamente, Farbstoffe
rot	Menstruationsblut	Hämolyse, Blutungen der Blase oder Prostata (Tumoren), Verletzung im Harntrakt	Hämoglobin, Erythrozyten, Myoglobin
braun bis schwarz	–	schwere Hämolyse, z. B. bei Malaria, Melanom (metastasierend)	Methämoglobin, Melanin
grün	Süßigkeitenkonsum	–	Farbstoffe
milchig	–	Harnwegsinfekt, Phosphaturie, Chylurie bei Lymphabflussstörungen	Leukozyten, Chylomikronen
Schüttelschaum	–	Leber-/Gallenerkrankungen	Bilirubin
Ziegelmehl-Sediment	–	Uraturie, saurer Urin	Uratsalze

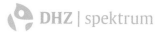

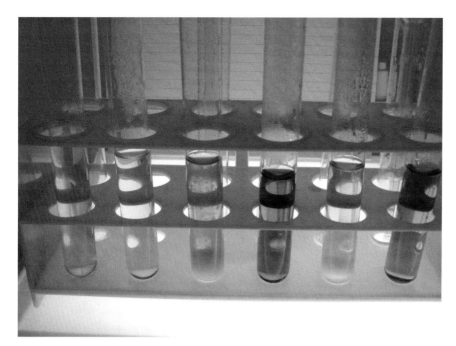

Abb. 3 Nach Zugabe der Reagenzien bzw. nach dem Aufkochen verändert sich die Farbe des Urins bei einer Organstörung. Foto: © Andreas Schlegel

Es zeigt sich im Urin durch eine chemische Reaktion ein farbiger Ring, es können anhand der Farbe verschiedene Störungen unterschieden werden. Bei Leberstoffwechselstörungen z. B. bildet sich ein bräunlicher Ring. Es kann aber auch zu anderen Veränderungen kommen, z. B. bilden sich Blasen bei Nierenausscheidungsstörungen und Darmstörungen (unterschiedliche Größe).

Urinsedimentbestimmung

Bei der Urinsedimentbestimmung wird der Urin (ca. 5 ml) zunächst mit einer Geschwindigkeit von 3000 Ul/min zentrifugiert, bis ein sichtbarer Bodensatz entsteht. Der Urin wird verworfen, der Bodensatz aufgeschüttelt und ein Tropfen davon auf einen Objektträger aufgebracht. Unter dem Mikroskop lassen sich verschiedene Substanzen und Formen unterscheiden:

- **Hämaturie und Mikrohämaturie:** Eine Mikrohämaturie ist mit > 5 Erythrozyten pro Gesichtsfeld definiert, > 20 Erythrozyten pro Gesichtsfeld charakterisieren eine ausgeprägte Mikrohämaturie
- **Leukozyturie:** >15 Leukozyten pro Gesichtsfeld finden sich bei einem Harnwegsinfekt, Nephrolithiasis, Urogenital-Tbc.
- **Harnzylinder:** Harnzylinder sind Eiweißausgüsse der Sammelrohre der

renalen Tubuli, ihre weitere Klassifikation erfolgt unter Berücksichtigung des Einschlusses verschiedener Zellen (Erythrozyten, Leukozyten oder Tubulusepithelien). **Zylinder im Urinsediment** mit Zelleinschlüssen sprechen für eine renale (v. a. entzündliche) Erkrankung:
– **Leukozytenzylinder** erhärten den Verdacht auf eine chronische Pyelonephritis.
– **Erythrozytenzylinder** kommen fast ausschließlich bei einer Glomerulonephritis vor.
– **Tubuluszylinder** sind meist physiologisch, gehäuftes Auftreten kann jedoch ein Hinweis auf nekrotische Ver-änderungen der Nieren sein; gehäuf-tes Auftreten auch bei der Schock-niere.

- **Kristalle im Urin:** Die meisten Urinkristalle sind physiologisch und bestehen aus Harnsäure, verschiedenen Kalziumverbindungen, den Aminosäuren Cystin bzw. Tyrosin oder Bilirubin. Eine Differenzierung ist bei Patienten von Bedeutung, die unter Nephrolithiasis leiden.
- **Bakterien im Urin:** Im frisch verarbeiteten, sauber gewonnen Urinsediment sind Bakterien pathologisch und deuten auf eine Infektion der Harnwege hin.

Traditionelle Urinfunktionsdiagnostik

Der Morgenurin (Mittelstrahl) des Patienten wird verwendet. Es ist wichtig, dem Patienten sterile Uringefäße mitzugeben, andere Gefäße bieten nicht die nötige Keimfreiheit. Die Untersuchung des Urins sollte zeitnah nach dem Auffangen der Probe beginnen.

Durchführung

Die Reagenzgläser zunächst ca. 5 cm hoch mit Urin füllen, anschließend von folgenden Reagenzien ca. 0,5 ml zugeben:

- Reagenzglas Nr. 1: reiner Urin (Kontrollröhrchen)
- Reagenzglas Nr. 2: reiner Urin (Nierenfunktion/wird erst bei der Kochprobe bewertet)
- Reagenzglas Nr. 3: **Nylander-Reagenz** (Darm- und Schleimhautfunktion)
- Reagenzglas Nr. 4: **Ehrlich-Reagenz** (Galle- und Herzkreislauffunktion)
- Reagenzglas Nr. 5: **Zugabe von Natronlauge 20 %** (Pankreas)
- Reagenzglas Nr. 6: **Zugabe von Schwefelsäure 95–97 %** (Leberfunktion)

Anschließend werden die Reagenzgläser im Kaltzustand bewertet (Kaltprobe). Die Reagenzgläser 2–6 danach im Wasserbad 2 min kochen und schließlich im Warmzustand bewerten (Kochprobe).

Auswertung Kaltprobe

Reagenzglas Nr. 3: Bei Ausflockungen wird als erstes von einer Fettstoffwechselstörung ausgegangen. Nähere Erkenntnisse werden erst im Zusammenhang mit den anderen Proben gewonnen. Eine Braunfärbung deutet auf Alkaptonurie hin.

Reagenzglas Nr. 4: Bildung eines roten Ringes kann auf Blutdruckinstabilität und Blutflussstörungen hindeuten. Bei gesamter Rotfärbung der Probe ist dies ein Hinweis auf eine Herzschwäche.

Reagenzglas Nr. 5: Ausflockungen und milchiger Schleier deuten wiederum auf eine Fettstoffwechselstörung hin.

Reagenzglas Nr. 6: Bei Violettfärbung des Urins wird von einer toxischen Leberbelastung ausgegangen. Bei sofortiger Braunfärbung ist Vorsicht geboten, da von einer Dekompensation der Leber ausgegangen wird. Aufschäumen des Urins deutet auf einen gestörten Säure-Basen-Haushalt hin.

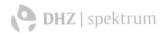
Auswertung Kochprobe

Reagenzglas Nr. 2: Aufhellung des Urins deutet auf Nieren- oder Nebennierenschwäche hin, ein Aufschäumen wiederum auf ein Säure-Basen-Ungleichgewicht. Eine milchige Trübung kann auf Proteinurie hindeuten. Abklärung durch Urinstick nötig! Es kann auch ein Hinweis auf Hyperparathyreodismus oder einen zu hohen Phosphatanteil (Mg/Ca) sein. Wenn nach Zugabe von Essigsäure der Urin wieder klarer wird, ist ein Hyperparathyreodismus ausgeschlossen und der zu hohe Phosphatanteil nachgewiesen.

Reagenzglas Nr. 3: Trübungen deuten auf Darmschleimhautreizungen hin, eine Orangefärbung auf Lymphbelastung. Weißer Niederschlag deutet auf eine Störung der Darmflora hin. Schwarzer Niederschlag kann auf Diabetes mellitus hindeuten.

Reagenzglas Nr. 4: Bei bräunlicher Verfärbung kann eine beginnende Steinbildung in den Gallengängen vorliegen, evtl. auch eine mangelnde Galleproduktion. Leuchtende Rotfärbung deutet auf Abwehrschwäche hin, aber auch eine Pfortaderstauung durch Herzinsuffizienz ist als Ursache möglich.

Reagenzglas Nr. 5: Ausflockung deutet wiederum auf eine Pankreasschwäche hin, aber auch auf eine chronische Pankreatitis. Brauner Niederschlag kann Hinweis sein auf eine Enzymschwäche.

Reagenzglas Nr. 6: Rot-braune bis schwarze Verfärbung deutet auf massive Überbelastung der Leber hin, leichte Verfärbung auf leichte. Orange Verfärbung kann eine Leberzirrhose ankündigen.

 Die Urinfunktionsdiagnostik gibt nur Hinweise auf mögliche Erkrankungen. Eine genaue Abklärung und Differenzierung ist notwendig.

Verwendete Literatur

www.iso-arzneimittel.de/wDeutsch/lp/ufd/Urin-Broschuere.pdf?WSESS IONID=5069391d19f7ffaa00efdee3c465e990. Im Internet (Stand: 25.11.2011)

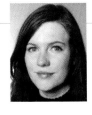

HP Nadine Laireiter
Brautstraße 22
27305 Bruchhausen-Vilsen

Nadine Laireiter ist Heilpraktikerin und arbeitet in der Naturheilpraxis von Axel G. Tausch. Ihre Schwerpunkte sind das Chirotaping sowie alternative Behandlungsmethoden bei MS.

E-Mail-Adresse: HPLaireiter@gmx.de

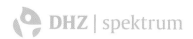
Weihesche Druckpunkte: Hilfreiches Instrument zur Bestätigung der homöopathischen Mittelwahl

Welcher Behandler wünscht sich das nicht: rote Warnlampen, die bei einer Erkrankung plötzlich an bestimmten Körperstellen aufleuchten und damit die Diagnose erleichtern. Die Weiheschen Druckpunkte sind solchen Warnlampen ähnlich. Sie spiegeln Befindlichkeiten an der Körperoberfläche wider und erleichtern dadurch die homöopathische Mittelwahl. Dr. med. Hanspeter Seiler erläutert das Prinzip der Weiheschen Druckpunktdiagnose und zeigt den großen Nutzen für die tägliche Arbeit am praktischen Beispiel.

In der Homöopathie kann bekanntlich aufgrund von **3 wirklich charakteristischen Symptomen** bereits eine Erfolg versprechende Mittelwahl getroffen werden – ganz ähnlich wie ein Stuhl bereits auf 3 Beinen stehen kann. Wenn wir dieses auf Constantin Hering zurückgehende Bild etwas erweitern, ist die **Weihesche Druckpunktuntersuchung** gewissermaßen das 4. Bein der Diagnostik, auf dem die homöopathische Mittelwahl noch sicherer zu stehen kommt.

Jeder Befindlichkeit ihre Druckpunkte

Es handelt sich bei der **Weiheschen Druckpunktuntersuchung** um eine **ergänzende Untersuchungstechnik**, mit der sich arzneispezifische Punkte an der Körperoberfläche auf Druckempfindlichkeit testen lassen. Die **deutliche Empfindlichkeit eines oder mehrerer arzneispezifischer Punkte** gegenüber der Umgebung ist somit ein Zeichen hoher Wertigkeit, welches das klassisch-homöopathische Symptombild eines Patienten ergänzt. **Jeder Befindlichkeit** des menschlichen Organismus **entspricht** damit **eine bestimmte Verteilung von empfindlichen Druckpunkten.**

Dementsprechend wirft auch das psychosomatische Erscheinungsbild einer bestimmten homöopathischen Mittelindikation schon sehr früh ein spezifisches Muster druckempfindlicher Punkte auf die Körperoberfläche, das zur Diagnostik verwendet werden kann.

Obwohl die Weihesche Schule aufgrund dieser Gesetzmäßigkeit zumindest zeitweise den Anspruch erhob, allein mittels der Druckpunktdiagnostik zu einem brauchbaren therapeutischen Resultat zu kommen, ist dieses Verfahren nach heutigem Stand des Wissens aber keinesfalls ein Ersatz für die klassisch-homöopathische Basisdiagnostik. Von einem simplen Vorgehen nach dem Motto: „Lass mich Deine Punkte drücken, und ich sage Dir, wer Du bist!" kann also nicht die Rede sein.

Die **Weiheschen Punkte dienen** in erster Linie **der Bestätigung** einer soweit immer möglich bereits nach der klassischen Methode vollzogenen Mittelwahl. Die Druckpunkt-Methode kann jedoch auch die engere Wahl innerhalb einer bereits möglichst weit vorangetriebenen Differenzialdiagnostik oder unter nahe verwandten Mitteln erleichtern. Besonders hilfreich ist sie in symptomarmen Fällen.

> **Vor jeder Druckpunktuntersuchung steht eine genaue Diagnostik nach den Hahnemannschen Regeln!**

Beispiel für die Druckpunktdiagnostik

Ein Beispiel soll die Druckpunktdiagnostik an folgenden 3 mitteltypischen Leitsymptomen verdeutlichen. Die Repertorisation ergab:

- HEAD PAIN; GENERAL; forehead; air; cold; amel. (3): lyc., **PHOS.**, pip-m.,
- MIND; FEAR; general; thunderstorm, of (35): bell., bor., calc., calc-p., carc., caust., coloc., con., cycl., dig., dys-co.,

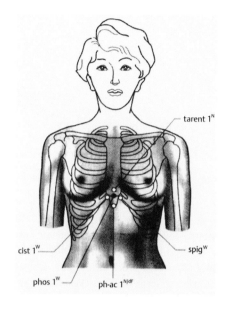

Abb. 1 Der Punkt Phos 1 liegt median auf dem unteren Brustbein am Ansatz des Schwertfortsatzes. Foto: © aus [1]

electr., gels., graph., hep., ign., lac-c., lach., lyc., merc., nat-c., nat-m., nit-ac., oscilloc., **PHOS.**, psor., rhod., rhus-t., sep., sil., **Staph.**, stram., sulph., tub.
- SLEEP; POSITION; side, on; impossible; left (19): arb-m., ars., cocc., colch., coloc., kali-c., kali-s., lach., lyc., mant-r., naja., nat-c., op., **PHOS.**, pseuts-m., puls., sep., tab., thea.

Auf diesen 3 Symptom-Beinen steht Herings diagnostischer Stuhl tatsächlich schon weitgehend sicher, da bei der Repertorisation schon auf den ersten Blick Phosphor hervorsticht, wesentlich deutlicher als Lycopodium. Bei der **druckpunktgestützten Homöopathie** wird nun als 4. Standbein auch noch die **Druckempfindlichkeit zumindest des Hauptindikators von Phosphor** geprüft (▶ **Abb. 1**).

Der Punkt Phos 1

Akupunkteuren wird sofort auffallen, **dass Phos 1 genau dem Meridianpunkt Konzep-**

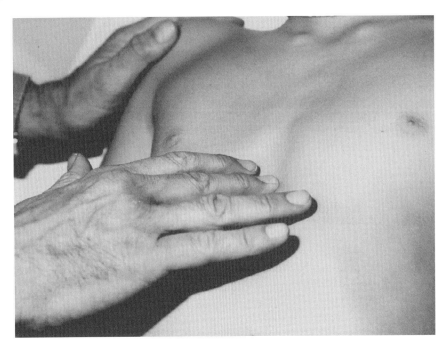

Abb. 2 Bei der Druckpunktuntersuchung wird mit mäßigem Druck der entsprechende Punkt auf seine Sensibilität hin untersucht. Foto: © aus [1]

tionsgefäß 16 entspricht. Wenn wir diesen Punkt nun mit dem Mittelfinger mit mäßig starkem Druck auf Empfindlichkeit relativ zu der in gleicher Weise abgetasteten Umgebung auf dem Sternum überprüfen, empfindet der Phosphor-Patient an dieser Stelle eine deutliche **Hypersensitivität**, evtl. sogar einen **mehr oder weniger starken Schmerz** (Abb. 2). Durch dieses zusätzliche hochwertige Symptom wird die Phosphor-Diagnose noch besser abgestützt.

Die historische Entwicklung der homöopathischen Druckpunktdiagnostik

Trotz der bereits beim obigen Beispiel auffallenden Übereinstimmung vieler Weihe-Indikatoren mit Akupunkturpunkten stammt die homöopathische Druckpunktdiagnostik ursprünglich nicht aus dem fernen Osten, sondern wie schon die klassische Hahnemannsche Homöopathie aus Deutschland. Ihr Begründer war der in Herford wirkende homöopathische Arzt **August Weihe jun.** Er stammte bereits aus einer bekannten Homöopathen-Familie: Sein Großvater August sen. war noch ein direkter Schüler Hahnemanns und der erste homöopathische Arzt in Rheinland-Westfalen. Als solcher machte er sich u. a. dadurch verdient, dass er seinen im Alter von 42 Jahren schwer erkrankten Freund

C. v. Boenninghausen mittels Pulsatilla und Sulphur vom sicher scheinenden Tod errettete, wodurch dieser zu einem der wichtigsten Protagonisten der Homöopathie wurde.

Die nach Hahnemanns Tod etwas führerlos gewordene europäische Homöopathie stand zur Studienzeit Weihes um 1860 stark unter dem Einfluss der Schule des paracelsistischen Arztes **J. G. Rademacher**. Diese Heilmethode wies durch die Verwendung sehr kleiner, allerdings nicht infinitesimaler Arzneidosen einige auffällige Parallelen zur Homöopathie auf. Eine weitere Parallele war die möglichst genaue, allerdings ebenfalls nicht ganz an das umfassende psychosomatische Ganzheitsdenken Hahnemanns und die heranreichende klinische Erfassung des zu einer Arznei passenden Krankheitsbilds. Nicht nur Weihe, sondern auch andere hervorragende Vertreter der damaligen europäischen Homöopathie wie J. C. Burnett und J. H. Clarke waren stark von Rademacher beeinflusst.

Der Chelidonium-Punkt

Die Rademachersche Schule war nicht zuletzt auch unter dem Einfluss der damals ja erst aufkommenden wissenschaftlich-materiellen Medizin stark klinisch-organpathologisch orientiert. Sie unterschied zwischen spezifischen Organmitteln und auf den ganzen Körper einwirkenden Universalarzneien, welche oft auch in

Kombination verabreicht wurden. Im Rahmen ihrer sehr genauen Untersuchungen zum klinischen Erscheinungsbild der **Lebermittel** fanden bereits Rademachers Schüler bei einigen ihrer allein oder in Kombination **mit Chelidonium behandelten Fälle** eine **lokalisierte Druckdolenz medial am rechten Rippenbogen** über dem Innenrand der Leber.

Weihe kam nun auf den genialen Gedanken, dass diese Druckdolenz bei einer noch genaueren, allein auf dieses Mittel konzentrierten homöopathischen Untersuchung bei allen – oder zumindest bei der großen Mehrheit – der Chelidonium-Patienten vorhanden sein könnte. Die klinische Nachprüfung bestätigte diese Vermutung. Dies war die Geburtsstunde der Weiheschen Punkte!

Anschließend an den **am Übergang vom 7. zum 8. Rippenknorpel gelegenen Chelidonium-Punkt** (Abb. 3) ließen sich dann auch für die übrigen Rademacherschen Lebermittel – von Carduus marianus über Quassia bis hin zum Nux-vomica-Punkt an der 11. Rippenspitze – **spezifische Druckpunkte innerhalb der heute bekannten Headschen Reflexzone** der Leber am rechten unteren Rippenbogen finden.

Damit lassen sich zumindest diese leberbetonten Druckpunkte als Präzisierungen der Headschen Zone sehr gut in die schulmedizinische Pathophysiologie integrieren (Abb. 3).

Warum reagiert der Punkt empfindlich?

Tatsächlich beschreibt auch Head bei bestimmten Erkrankungen die Existenz von auffälligen Maximalpunkten innerhalb seiner Zone, konnte diese aber mangels homöopathischer Kenntnisse im Gegensatz zu Weihe nicht spezifischen Erkrankungen im Sinne eines Nux-, Carduus- oder Chelidonium-Leberleidens zuordnen.

Generell sollten die Headschen Zonen eigentlich besser nach J. Leeser (1858–1926), dem großen Theoretiker der Weihen Schule, benannt werden: Dieser postulierte bereits 1888, dass die Weiheschen Punkte durch von den inneren Organen **ausgehende viszerokutane Reflexe erklärbar seien**, während Head und Mackenzie ihre entsprechende Theorie erst 1893 publizierten. Auch hier ist also die Homöopathie wie nicht selten der Schulmedizin vorausgegangen!

Head fand dann bei seinen Untersuchungen, dass diese **viszerokutane Reflexe** manchmal **sowohl nach oben als auch nach unten deutlich über die horizontale segmentale Zone eines Organs hinausreichten**. So finden sich bei Leber-Galle-Erkrankungen oft auch kutane Reflexe z. B. im Bereich der rechten Schulterregion (▶ **Abb. 3**, dort schwarz hinterlegt). Dies konnte Head durch seine spinale Segment-Theorie neurologisch nicht erklären, es blieb ihm lediglich die vage Annahme übrig, dass die von einem inneren Organ ausgehende Nervenirritation über spinale Leitbahnen auch in vertikaler Richtung auf relativ weit entfernte Hautareale übertragen werden konnte. Wesentlich besser lassen sich diese vertikalen Projektionsfelder durch das Meridiansystem der Traditionellen Chinesischen Medizin erklären, wo z. B. die o. g. Reflexzonen im Bereich der Schulter sehr gut durch den Verlauf des Gallenblasen-Meridians erklärt werden können. Zudem liegt der klassische Weihesche Hauptindikator Nux-v 1 genau auf dem 13. Punkt Tschang Menn des Lebermeridians (▶ **Abb. 4**).

So ist es sehr gut verständlich, dass es schon gleich beim ersten Zusammentreffen des Weiheschen Systems mit der Akupunkturlehre in Frankreich zu einer Liebe auf den ersten Blick kam. Kaum war nämlich der innovative französische Akupunkturpionier und Jules-Verne-Neffe Roger de la Fuye mit der sich auch in Frankreich ausbreitenden Weiheschen Methode in Kontakt gekommen, entwickelte er auch schon ein eigenes kombiniertes diagnostisch-therapeutisches System, die sog. **Homöosiniatrie**. Hierbei wurden die Weiheschen Indikatoren zusammen mit den Akupunkturpunkten nicht nur zur Diagnostik, sondern auch therapeutisch verwendet. De la Fuyes Verbindung von Homöopathie und Akupunktur hat das Weihesche System auf der diagnostischen Ebene in sehr wertvoller Weise erweitert. So stellte die homöosiniatrische Schule z. B. fest, dass neben dem auf dem Lebermeridian gelegenen **Weiheschen Hauptpunkt Nux-v 1** auch der unten dargestellte **9. Punkt des Milz-Pankreas-Meridians** eine enge Beziehung zur Brechnuss aufweist (▶ **Abb. 5**).

Tatsächlich zeigt auch meine langjährige Erfahrung mit den klassischen **Weiheschen Einzelpunkten**, dass es durchaus gute Nux-Indikationen gibt, wo der

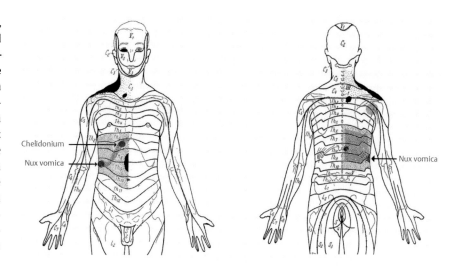

Abb. 3   Rot eingezeichnet: Die spezifisch-homöopathischen Reflexpunkte eines Nux-vomica- oder Chelidonium-Leberleidens innerhalb der Headschen Leberzone. **Gelb hinterlegt:** Die vom Nervensegment thorakal 6–10 reichende Headsche Leber-Zone, von der Schulmedizin auch zur Diagnostik von Leber- und Gallenblasenerkrankungen verwendet. **Braun hinterlegt:** Die von der Bindegewebe-Massage verwendete Leber-Reflexzone: Foto: © aus [1]

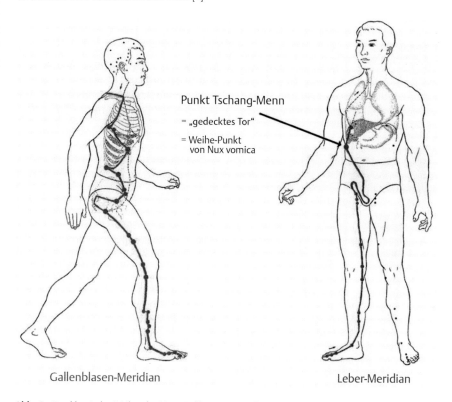

Abb. 4   Der klassische Weihesche Hauptindikator Nux-v 1 liegt genau auf dem 13. Punkt Tschang Menn des Leber-Meridians. Foto: © aus [1]

entsprechende Weihesche Hauptindikator auf Druck nicht empfindlich ist. In allen diesen Fällen war dann aber dafür der neue de la Fuyesche Punkt rechtsseitig positiv!

Gerade bei Polychresten wie Nux vomica erwies es sich deshalb als unerlässlich, neben dem Hauptpunkt auch ein System von einem oder auch mehreren Ergän-

zungspunkten einzuführen, um die diagnostische Verlässlichkeit des Systems zu verbessern. So wurde der homöosiniatrische Punkt Milz 9 rechtsseitig zum wichtigsten Ergänzungspunkt der Brechnuss.

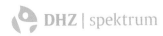
Die Weiheschen Punkte in der Praxis

In einem idealen Weiheschen System gäbe es eigentlich pro Mittel nur gerade einen einzigen Punkt, der zudem niemals falsch negativ und ebenso niemals falsch positiv sein dürfte: Bei einer guten Mittelindikation dürfte er also nie unempfindlich bzw. falsch negativ erscheinen. Ebenso ausnahmslos sollte er in keinem Fall bei einer fehlerhaften Mitteldiagnose druckempfindlich bzw. falsch positiv sein! Diese idealen Bedingungen sind aber – zumindest nach dem gegenwärtigen Stand der Forschung – leider keineswegs gegeben. Vielleicht können sie dies auch naturgemäß in einem hochkomplexen und vielschichtigen System wie der bioenergetischen Ganzheitsmedizin gar nicht sein. Wir müssen also wie erwähnt von einem etwas komplexeren System mit mehreren Druckpunkten pro Mittel ausgehen.

Tatsächlich fand denn auch der große Praktiker der Weiheschen Schule, der Stuttgarter Arzt Hermann Göhrum, bei seinen interessanten Versuchen anlässlich von Arzneimittelprüfungen die Weiheschen Druckpunkte zu reproduzieren; meistens keinen Einzelpunkt, sondern praktisch immer **Punktekombinationen**. So finden wir in der heutigen Praxis z. B. bei einer sehr gut passenden Nux-vomica-Indikation meist sowohl den **Haupt- als auch den Ergänzungspunkt** des Mittels **deutlich positiv**. Wenn dies in hohem Grade der Fall ist, kann man sich sogar ziemlich sicher sein, dass hier Nux vomica zumindest als Zwischengabe angezeigt ist. Ist jedoch nur der Hauptpunkt allein positiv, bestätigt dies aber die homöopathische Diagnose ebenfalls noch durchaus zur Genüge. In etwas geringerem Grad ist dies der Fall, wenn nur der Bestätigungspunkt für sich allein positiv ist. Wenn hingegen beide Punkte negativ sind, spricht dies sehr gegen eine Nux-Indikation: Ich habe es kaum je erlebt, dass bei einer guten Nux-Indikation beide Indikatoren falsch negativ waren!

Ein Beispiel aus der Praxis

Ein 7-jähriger Junge kommt wegen akuter Coxitis links zur Behandlung. Da der Erkrankung virale Infekte vorangingen, wurde schulmedizinisch die Diagnose einer **parainfektiösen Koxitis** gestellt. Die Ultraschall-Untersuchung ergab einen deutlichen Gelenkserguss in der linken Hüfte.

Das Konstitutionsbild des Jungen passt gut zu **Causticum**: Verunsicherung nach Trennung der Eltern; ehrgeizig; weint leicht; lähmungsartiger Charakter der Hüftschmerzen; Verlangen nach Bier; brüchige Fingernägel. Der homöosiniatrische Hauptindikator des hier ziemlich klar angezeigten **Causticum**, der Akupunkturpunkt Milz-Pankreas 9 links, ist deutlich positiv, die Ergänzungspunkte des Mittels sind negativ (**Abb. 5**). Damit ist die Causticum-Diagnose aber bereits zur Genüge bestätigt. Der Junge erhält das Mittel in der 1. Q-Potenz, nach der Hahnemannschen Vorschrift in der Potenzierungsflasche aufgelöst.

Die Hüftbeschwerden verschwinden nach 2–3 Tagen fast völlig, wie die Mutter 5 Tage später telefonisch vermeldet. Dafür trat sehr wahrscheinlich als Ausscheidungsreaktion des in der Hüfte gewissermaßen hängen gebliebenen Virusinfekts hohes Fieber mit Husten auf. Wenn er fieberte, sang der Knabe vor sich hin. Das Fieber stieg 2 Tage kontinuierlich an. Causticum wurde deshalb sofort abgesetzt. Sehr gerne würde ich bei dieser nicht so häufigen, meist für Belladonna typischen

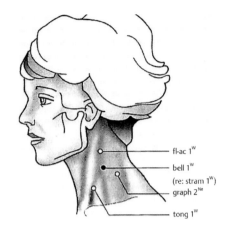

Abb. 6 Belladonna-Hauptpunkt: in der Mitte des Hinterrandes des M. sternocleidomastoideus links zu tasten. Foto: © aus [1]

Fiebersymptomatik den Belladonna-Hauptpunkt überprüfen (▶ **Abb. 6**). Doch ein Arztbesuch ist in dieser Situation noch nicht unbedingt notwendig. Deshalb genügt die telefonische Verordnung von Belladonna in Reserve. Bei der nächsten Kontrolle 2 Wochen später ist die Hüfte weiterhin völlig symptomfrei, das Fieber sank nach 3–4 Gaben von Belladonna ebenfalls problemlos ab.

Verwendete Literatur

[1] **Seiler HP.** Die Weiheschen Druckpunkte. 2. überarb. Aufl. Stuttgart: Haug; 2002

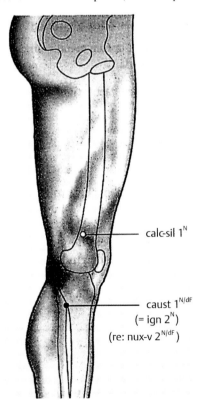

Abb. 5 Der homöosiniatrische Hauptindikator für Causticum ist der Akupunkturpunkt Milz-Pankreas 9 links. Foto: © aus [1]

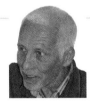

Dr. med. Hanspeter Seiler
Im Dörfli
Ch-8124 Maur ZH

Dr. med. Hanspeter Seiler ist seit 1994 in eigener Praxis mit den Schwerpunkten klassische Homöopathie, Ernährungsmedizin und Psychosomatik niedergelassen. Vorher war er leitender Arzt an einer biologisch-medizinischen Kurklinik im Tessin/Schweiz, anschließend an der Bircher-Benner-Klinik in Zürich, deren Spital- und Kurabteilung er dann bis zur Klinikschließung 1994 als Chefarzt leitete. Neben der Praxis Ausbildungs-, Publikations- und Forschungstätigkeit. Weitere Informationen unter www.hanspeterseiler.ch

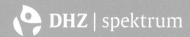
Röntgenbilder der Wirbelsäule – richtig interpretiert!

Was hat Röntgen mit dem Heilprakti-
kerberuf zu tun? Verkörpert es nicht
gerade einen Widerspruch dazu? In der
Praxis keineswegs. Gesetzlich dürfen
Heilpraktiker, die vor dem 1.1.1988
ihre Zulassung erhalten haben, bei
entsprechendem Sachkundenachweis
sogar selbst Röntgenbilder anfertigen.
Allerdings fällt die Heilpraktikerpraxis
mit Röntgengerät in das Reich der
gesetzgeberischen Fantasie. Viel
konkreter wird es, wenn Patienten mit
einem Röntgenbild in der Hand in der
Praxis erscheinen. Besonders häufig ist
dies bei Wirbelsäulenerkrankungen
der Fall, vom „austherapierten"
HWS-Syndrom bis hin zum fortschreitenden Bechterew. Dass Heilpraktiker
Röntgenbilder in die Diagnostik
einbeziehen, ist hierbei nicht nur
erlaubt, sondern ausdrücklich er-
wünscht. Anhand einiger wichtiger
Merkmale lassen sich krankhafte
Wirbelsäulenprozesse erkennen.

Auch nach 110 Jahren zählt das herkömm-
liche „Röntgen" immer noch zu den wichtigsten bildgebenden Verfahren. Neu entwickelte Methoden wie Magnetresonanz-
und Computertomographie liefern zwar
durch schichtweise Darstellung bei einigen
Erkrankungen genauere Ergebnisse, sind
aber um ein Vielfaches aufwändiger und
teurer.

**Die Aufnahmen der Wirbelsäule werden
in drei Abteilungen differenziert:**
Aufnahmen der Hals-, Brust-, und Lendenwirbelsäule in getrennten Aufnahmen jeweils in 2 Ebenen (anteroposteriorer und
seitlicher Strahlengang). Zwingend notwendig ist, dass die Aufnahmen im Stehen
durchgeführt werden, um die physiologische Belastung der Wirbelsäule zu zeigen.

Manche Erkrankungen sind nur mit jahrelanger Erfahrung auf dem Röntgenbild erkennbar oder, wie beispielsweise ein Bandscheibenvorfall, häufig gar nicht erst zu
sehen. Krankhafte Veränderungen wie Osteoporose, Morbus Bechterew, Wirbelgleiten, Bandscheibendegeneration (Band-
scheibenzerstörung) oder Haltungsanoma-
lien zeigen sich hingegen oft auch für den
„Nicht-Röntgenfachmann" eindeutig.

Insbesondere vor dem Beginn einer chi-
ropraktischen Therapie sollten immer
Röntgenübersichtsaufnahmen der Hals-
und Lendenwirbelsäule wie auch des Be-
ckens begutachtet werden. Eine manuelle
Behandlung einer Wirbelsäule mit schwer-
wiegend krankhafter Architekturverände-
rung (tumorös und entzündlich) kann sich
für den Patienten – wie auch den Therapeuten – ebenso fatal auswirken wie die
Nichtbehandlung einer fortschreitenden
Erkrankung.

Fehlstellungen mit dem Winkel-
messer bestimmen

Beim Betrachten einer Röntgenaufnahme
der Wirbelsäule sollte man sich stets die
gesunde Wirbelsäule (▶ **Abb. 1**) vor Augen
halten. Sind die Lordose der Hals- und Lendenwirbelsäule sowie die Kyphose der
Brustwirbelsäule regelrecht? Wenn sie verstärkt sind oder auch im Gegenteil, die Lordose aufgehoben oder gar in eine Kypho-
sierung umgewandelt wurde oder eine
Streckhaltung besteht, lässt sich der Grad
der Fehlstellung durch Winkelmessungen
am Röntgenbild bestimmen. Achten Sie auf
typische Krankheitszeichen wie ausgezo-
gene Wirbelkanten, verschmälerte Bandscheiben oder gleitende Wirbel (▶ **Tab. 1**).

Die Bandscheiben selbst können als
Weichteile röntgendiagnostisch nicht hinreichend dargestellt werden, sodass ein
Bandscheibenvorfall nur in der Schicht-
bildradiologie (MRT, CT) diagnostiziert
werden kann. Auch entzündliche und tu-

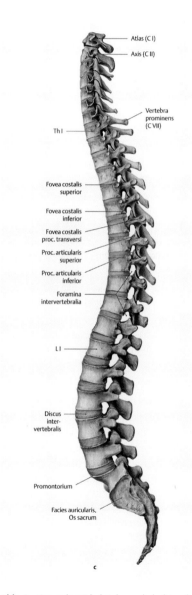

Abb. 1 Gesunde Wirbelsäule von links lateral
Quelle: siehe [5]

moröse Veränderungen werden hierdurch
bedeutend früher erkannt.

Ansonsten ist die Diagnostik der konventionellen Aufnahme jedoch weitrei-
chend und in Verbindung mit den klinischen Parametern in den meisten Fällen
ausreichend und der Schnittbildradiologie
für die Diagnostik ebenbürtig. Mit der

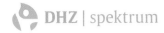

Tab. 1 Verschiedene Krankheitszeichen sind auf der Röntgenaufnahme häufig gut erkennbar.

Besonderheit auf der Röntgen- aufnahme	Beispiel für mögliche Erkrankung
Wirbelsäule weicht seitlich von der Längsachse ab.	Skoliose
Einzelne Wirbel sind unverhältnismäßig gekippt oder seitlich verschoben.	Wirbelgleiten (Spondylolisthesis, Pseudo-spondylolisthesis), Morbus Scheuermann, Bandscheibendegeneration
Zwischenwirbelräume zwischen den Wirbeln verschmälert.	Bandscheibendegeneration, Wirbelarthrose (Spondylarthrose)
An den oberen und unteren Wirbelkanten haben sich Vorsprünge beziehungsweise Spangen ausgebildet (Osteophyten).	Bandscheiben- bzw. Wirbelsäulendegeneration (Spondylosis deformans)
Grund- und Deckplatten der Wirbel erscheinen verdichtet (weiß), der Wirbelkörper hingegen eher durchsichtig.	Osteoporose
Becken steht schief.	Beinlängendifferenz
Bandscheiben sind verdichtet oder mit hellen Einschlüssen durchsetzt.	Bandscheibenverkalkung
Bandscheiben enthalten innen keine Substanz (Vakuumphänomen), erscheinen also auf dem Röntgenbild mit schwarzem Kern.	Bandscheibendegeneration
Wirbel sind auf der Bauchseite begradigt (Kastenwirbel) oder mit knöchernen Brücken verbunden.	Morbus Bechterew
Einzelne Wirbel sind keilförmig oder an den Grund- oder Deckplatten eingedellt (Fisch-wirbel).	Spondylosis deformans (Wirbelsäulen-degeneration) oder Osteoporose
Einzelne Wirbel zeigen abnorme Dichte- oder Formabweichungen.	Tumoren/Metastasen, Entzündungen, Frakturen

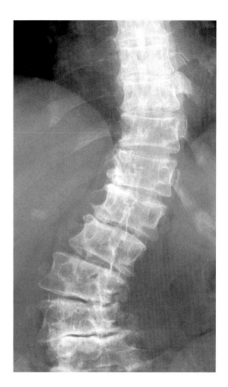

Abb. 2 Großbogige rechtskonvexe **Skoliose** der LWS, dabei ein leichtes seitliches Wirbelgleiten von L2 gegen L3 nach links. Ausgeprägte Bandscheibendegeneration bei L1/2, L3/4, L4/5 und auch L5/S1 mit Vakuumphänomenen bei L3/4 und L4/5. Quelle siehe [1]

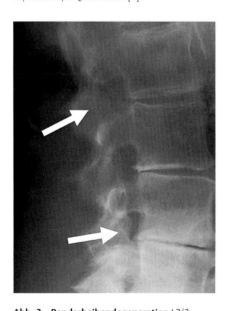

Abb. 3 **Bandscheibendegeneration** L2/3, L3/4. Bandscheibendegeneration jeweils mit Vakuumphänomen bei L4/5, L5/S1. Außer dem obersten sichtbaren sind alle Zwischenwirbel-räume verschmälert. Quelle siehe [1]

Röntgenuntersuchung insbesondere der Lendenwirbelsäule können vor allem degenerative Erkrankungen wie Bandscheibendegeneration, Wirbelgleiten, Instabilität und Spondylose sogar besser dargestellt werden als in der Schnittbilduntersuchung.

Bandscheibenschäden führen zu Kanten und Spangen an den Wirbeln

Die **Bandscheibendegeneration** (Diskose) (▸ Abb. 3) kann sich durch Druck- und Flüssigkeitsverlust, Rissbildungen und regelrechte Auflösungserscheinungen der Bandscheibe zeigen, besonders an der unteren Hals- und Lendenwirbelsäule. Als Ursachen spielen mechanische Überlastung (z. B. Tragen schwerer Lasten, Fehlhaltungen, Skoliosen) und Gewebealterung eine zentrale Rolle.

Durch den Flüssigkeitsverlust erfahren die Bandscheiben eine sichtbare Höhenminderung. Diese führt zu einer zusätzlichen Belastung der knorpeligen Anteile der Intervertebralgelenke, man spricht dann von Spondylose. Dabei kommt es zu Intervertebralgelenksarthrosen, bis hin zur Verformung der Gelenkfortsätze und der möglichen knöchernen Überbrückung der Gelenkspalte (Form der Arthrodese). Auf die degenerativen Veränderungen der Bandscheibe reagiert die Wirbelsäule mit Stützreaktionen an den Wirbelkörperrändern, meist in Form von Kanten oder Randzacken (Osteophyten), die neben der Verschmälerung der Zwischenwirbelräume auf dem Röntgenbild gut erkennbar sind. Diese spondylotischen Stützreaktionen können spangenbildend werden und damit die Beweglichkeit zwischen zwei Wirbeln aufheben. Die degenerativen und insbesondere auch entzündlichen Veränderungen der Intervertebralgelenke sind die häufigste Ursache für lokalen Rückenschmerz.

Zusätzlich führen diese spondylotischen Wirbelkanten, wenn sie nach dorsal gerichtet sind, zu einer Einengung von Spinalkanal und Foramen intervertebrale (Austrittsöffnung für den Rückenmarksnerv).

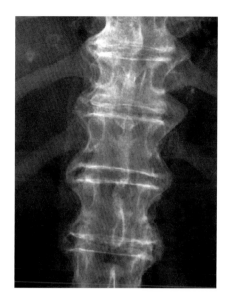

Abb. 4 Zahlreiche seitlich und ventral ausgerichtete spangen- und schnabelartigen Knochenneubildungen (**Osteophyten**) und verschmälerte Zwischenwirbelräume bei fortgeschrittener **Wirbel- und Bandscheibendegeneration** (Spondylosis deformans). Quelle: siehe [2]

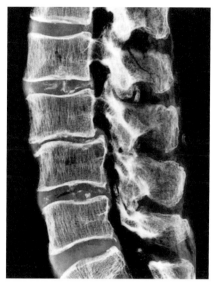

Abb. 5 Bandscheibenverschmälerung L3/L4, **Bandscheibenverkalkung** bei L2/L3 und L4/ L5 sowie **Pseudospondylolisthesis** bei L3/L4. Quelle: siehe [2]

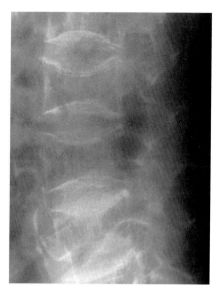

Abb. 6 Verdichtete, eingebrochene Deck- und Grundplatten der Wirbel sowie strähnig-durchsichtige Wirbelkörper bei **Osteoporose**. Quelle: siehe [1]

Diese Veränderungen ähneln klinisch dem Bandscheibenvorfall und führen zu krankhaften Zuständen in der Peripherie wie Muskellähmungen in den segmental abhängigen Abschnitten wie auch segmentale Schmerzen.

Der Grad einer **Skoliose** (**Abb. 2**) wird in der anteroposterioren Aufnahme deutlich erkennbar. Als Folge der Fehlstellung tritt häufig eine ausgeprägte Bandscheibendegeneration auf.

Die **Spondylolisthesie** (**Abb. 7**) vera („Echtes Wirbelgleiten") ist in der Regel bedingt durch eine angeborene Instabilität der Intervertebralgelenke; erworbenes Wirbelgleiten bei intakten Wirbeln und Intervertebralgelenken wird als **Pseudospondylolisthesis** (**Abb. 5**) bezeichnet. Beide Formen kann man in ihrem Schweregrad durch die Betrachtung der seitlichen Röntgenaufnahme und Einzeichnung der Verschiebung bestimmen (Bestimmung nach Meyerding).

Keil- und Fischwirbel bei Osteoporose

Bei der **Osteoporose** (**Abb. 6**) schwindet der Kalzium- und Proteinanteil des Knochens schneller als alterstypisch. Durch Mikrofrakturen verlieren die Wirbel an Höhe – und der Patient damit an Körpergröße. Auf dem Röntgenbild zeigen sich verdichtete Deck- und Grundplatten, während die Wirbelkörper zunehmend durchsichtiger und strähniger erscheinen. Im weiteren Krankheitsverlauf können Deck- und Grundplatten einbrechen, wodurch die Wirbel zur Mitte hin „eingedellt" werden, man spricht von Fischwirbeln.

Als Sonderform der entzündlichen Veränderungen der Wirbelsäule gilt der **Morbus Bechterew** (**Abb. 8**) mit entzündlicher Veränderung der Intervertebralgelenke und insbesondere der Darmbeinfugen. Mit zunehmender Dauer der Erkrankung entwickelt sich auch eine Osteoporose sowie eine Verknöcherung der Längsbänder. Im fortgeschrittenen Stadium ist die Verknöcherung der Wirbelsäule („Bambusstabwirbelsäule") und die vordere Begradigung der Wirbel (Kastenwirbel) deutlich zu erkennen.

Nachteil von MRT und CT: Im Liegen zeigt sich nicht die tatsächliche Belastung

In der Diagnostik für Heilpraktiker und Chiropraktiker ist die konventionelle Darstellung der Wirbelsäule unabdingbar. Nur bei Verdacht auf eine schwerwiegende weitere Erkrankung bzw. auf einen akuten Bandscheibenvorfall ist eine weiterführende Diagnostik mittels MRT oder CT indiziert.

Die Vorteile der konventionellen Radiologie bestehen neben der kostengünstigen und sehr schnellen Verfügbarkeit auch darin, dass die Aufnahmen bei statischer Belastung im Stehen durchgeführt werden können und damit eine realistische Stellung der Wirbelsäule zeigen. Allerdings sollte auch nur dann ein Röntgenbild angefertigt werden, wenn sich tatsächlich eine therapeutische Konsequenz daraus ergibt: In Deutschland werden mehr als doppelt so viele Röntgenuntersuchungen pro Patient durchgeführt wie in Schweden.

Im Vergleich zur Computertomographie fällt die Strahlenbelastung allerdings erheblich geringer aus.

Literatur

[1] Oestmann J: Radiologie. Vom Fall zur Diagnose, 2., aktualisierte Auflage, Stuttgart: Thieme; 2005.

[2] Imhof H u.a.: Pareto · Reihe Radiologie: Wirbelsäule, Stuttgart, Thieme; 2006.

[3] Strempel A: Die Wirbelsäule, Stuttgart: Thieme; 2001.

[4] Meyer-Holz J, Ernst A: Praxisbuch Wirbelsäulenschmerz, Stuttgart, Thieme 2006.

[5] Schünke M u. a: Prometheus; Stuttgart: Thieme 2005.

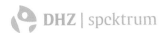

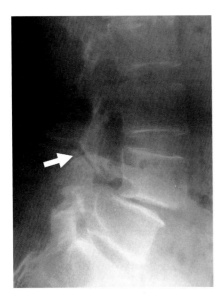

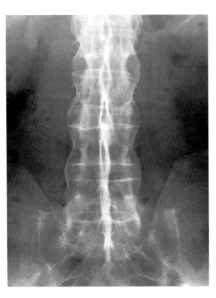

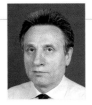

Hans Körfer
Radiologie
am Europacenter
Nürnbergerstr. 67
10787 Berlin

Hans Körfer ist Facharzt für Radiologie in
einer radiologischen Gemeinschaftspraxis
und führt unter anderem Fortbildungen
zur Interpretation von Röntgen-, CT- und
MRT-Bildern durch.

E-Mail: hans.koerfer@web.de

Abb. 7 Der Wirbelkörper L4 hat sich gegen L5
erheblich nach vorne verlagert. Es handelt sich
um **Spondylolisthesis vera** (Wirbelgleiten).
Hierdurch wurde auch der Wibelbogen als Gerüst
des Spinalkanals beschädigt. Quelle: [1]

Abb. 8 Bambuswirbelsäule mit Verknöcherung
der Wirbelsäule bei fortgeschrittenem **Morbus
Bechterew.** Die knöcherne Überbrückung aller
Bandscheibenfächer schränkt die Beweglichkeit
der Wirbelsäule fast komplett ein. Quelle: [3]

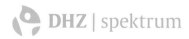
Zähne gut – alles gut: Die Topografie der Zähne

„Zähne zeigen" ist in der Naturheil-praxis gern gesehen. Zähne haben durch den Standort ihrer Wurzeln eine Verbindung zu verschiedenen Meridianen und somit Einfluss auf den Gesamtorganismus. In der Praxis ist es sinnvoll, diese Wechselbezie-hungen von Zähnen und Organismus zu erkennen und therapeutisch zu nutzen. Dr. Brockhausen erklärt Ihnen den Zusammenhang zwischen Zahn und Körper sowie zwischen Psyche und Zahn.

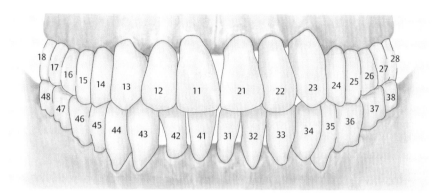

Abb. 1 Zahnbezeichnungen im Überblick: Die zweistelligen Ziffern, z. B. 11 oder 21, werden nicht als Zahl insgesamt ausgesprochen, sondern als eins-eins oder zwei-eins. Quelle: [4]

Der Sonnenkönig Ludwig XIV ließ sich auf Anraten seines Leibarztes sämtliche Zähne ziehen, um ernsthaften Erkrankungen vor-zubeugen. Die Begründung hätte heute si-cherlich unangenehme forensische Folgen, zeugt aber von einer aufmerksamen Be-obachtungsgabe unserer Vorfahren. Die Wechselwirkung zwischen Zahnerkran-kung und allgemeiner Erkrankung war da-mals also schon bekannt.

Therapeutischer Nutzen

Jeder Zahn steht mit einem Meridian in Verbindung. So kann eine Störung an einem Zahn auch die Ursache für ein Pro-blem sein, das dem jeweiligen Meridian zugeordnet ist und umgekehrt. Dr. Voll fand Beziehungen der Zähne zu den Organen, Gelenken und Gewebsabschnitten, Dia-mond/Eversaul zu Psyche und Persönlich-keit. Nach und nach entstand ein Schema über die Zusammenhänge jedes einzelnen Zahns mit den Elementen der TCM und deren Wirkungskreisen.

Somit ist es in der Naturheilpraxis sinn-voll, Verknüpfungen von Zähnen und Kör-per/Psyche/Persönlichkeit zu kennen, denn der therapeutische Nutzen ist groß. Er-krankte Zähne oder Kieferabschnitte kön-nen somatische sowie psychosomatische Therapien erschweren oder gar vereiteln.

Ein ganzheitlich orientierter Zahnarzt wie auch der Heilpraktiker berücksichtigen neben der Wirkung verwendeter Materi-alien **zwei Bezugsgrößen**, die sich aus der Akupunktur, der TCM, dem Ayurveda oder aus philosophischen Systemen wie den Hermetischen Gesetzen, der Anthroposo-phie und der Kabbala ableiten lassen. Der Informationsfluss und die damit verbun-denen Auswirkungen sind zwangsläufig wechselseitig:

- somatische Zahn-Bezüge
- nicht somatische Zahn-Bezüge: geistig-seelische Ebene, Bezug auf Persönlichkeitsmerkmale

Akupunktur als Grundlage jedes funktionellen Regelkreises

Grundlage der somatischen Zahn-Bezüge ist die Akupunkturlehre. Der Informations-fluss im Rahmen der Akupunktur wird je nach Autor entweder als Energetische Wechselbeziehung (Voll), Funktionskreis (Gleditsch), Kausalkette (Schimmel) oder Resonanzkette (Volkmer) bezeichnet.

Die traditionelle chinesische Akupunk-turlehre basiert auf den fünf Elementen (westliche Interpretation: fünf Regel-kreise). Jedem Regelkreis ist jeweils ein Hauptorgan Yin (Lunge, Milz, Herz, Niere, Leber) und ein Hohlorgan Yang (Dickdarm,

Magen, Dünndarm, Blase, Gallenblase) zu-geordnet. Aber auch die Zähne, das Gewe-be, die Wirbelsäulenbereiche und die Sin-nesorgane haben im Regelkreis ihre Ent-sprechungen. Der Regelkreis bildet um das Hauptorgan (Speicherorgan) einen Siche-rungsring, in dem die übrigen Organe auf-tretende Störungen auffangen und ablei-ten. Daher wirken sich Störungen zunächst auf vegetativem Wege und als Funktions-störung aus. In diesem noch ausregulier-baren Stadium versucht der Organismus mit allen Mitteln, die Wiederherstellung der Homöostase zu erreichen und damit den eigentlichen Krankheitsausbruch mit seinen manifesten, schon mehr degenera-tiven Prozessen vorzubeugen.

Die funktionelle Einheit: Zahn-Zahnfleisch-Knochen

Der Informationsweg des jeweiligen Aku-punkturmeridians verläuft durch den Kie-ferknochenabschnitt, in dem der jeweilige Zahn wurzelt. So kann der Kieferknochen auch nach Extraktion des Zahnes durch Restentzündungen immer noch einen Ein-fluss auf seinen Regelkreis ausüben. Daher ersetze ich im Folgenden den Begriff Zahn durch den Ausdruck **„Odonton"**, der die **funktionelle Einheit Zahn-Zahnfleisch-Kno-chen** umschreibt.

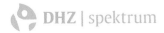

Odonton-Organ-System

Beispiele aus meiner langjährigen Praxis: Der erste bleibende Molar (6er) im Unterkiefer hat einen Dickdarmbezug und führt bei mangelhafter Ernährung und daraus resultierender Dysbiose sehr früh zu auffälliger Kariesanfälligkeit. Ebenso heilt umgekehrt eine untere 6er-Extraktionswunde oftmals zögerlicher bei Dysbiose.

Schlappheitsempfinden und auffällige Müdigkeit können verzögert nach Extraktion eines Weisheitszahnes (8er) auftreten; die chirurgische Ausräumung einer zurückgebliebenen Restostitis in seinem ehemaligen Extraktionsgebiet kann die alte Vitalität wieder herstellen. Eine chronische Nierenbeckenentzündung kann nach Entfernung des beherdeten Schneidezahnes ausheilen und ein unterer 5er schmerzt unter Umständen nicht mehr, wenn die Gastritis behandelt wird.

! Daher sollten Sie den Patienten im Rahmen der Anamnese nach Beschwerden im Mundbereich fragen, um mögliche Einflüsse aus dem Mundraum gezielt in Diagnose und Therapie einfließen zu lassen.

Weisheit der Weisheitszähne

Den Weisheitszähnen gebührt besondere Aufmerksamkeit. Da zu ihrem Funktionskreis der Dünndarm gehört, stehen sie in unmittelbarer Beziehung zum Immunsystem (70 % der Peyer – Plaques im Dünndarm) und damit zur allergischen Genese.

Eine Studie der Universität Innsbruck weist nach, dass bei allen Patienten, bei denen man die Weisheitszähne entfernte – vor allem in einer einzigen Sitzung – es zu einer Aktivierung des zellulären Immunsystems und damit zu einem Schub autoimmuner Vorgänge kommt. Ein derartiger Eingriff ist also bei immundefizitären und autoimmunerkrankten Patienten sehr kritisch zu werten [1].

Weiterhin treffen sich im 8er-Odonton der 3E (3-Erwärmer-Meridian) in seiner Eigenschaft als Energiezentrale und die Yin-Niere (obere 8er) bzw. Yang-Niere (untere 8er).

! Damit wird bei Kindern, denen aus kieferorthopädisch-ästhetischen Gründen die 8er entfernt werden, die grundlegende energetische Sicherstellung des Organismus gestört. Das sind oft genau die Kinder, die urplötzlich in den schulischen Leistungen nachlassen.

Wenn ein Weisheitszahn nicht herauswächst, kann das ein Hinweis auf Schwächen im Nieren-/Nebennieren-System sein, oftmals durch mangelhafte arterielle Versorgung der Nebenniere durch eine absinkende Niere und damit eine Streckung der Arteria suprarenalis, die auch die Nebenniere versorgt. Das führt zu einer Kortisol-Unterproduktion und behindert nach der TCM das Wachstum der 8er. Die TCM postuliert, dass erst, wenn die Niere/Nebenniere „in Fülle steht", die 8er erscheinen.

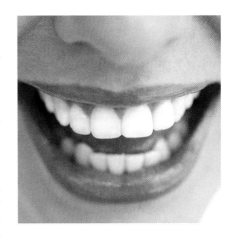

Abb. 2 Gesunde Zähne – beste Voraussetzung für einen gesunden Körper.
Foto: © Everyday Health

Wird der Patient mit Organpräparaten von Niere oder Nebenniere versorgt, erscheint plötzlich der 8er. Nach diesem Vorgang verschwindet oftmals lebenslang ein Heuschnupfen oder Asthma, da es wieder zur Normalisierung der eigenen Kortisolproduktion kommt.

Ebenso wie der Dünndarm und der 3E durchläuft auch der Magen-Meridian das 8er-Odonton. Die 3E-Punkte im Magen sind gleichzeitig auch die Prädilektionsstellen für Magengeschwüre. Eine Beherdung des Weisheitszahnes bedeutet gleichzeitig eine erhöhte Ulkus-Anfälligkeit.

Auch das **Kiefergelenk (KG)** als topografischer Nachbar der 8er ist Bestandteil des 3E, ebenso wie die Nebennieren. Eine Studie der Uni Tübingen belegt, dass 74 % der Frauen mit Regelbeschwerden Kiefergelenksstörungen aufweisen. Von diesen 100 % Regelstörungen verschwinden 80 %, wenn das Kiefergelenk behandelt wird. 60 % der Männer, die schwere KG-Störungen haben, weisen eine verminderte Spermienzahl oder eine sehr schlechte Spermienqualität auf. KG-Störungen sind oft Folge von Zahnfehlstellungen und schädlichen Angewohnheiten wie Knirschen.

Die **Mundhöhle** entspricht nach dem Gesetz der 5 Wandlungsphasen der Milz und damit auch dem RES/RHS (retikuloendotheliales System/retikulohistiozytäres System). Sie spiegelt damit den Zustand des Immunsystems. Die Parodontopathie, die Erkrankung des Zahnfleisches, ist damit nichts anderes als das Zeichen einer Autoimmunerkrankung.

Übersicht über die wichtigsten Wechselbeziehungen nach Dr. Voll

Schneidezähne (12, 11, 21, 22, 32, 31, 41, 42): Niere Blase, Eierstock/Hoden, Gebärmutter, Scheide/Penis, Fuß, Knie, Hüfte, Kreuzsteißbein, Stirnhöhle, Epiphyse, S 3–S 5; Co; L 2–L 3.

Eckzähne (13, 23, 33, 43): Leber, Gallenblase, Hüfte, Auge, Hypophysenhinterlappen, Th 8–Th 10. Eckzähne sind energetisch gesehen von größter Bedeutung. Extraktion bedeutet ein radikales Absinken der Vitalität, besonders bei unteren Eckzähnen.

Obere Prämolaren (14, 15, 24, 25) **und untere Molaren** (36, 37, 46, 47): Dickdarm, Lunge, Hand radial, Fuß,

Großzehe, Schulter, Ellbogen, Thymus, Hypohysenhinterlappen, Siebbeinzellen, C 5–C 7; Th 2–Th 4, L 4–L 5.

Obere Molaren (16, 17, 26, 27) **und untere Prämolaren** (34, 35, 44, 45): Magen, Milz/Pankreas, Mamma, Knie, Kieferhöhle, Schilddrüse, Nebenschilddrüse, Th 11–Th 12, L 1.

Weisheitszähne (18, 28, 38, 48): Herz, Dünndarm, obere 8er: Niere; untere 8er: Nebenniere, Ellbogen, Schulter, Hand ulnar, Fuß plantar, Innenohr, ZNS, Psyche, Energiehaushalt, Hypophysenvorderlappen, C 8, Th 1, Th 5–Th 7, S 1–S 3.

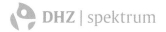

Prof. Wannenmacher definierte bereits vor 50 Jahren: „Das Zahnfleisch ist der Seismograph des Bauchraumes". Das möglicherweise unnötige Behandeln einer Parodontopathie mit Antibiotika wird also das Problem nur kurzfristig optisch bessern, die zugrunde liegende Immunproblematik aber noch verstärken.

Der Zahn schlägt auf's Gemüt

John Diamond hat eine Zahn-Psyche-Verknüpfung über die Verbindung von Meridianen und psychischen Inhalten mithilfe der Kinesiologie (▶ **Kasten**) erarbeitet [2].

Folgen wir der Hermetischen Regel: „Mikrokosmos = Makrokosmos", so finden wir immer auch einen immateriellen Bezug der Zähne zur geistigen und seelischen Welt des Patienten. Wenn unsere thera-peutischen Bemühungen um Lebensgefühl und Lebensführung des Patienten nicht recht greifen, können wir einen alternativen Zugang zu seiner Problematik auch auf folgenden Wegen finden:

- **Gemüt ▶ Zahn:** Sie als Heilpraktiker sollten den Patienten immer fragen, ob er zurzeit Zahnprobleme habe, um dann zahnbezogen kinesiologisch die seelischen Qualitäten auszutesten und entsprechend mit Bachblüten, homöopathisch oder psychotherapeutisch das Problemfeld anzugehen. Oftmals reicht aber auch das langsame verbale Präsentieren der Begriffsliste des entsprechenden Zahnes, um plötzliche Tränen oder das Sichtbarmachen des Problems auszulösen. Nach Verbessern dieser bisher verborgenen Problematik ist meist das Zahnproblem mit verschwunden.

- **Zahn ▶ Gemüt:** Bei bereits bekannter therapieresistenter seelischer Problematik können Sie die psychologische Entsprechung und ihren Zahnbezug finden (▶ **Kasten**). Formulieren Sie eine Bitte an den behandelnden Zahnarzt, den entsprechenden Kiefersektor kritisch zu untersuchen. Mit Beseitigen eines Zahn- oder Kieferherdes verbessert sich oft auch die entsprechende Lebensproblematik. Damit holen Sie den Patienten dort ab, wo er gerade feststeckt.

Psychosomatische Zuordnung der Organe/Zahngruppen und die kinesiologisch testbaren Emotionen

Schneidezähne (11, 12, 21, 22/31, 32, 41, 42)

- **Niere:** Struktur, Sexualität, Partnerschaft, Sicherheit, Resignation
- **Kinesiologie:** Angst, Schuldgefühle, machtlos, demoralisiert, egoistisch, Enttäuschung, brutal und ohne Mitleid
- **Blase:** Loslassen, Vertrauen, Überlastung, Rückgrat, Aufrichtigkeit
- **Kinesiologie:** sich schämen, gelähmter Wille, unerfüllte Liebessehnsucht, sich verletzt fühlen, Ungeduld, Selbstmitleid, Angst, auf eigenen Füßen zu stehen

Eckzähne (13, 23/33, 43)

- **Leber:** Zorn, Antriebslosigkeit, Ungeduld, Perfektion
- **Gallenblase:** Aggression, Autorität, Unruhe, Wechselhaftigkeit, Ärger
- **Kinesiologie:** Wut, Ärger, Unzufriedenheit, handlungsunfähig, mangelnde Anerkennung, sich übergangen fühlen, nörgeln, unnachgiebig, Selbsthass, Verzweiflung

Prämolaren oben/Molaren unten (14, 15, 24, 25/36, 37, 46, 47)

- **Lunge:** Kommunikation, passiver Widerstand, Feinfühligkeit, Mitleid, Trauer
- **Kinesiologie:** chronischer Kummer, Trauer, Sehnsucht, keine Lebenslust, unfrei, enttäuscht, verzweifelt, nicht bewältigte Trennung, „Ich gehöre nicht hierher", „alles ist verboten", isoliert, keine Daseinsberechtigung
- **Dickdarm:** Schuld, Verdauen, Beharrlichkeit, Tradition, Loslassen, Behalten, Versagensängste
- **Kinesiologie:** dogmatisches Denken, perfektionistisch, überkritisch, kontrollierend, zwanghaft, pedantisch, zynisch, geizig, nicht loslassen können, besitzergreifend

Prämolaren unten/Molaren oben (34, 35, 44, 45/16, 17, 26, 27)

- **Magen:** Sammeln, Ruhe finden, Aushalten von Gegensätzen, Geborgenheit, Toleranz, Vertrauen, Lösen von Bindungen
- **Kinesiologie:** machtlos, gebrochener Wille, überlastet, überfordert, Groll, Hass, lustlos, Abneigung, Besessenheit, etwas nicht verarbeiten („verdauen") können
- **Milz/Pankreas:** Selbstwert, Minderwertigkeit, Eigenliebe, folgerichtiges Handeln

- **Kinesiologie:** schwaches Selbstwertgefühl, Selbstbestrafung, abhängig, überbesorgt, leben durch Andere, „nicht gut genug", sich nicht abgrenzen können, sich abgelehnt fühlen, sich nicht trennen können

Weisheitszähne (18, 28/38, 48)

- **Herz:** Liebe, Eintracht, Sympathie, Offenheit
- **Kinesiologie:** plötzlicher Schock, gebrochenes Vertrauen, enttäuschte Liebe, Liebessehnsucht, keine Selbstliebe, Verletztheit, vorenthaltene Liebe, nicht liebenswert, Traurigkeit, Verrat
- **Dünndarm:** Verdauen, Fleiß, Kummer, Leid
- **Kinesiologie:** sich verloren und einsam fühlen, verlassen, verstoßen, vernachlässigt, Unsicherheit, Liebesentzug, dunkles Geheimnis, Mangel an Geborgenheit, Nähe, mütterlicher Wärme

Wenn die oberen Prämolaren und die unteren Molaren die größte Defektrate, die meisten Wurzelbehandlungen und Lücken im Gebiss aufweisen, deutet das auf eine zu große Lebenslast beim Patienten hin.

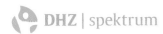

Was kann ein Heilpraktiker tun, ohne mit dem Gesetz zur Ausübung der Zahnheilkunde zu kollidieren? Wann macht er sich strafbar?

Heilpraktiker dürfen keine Zahnheilkunde ausüben! Sie dürfen aber die Wechselbeziehung zwischen Mundhöhle und Gesamtorganismus berücksichtigen. Dazu bedarf es verschiedener Tests, die ein mögliches Störfeld identifizieren.

Die Grauzone beginnt dort, wo der HP einen Zusammenhang zwischen einer Erkrankung außerhalb der Mundhöhle mit einer Beherdung im Mund-/Zahn-Kiefer-Bereich vermutet.

Ein Test und die Therapie würden jedoch eine Behandlung in der für den HP als „Tabu" definierten Zone notwendig machen. Solange der Test auf die Vermutung ausgerichtet ist, wird es kaum Probleme geben. Stellt sich jedoch ein kausaler Zusammenhang zwischen pathologischen Veränderungen in diesem Bereich heraus, kommt der HP an seine gesetzlichen Grenzen.

Tipp:
Ein Heilpraktiker sollte in diesem Fall mit einem Zahnarzt, der sich auf Biologische Zahnmedizin spezialisiert hat, zusammenarbeiten. Er kann seine Verdachtsdiagnose (Zusammenhang zwischen Grunderkrankung und Odonton oder Inkompatibilität unterschiedlicher Zahnersatz-Metall-Legierungen) dem Zahnarzt vortragen und diesen bitten, eine entsprechende Verifizierung bzw. Sanierung vorzunehmen.

 Verwendete Literatur

[1] **Zeitschrift für Stomatologie:** Hinweis für eine Aktivierung des zellulären Immunsystems bei operativer Zahnentfernung; 1992.

[2] **Diamond J:** Der Körper lügt nicht: Eine neue Methode, die Ihr Leben verändern wird. Kirchzarten: VAK; 2006.

[3] **Caffin M:** Was Zähne zeigen. Braunschweig: Aurum; 2003.

[4] **Schünke M:** Prometheus. Lernatlas der Anatomie. Kopf und Neuroanatomie. Stuttgart: Thieme; 2006. Abb.: Markus Voll, Karl Wesker

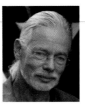

HP Dr. med. dent.
Wolf Brockhausen
Keilstr. 93
44879 Bochum

Dr. med. dent. Wolf Brockhausen ist seit 1976 niedergelassener Zahnarzt in Bochum. Seit 1980 ist er in der Ganzheitlichen Zahnheilkunde tätig und seit 1989 als Heilpraktiker im Heilpraktikerverband BDH. Referent auf Fachtagungen.

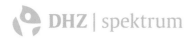
TCM: Die Zunge als Spiegel innerer Körperlandschaften

Etwas liegt uns auf der Zunge, sagt eine Redensart, die nicht nur metaphorisch gemeint ist. Anhand der Zungen-Beschaffenheit und bestimmter Beläge auf der Zunge können wir Krankheiten erkennen, denn die Betrachtung von Veränderungen der Zunge dient in der TCM als diagnostisches Instrument. HP Marcel Janson vermittelt Ihnen einen Überblick darüber, welche Zungen-Veränderungen es gibt und wie diese für eine Diagnosestellung in der TCM verwendet werden können. Nicht nur der TCM-Therapeut, sondern jeder Heilpraktiker kann davon therapeutisch profitieren.

Auf der Zunge ist der gesamte Mensch abgebildet, ebenso wie auf den Fußsohlen, in den Handflächen und Ohrmuscheln. Sie ist für TCM-Therapeuten **Spiegelbild der Seele und der körperlichen Verfassung**.

Die Zunge stellt gewissermaßen eine Verbindung zwischen Innen- und Außenwelt her. So werden einerseits Gedanken und Emotionen in die Außenwelt kommuniziert, andererseits spiegelt sie wie eine Gedächtniszelle unseres Körpers die **Phy-**

Wegweiser zu den Organen

Die Zunge wird in 3 Regionen
(▶ **Abb. 1**), die sog. 3 Erwärmer
unterteilt:
- Im oberen Erwärmer liegen Herz, Perikard und Lunge.
- Im mittleren Erwärmer liegen Gallenblase, Magen, Milz und Leber.
- Im unteren Erwärmer liegen Dünndarm, Niere, Blase und Dickdarm.

siologie und **Pathologie** unserer inneren **Körperlandschaft** wider. Weil die Zunge diese Informationen aus unserem Inneren erhält und abbildet, können wir viele **chronische oder akute Krankheitsprozesse** an ihr ablesen.

Verbindung der Zunge zu den Organfunktionskreisen

Die Zunge wird von den meisten Leitbahnen (Herz, Milz, Niere, Leber, Magen, Blase und Sanjiao) energetisch versorgt und sowohl Qi, Blut als auch Säfte gelangen direkt zu ihr.

Sie steht in enger **Verbindung zu vielen Organen (▶ Kasten)**, so auch zum Herzen: „Das Herz öffnet sich auf der Zunge", wovon die Fähigkeit fließend zu sprechen abhängig ist. Darüber hinaus kontrolliert das Herz zusammen mit der Milz den Geschmackssinn. Die Milz ist für die Qualität des Qi verantwortlich. Sie extrahiert die Essenzen wie Geschmack und Nährstoffe aus der Nahrung und verteilt sie im Körper und führt sie zur Zunge. Der Magen als Ursprung der Flüssigkeiten befeuchtet die Zunge und ist wesentlich für die Qualität des Zungenbelags verantwortlich.

Betrachtung der Zunge

Zur Betrachtung der Zunge eignet sich am besten **Tageslicht**. **Halogenlicht** besitzt ähnliche Eigenschaften. Neonlicht hingegen lässt die Farben heller erscheinen und ist daher weniger geeignet. Um Veränderungen der Zunge differenziert begutachten zu können, sollten Sie immer denselben Platz wählen.

❗ Bitte gewähren Sie Ihren Patienten beim Herausstrecken der Zunge spätestens nach 20 Sekunden eine kleine Pause, denn allein durch die Daueraktivität des Zungenmuskels könnte sonst eine rote Verfärbung das Bild der Zunge

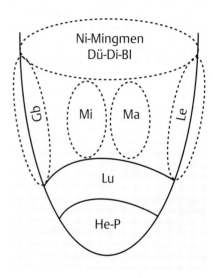

Abb. 1 Topografie der Zunge: Regionen der 3 Erwärmer. Foto: © ABZ Mitte

verfälschen. Auch wenn die Patienten viel gesprochen haben, empfiehlt es sich, die Zungenfarbe nach einer längeren Sprechpause noch einmal zu begutachten.

Bei der **Zungendiagnose** empfiehlt sich ein Vorgehen in **3 Schritten**.

Zungenfarbe

Qi und Yang bewegen das Blut und die Flüssigkeiten zur Zunge und verleihen ihr einen rosigen Farbton. Im Umkehrschluss gibt also die Zungenfarbe Aufschluss über den Zustand von Qi, Blut, Körpersäfte sowie Yin und Yang im Körper.

Die blasse Zunge

Die blasse Zunge (▶ **Abb. 3**) ist ein Hinweis auf einen **Qi-, Yang- oder Blutmangel**. Bei einem **Qi-Mangel** sieht die Zunge blass und meist etwas feucht aus. Die Zunge ist blass, da Qi zu schwach ist, das Blut zur Zunge zu bewegen. Die betroffenen Organfunktionskreise sind Lunge und Milz. Bei einem ausgeprägten Milz-Qi-Mangel sind die Zun-

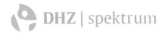

genränder häufig auch etwas geschwollen. Begleitende Symptome können allgemeine **Müdigkeit** (oft nach dem Mittagessen) und Antriebslosigkeit, schwere Beine, **Appetitlosigkeit** und **weiche Stühle** sein.

Bei einem **Yang-Mangel** ist die Zunge blass, oft geschwollen und nass. Hier fehlt die wärmende Kraft und es kommt dadurch zu einer unzureichenden Umwandlung und Bewegung der Körperflüssigkeiten. Die Folge ist, dass sich Nässe auf der Zunge sowie im Körper niederschlägt. Bei einem Yang-Mangel ist der Nieren-Funktionskreis geschwächt. Begleitende Symptome können allgemeines **Kälteempfinden**, **Rückenschmerzen**, Schwächegefühle, Polyurie, Ödeme und weiche Stühle sein.

Bei einem **Blut-Mangel** ist die Zunge blass und trocken. Sie ist blass, weil das Blut die Zunge nicht mehr rot färbt und trocken, da Blut als Flüssigkeit auch befeuchtet und ein Mangel zur Trockenheit führt.

Ablauf der Zungendiagnose

1. Verschaffen Sie sich zunächst einen ersten, allgemeinen Eindruck!
   – Die Zunge muss Vitalität ausstrahlen, beweglich und feucht sein sowie Struktur und eine rosige Farbe haben (nicht zu rot und nicht zu blass). Die Größe sollte zu Körperbau und Mund passen.
2. Werfen Sie einen Blick auf die Details!
   – Betrachten Sie zunächst die **Zungenform** (groß, klein, lang, dünn, breit, schmal, geschwollene Ränder) sowie die Beschaffenheit des **Zungenkörpers** (Elastizität, Weichheit, Festigkeit, Angespanntheit). Charakterisieren Sie dann den **Zungenbelag** nach seinen Merkmalen (Farbe, dick oder dünn, trocken, feucht, ölig, schlüpfrig) und beachten Sie **Einzelzeichen** wie Flecken, Punkte, Schwellungen, Risse, Dellen und Unterzungenvenen.
3. Fügen Sie Ihre Beobachtungen aus Schritt 1 und 2 zu einer Diagnose zusammen!

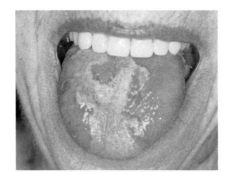

Abb. 2 Yin-Mangel-Zunge.
Foto: © ABZ Mitte

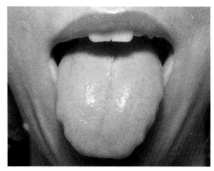

Abb. 3 Blasse Zunge ist ein Hinweis auf einen Qi-, Yang- oder Blut-Mangel. Foto: © ABZ MItte

Je ausgeprägter der Mangel, desto dünner und zusammengezogener erscheint die Zunge. Eine blasse Zunge mit einem orangen Ton zeigt einen starken Blutmangel an. Sind die Ränder orange, spricht dies für einen starken Leber-Blutmangel. Da die Leber das Blut speichert ist sie bei einem Blutmangel häufig betroffen. In der TCM kontrolliert die Leber die Sehnen und Bänder, was dazu führt, dass sie nicht mehr ausreichend befeuchtet und ernährt werden. Die Folgen können Muskelkrämpfe, Zerrungen oder Muskelschwäche sein (**Abb. 3**). Auch die Augen werden von der Leber ernährt und befeuchtet. Ein Blutmangel führt hier zu unscharfem Sehen und Mouches volantes.

Die **Hauptfunktionskreise** zur Bildung von Blut sind **Magen, Milz und Nieren**. Insofern wird ein Blutmangel in der Regel von Fehlfunktionen dieser Funktionskreise hervorgerufen. Insbesondere Fehlernährung im weitesten Sinne (zu viel, zu wenig, das Falsche, unregelmäßig, zu spät) können über eine Schwäche der Mitte (Magen/Milz) zu Blutmangel führen, da hier aus chinesischer Sicht die Grundsubstanz zur Blutbildung entsteht. Blutmangel kann aber auch infolge von Operationen, durch Überarbeitung, Schlafmangel sowie lang anhaltende Sorgen oder Ängste auftreten. Ein starker Blutverlust kann ebenfalls zum Blutmangel führen. Daher sind besonders häufig Frauen von Blutmangel-Mustern betroffen infolge von Menstruationsstörungen, Schwangerschaften und Geburten.

Die rote Zunge

Eine rote Zunge ist ein Hinweis auf **Hitzeprozesse** im Körper. Dies kann bedingt sein durch schwere Infektionserkrankungen, wenn äußere Hitze tiefer ins Innere ein-

dringt und zu einer inneren Hitze mit rotem Zungenkörper führt. An den roten Punkten auf dem Zungenkörper erkennt man den in der Tiefe eingeschlossenen pathogenen Faktor. Aber auch ein Yin-Mangel (**Abb. 2**) infolge eines chronischen Prozesses (z. B. durch chronische Erkrankungen, Ernährungsfehler, Schlafmangel, lang andauernde emotionale Belastungen) zeigt sich durch eine gerötete Zunge, jedoch ohne rote Punkte, sondern eher durch Risse, Einziehungen, Belaglosigkeit und Trockenheit. Ist die Zunge **dunkelrot**, so ist das ein Hinweis für eine extreme Hitzeentwicklung. Eine **rot-bläuliche (purpur-rote) Zunge** zeigt eine extreme Hitze verbunden mit einer Blutstase an. Durch die extreme Hitze wird das Blut immer mehr eingedickt und zirkuliert dadurch nur zähflüssig mit der Folge, dass es nicht mehr ausreichend ernähren und befeuchten kann. Auch das Qi wird geschwächt, da es nicht mehr in der Lage ist, das Blut zu bewegen.

> **!** Diese rot-bläuliche (purpur-rote) Zunge ist für den TCM-Therapeuten immer ein Warnhinweis für Blutstase.

Die Zunge kann durchgehend oder nur partiell gerötet sein. Bei einer **Magen-Hitze** befindet sich die Rötung im Zentrum. Ursächlich hierfür können Ernährungsfehler (Fast Food), scharfe Nahrung, übermäßiger Kaffeekonsum oder emotionale Störungen (Grübeln, Sorgen) sein. Patienten mit diesem Zungenbefund leiden häufig unter Magenbeschwerden. Bei leichter Rötung der Zungenmitte sind diese oft noch nicht ausgeprägt. Weitere Symptome von Magen-Hitze können Zahnfleischbluten, Obstipation, Mundtrockenheit, Hitzegefühl und vermehrter Durst sein (**Abb. 4**).

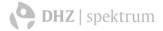

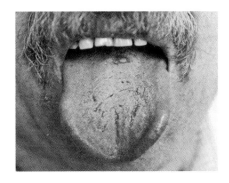

Abb. 4 Bei einer roten Zunge handelt es sich um Hitzeprozesse. Foto: © ABZ Mitte

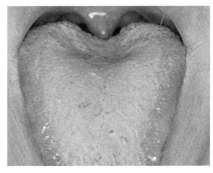

Abb. 5 Dellen zeigen immer einen Mangel-zustand an. Foto: © ABZ Mitte

Tritt die Rötung an den Rändern auf, handelt es sich um **Hitze im Leber-/Gallenbla-sen-Funktionskreis**. Sind die Ränder zu dem noch aufgerollt und geschwollen, ist dies ein Zeichen dafür, dass sich die Hitze aus einer Leber-Qi-Stagnation entwickelt hat (▶ Abb. 4). Die häufigsten Ursachen für dieses Zungenmerkmal bilden emotionale Störungen im Umgang mit Wut und Ärger. Die damit verbundenen Symptome können sein:

- Kopfschmerzen
- Reizbarkeit
- Schlafstörungen
- Gesichtsrötung
- Tinnitus
- bitterer Mundgeschmack

Eine rote Zungenspitze spiegelt eine **Hitze im Herzen** wider, die sich häufig infolge einer lang anhaltenden emotionalen Belastung und aus dem damit verbundenen Qi-Stau entwickelt. Die Patienten leiden unter Symptomen wie Schlafstörungen, Aphthen im Mund, Hitzegefühl, Gesichtsrötung, nervöser Unruhe, Palpitationen und Druckgefühl in der Brust.

Zungenform

Die Zungenform spiegelt die Zungensubstanz wider. Diese wiederum ist abhängig vom Zustand der Körpersäfte sowie Blut und Yin, die das Volumen der Zunge bilden.

Die **normale Zunge** ist weder zu dick, noch zu dünn und hat eine weiche Oberfläche ohne Risse. Sie ist leicht beweglich und dabei weder zu weich noch zu starr. Im Allgemeinen kann man sagen, dass die Größe der Zunge zu Körperbau und Mund passen sollte.

Eine **geschwollene Zunge** ist oft blass, feucht, breit und weist Zahneindrücke auf. Sie entsteht infolge einer Qi- und Yang-

Schwäche von Niere und Milz und durch der daraus resultierenden Störung in der Transformation und Transportfunktion der Körpersäfte. Ist die Zunge rot oder rotbläulich und geschwollen, so ist die Ursache kein Mangel, sondern ein Exzess, der durch Hitze, Qi- und Blutstagnation verursacht sein kann.

Ursachen, die zu Nieren- und Milz-Schwäche führen, sind:

- körperliche oder geistige Überarbeitung
- Überanstrengung durch Leistungssport
- übermäßiger Konsum von Rohkost- oder Kuhmilchprodukten
- Diäten

Die **dünne Zunge** ist ein Merkmal für den Rückgang der Körpersäfte. Sie zeigt einen Yin- oder Blutmangel an. Während eine dünne und blasse Zunge auf eine Blutschwäche schließen lässt, signalisiert eine dünne und rote Zunge einen Yin-Mangel. Durch den Rückgang der Körpersäfte entsteht ein Missverhältnis zwischen Yin und Yang und die Entstehung von Hitze führt zur Austrocknung und Rötung der Zunge.

Die lange dünne, gerötete Zunge (v. a. die Zungenspitze) kann Hitze im Herzen sowie eine konstitutionelle Schwäche des Herzens anzeigen; vor allem, wenn sich ein medianer Riss vom Zentrum der Zunge bis zur Spitze erstreckt.

Zungenbelag

Der Zungenbelag bildet sich durch die Aktivität des Magen-Qi. Während des Verdauungsprozesses entsteht ein „Dampf", der sich auf der Zunge niederschlägt und für eine ausreichende Befeuchtung sorgt. Dieser „Dampf" legt sich als feiner feuchter und manchmal auch leicht weißlich aussehender Film auf den Zungenkörper. Zur

Zungenwurzel hin nimmt der Zungenbelag physiologisch leicht zu und erscheint oft trüber, während er zur Zungenspitze hin abnimmt. Der Zungenbelag sollte wie ein gesunder Rasen gleichmäßig verteilt und verwurzelt sein. Fehlende Beläge sehen wie ein lückenhafter Rasen aus und sind wurzellos. Der sog. **wurzellose Zungenbelag (Landkartenzunge)** deutet auf einen Leere- oder Mangel-Zustand hin (▶ Abb. 2). Zu Beginn kann dies einen Magen-Qi-Mangel anzeigen. Hier beginnt der Belag im Zungenzentrum leicht wurzellos zu werden. Ist der Belag großflächiger wurzellos, über das Zentrum hinaus auch an der Zungenwurzel zu sehen und die gesamte Zunge röter, zeigt das eine Erschöpfung von Magen- und Nieren-Yin an.

Ein **dicker Belag** auf der Zunge, zeigt immer eine **Pathologie** an, die mit einem Fülle Zustand einhergeht. Sehen Sie einen **gelblichen Belag** (▶ Abb. 4), so zeigt dies einen **Hitze-Zustand** an, während ein **weißer Belag** auf einen **Kälte-Zustand** hinweist.

Ein dicker Zungenbelag kann verursacht sein durch das Eindringen eines äußeren pathogenen Faktors oder durch den Prozess einer inneren Disharmonie wie Retention von Feuchtigkeit und Schleim und Nahrungsmittel-Stagnation.

Ein **grauer Zungenbelag** spiegelt eine länger bestehende innere Störung wider. Ist die Zunge grau und trocken, spricht dies für eine Schädigung der Körpersäfte durch Hitze. Sieht die Zunge grau und nass aus, ist dies ein Zeichen für Feuchtigkeit und Kälte in der Milz.

Der **schwarze Zungenbelag** deutet auf eine schwere, lang bestehende innere Erkrankung hin und entwickelt sich aus dem gelben oder grauen Zungenbelag. Er ist ein Hinweis auf extreme Kälte (feuchte Zunge) oder extreme Hitze (trockene Zunge) im Inneren.

Beispiele

Im Anfangsstadium einer **Erkältung** ist der Zungenbelag meist dünn und die Farbe gibt einen Hinweis auf den eingedrungenen pathogenen Faktor. Bei einem **dünnen und weißen Belag** ist Wind-Kälte eingedrungen (Erkältung einhergehend mit z. B. starkem Kälteempfinden, Kopf- und Gliederschmerzen, klaren wässrigen Sekret-Absonderungen, Halsschmerzen, Niesen). Bei einem **dünnen und gelben Belag** han-

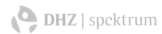
delt es sich um eingedrungene Wind-Hitze (Erkältung einhergehend mit z. B. Fieber, Halsschmerzen, Husten, Durstverlangen, gelbe Sekret-Absonderungen, Kopf- und Gliederschmerzen, Schwitzen). Wird der **Belag** nach einigen Tagen **dicker**, ist dies ein Zeichen dafür, dass der pathogene Faktor (Wind-Kälte oder Wind-Hitze) tiefer ins Innere eingedrungen ist.

Beweglichkeit

Die Zunge sollte Vitalität ausstrahlen und leicht beweglich herauszustrecken sein. Sie spiegelt die Vitalität von Qi wider.

Ist die Zunge **blass, weich und schlaff**, liegt ein Qi-Mangel von Milz und Herz vor. Durch die Milz-Qi-Schwäche entsteht ein Blut-Mangel und die Zunge wird nicht ausreichend mit Blut und Flüssigkeiten ernährt. Durch den Blut-Mangel gerät das Herz in Mitleidenschaft. Dieser innere Leere-Zustand führt zu einer Unterversorgung der Leitbahnen sowie zu einem Mangel an Körperflüssigkeiten. Dies führt häufig zu einer Schwächung der Muskulatur bis zu **Lähmungen und Atrophie**. Weitere Symptome können **Palpitationen, Appetitlosigkeit, Mattigkeit und dünner Stuhl** sein.

Risse

Risse sind immer ein Zeichen für eine Schädigung der Substanz (**Abb. 4**). Je tiefer die Risse, desto ausgeprägter ist die Verletzung von Yin. Vor allem dann, wenn die Risse mit Symptomen korrespondieren. Sie können auch ein Überbleibsel von ausgeheilten Erkrankungen sein und auf entsprechende Schwachstellen hinweisen. Wenig bewertet wird die sog. **zerklüftete Zunge** oder **Furchenzunge**, die angeboren und eingeschränkt für die Diagnose nutzbar ist.

Dellen

Dellen zeigen immer einen Mangelzustand an: Es fehlt an „Substanz" (**Abb. 5**). Eine Delle an der Zungenwurzel spricht für einen **Nieren-Essenz-Mangel**. **Ursachen** sind u. a.: unregelmäßige Ernährung, Folgen von Operationen, chronische Erkrankungen, Überarbeitung, chronischer Schlafmangel, viele Geburten, Hypermenorrhö, Schock.

Ein **Lungen-Qi-Mangel** zeigt sich an einer Delle im Lungenareal. Befinden sich an der Delle Risse, spricht man von einem **Lungen-Yin-Mangel** (**Abb. 4**).

Was kann die Zungendiagnose leisten?

Die Zungendiagnose liefert für den TCM-Therapeuten und Heilpraktiker viele aussagekräftige Hinweise, sowohl zur **Diagnosefindung** als auch zur **Verlaufskontrolle**. Bei akuten Erkrankungen ist es äußerst hilfreich, den Verlauf anhand des sich verändernden Zungenbelags zu beurteilen.

Veränderungen des Zungenkörpers geben Hinweise über langfristige, energetische Entwicklungen. Die Zungenfarbe zeigt das zugrunde liegende Krankheitsmuster an. Bei blassen Zungen erkennt man, ob es sich um einen Qi-, Yang- oder Blutmangel handelt. Bei roten Zungen kann man unterscheiden, ob es sich um eingedrungene Hitze oder einen Yin-Mangel handelt.

Der Zungenbefund sollte immer im **Kontext** mit anderen Befunden gesehen werden. Nicht alle Erkrankungen sind an der Zunge ablesbar, die Schwere einer Erkrankung ist nicht immer bestimmbar und die Zunge spiegelt nicht immer das gesamte Disharmonie-Muster des Patienten wider.

Im Rahmen der Gesamtdiagnostik bestätigt und präzisiert die Zungendiagnose in den meisten Fällen die chinesische Diagnose. Wenn das Zungenbild der Gesamtdiagnostik widerspricht, sollten wir uns zu neuem Nachdenken aufgefordert fühlen.

Weiterführende Literatur

[1] **Kirschbaum B.** Atlas und Lehrbuch der Chinesischen Zungendiagnostik. Bad Kötzting: Verlag Systemische Medizin; 2002

[2] **Berein D.** Skript zur Zungendiagnose (ABZ-MITTE).

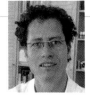

HP Marcel Janson
Ringstraße 18
55583 Bad Münster
am Stein

Marcel Janson ist Heilpraktiker mit eigener Praxis in Bad Münster am Stein. Er unterrichtet in der 3-jährigen berufsbegleitenden Akupunkturausbildung das Fach Zungendiagnose.

E-Mail: info@naturheilpraxis-janson.de

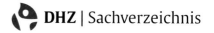

Sachverzeichnis

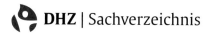

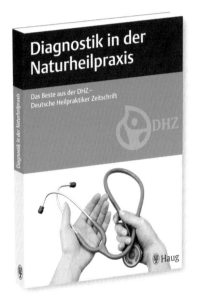
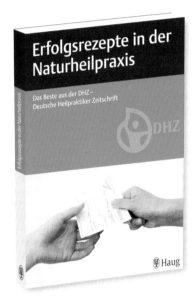
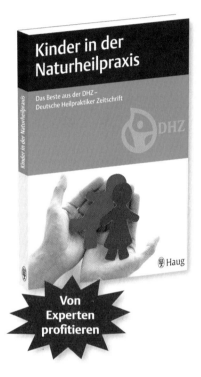
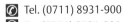 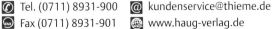
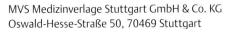
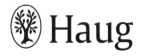